中原历代中医药名家文库

现当代卷

总　主　审◎毛德西

总　主　编◎郑玉玲　朱　光

副总主编◎禄保平　张瑞　金杰　常学辉

王自敏

主　审◎王自敏

主　编◎宋纯东　宋　丹

河南科学技术出版社
·郑州·

内容提要

本书是以记述国家级名老中医、享受国务院政府特殊津贴专家——王自敏教授一生诊治肾病的思路和经验为主的一本实用性临床研究书籍。开篇以回忆录的形式展开叙述，从她萌发学医理想到逐渐成为名医的整个过程，给人以启迪和力量。她博采众长，善于总结，最终形成了自己独特的学术思想体系。本书通过经方验案、时方治验、经验方治验、杂病方选四个内容，重点对最具典型特征的病例病案展开叙述。细细品味，不仅看到王老擅长论治肾病的经验，还可以领悟到王老论治疑难杂症的心得。方药心悟和诊余随笔部分，更是蕴含宝贵的肾病辨证思维方法和用药规律。另外，在肾病"防大于治"方面，详细论述了"治未病"的学术思想。最后，其四位高徒，从不同的角度叙述了跟师学习的感悟。本书内容朴实无华，可读性强，是从事肾病临床和研究者的必读之物。

图书在版编目（CIP）数据

中原历代中医药名家文库.现当代卷.王自敏 / 宋纯东，宋丹主编.—郑州：河南科学技术出版社，2023.12

ISBN 978-7-5725-1362-6

Ⅰ.①中… Ⅱ.①宋… ②宋… Ⅲ.①中医临床—经验—中国—现代 Ⅳ.①R249

中国国家版本馆CIP数据核字（2023）第222779号

出版发行：河南科学技术出版社

地址：郑州市郑东新区祥盛街27号 邮编：450016

电话：（0371）65788613 65788629

网址：www.hnstp.cn

策划编辑：马艳茹

责任编辑：赵振华

责任校对：金兰苹

整体设计：张　伟

责任印制：徐海东

印　　刷：洛阳和众印刷有限公司

经　　销：全国新华书店

开　　本：787 mm×1092 mm　1/16　印张：18　字数：290千字

版　　次：2023年12月第1版　2023年12月第1次印刷

定　　价：98.00元

如发现印、装质量问题，影响阅读，请与出版社联系并调换。

中原历代中医药名家文库·现当代卷

总　主　审　毛德西

总　主　编　郑玉玲　朱　光

副总主编　禄保平　张　瑞　金　杰　常学辉

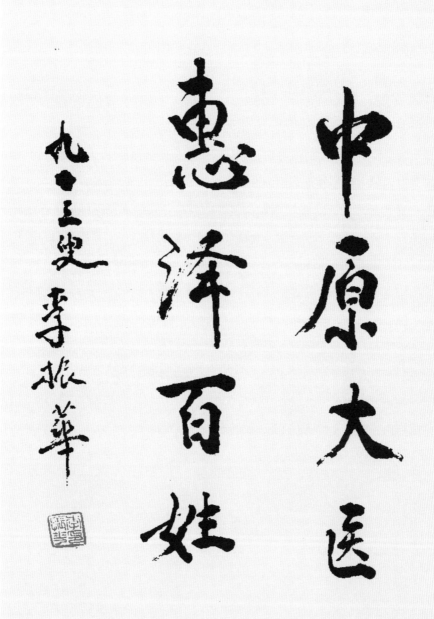

中原大医
惠泽百姓

九二叟 李振华

国医大师李振华题词

王自敏简介

王自敏教授，女，1938年4月出生，河南省开封市人。曾任全国中医肾病专业委员会委员、指导委员会委员，中南六省中医肾病专业委员会副主任委员，河南省透析协会委员，创建河南省中医肾病学术委员会并担任首届主任委员。1993年被国务院表彰为高等教育事业做出突出贡献专家，享受政府特殊津贴。2008年被国家中医药管理局遴选为第四批全国老中医药专家学术经验继承工作指导老师。对急慢性肾小球肾炎、肾病综合征、过敏性紫癜性肾炎、系统性红斑狼疮性肾炎、IgA肾病、乙肝病毒相关性肾炎、泌尿系感染、糖尿病肾病、慢性肾衰竭等疾病，均积累了极其丰富的诊治经验。特别是对慢性肾衰竭更有深入的研究，首倡"虚、浊、瘀、毒"为本病四大病机，并总结出治法八则，自拟黄槐温胆汤、复肾降浊胶囊，对早、中期肾衰竭均有显著疗效，还研制出肾衰灌肠液、尿感冲剂、三草汤，以及治肾口服液Ⅰ、Ⅱ、Ⅲ号等专病专药，均广泛应用于临床，疗效显著。主编《中西医结合肾脏病诊疗学》《中西医临床肾病学》，主审《王自敏肾病临床医集》，参编著作2部，撰写及发表学术论文40余篇。获河南省科技进步奖2项，河南省卫生厅局级奖3项。

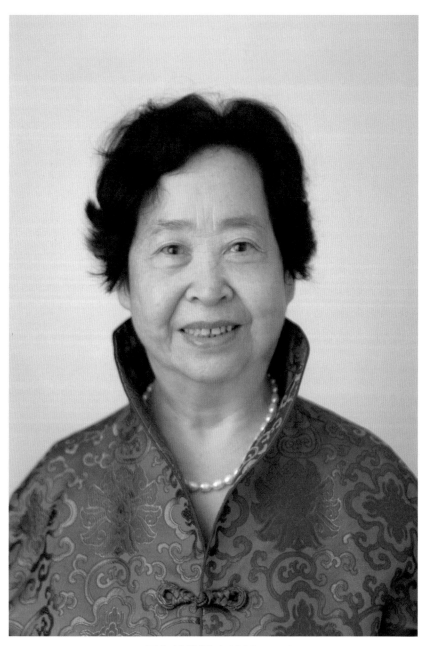

王自敏教授（1938—　　）

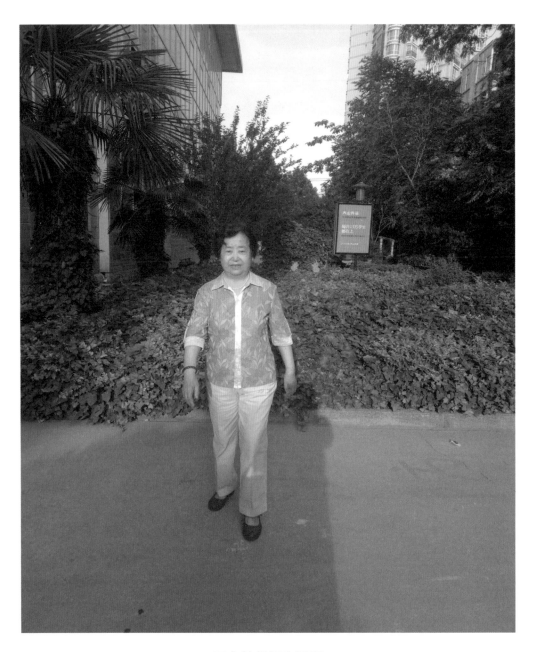

王自敏教授生活照

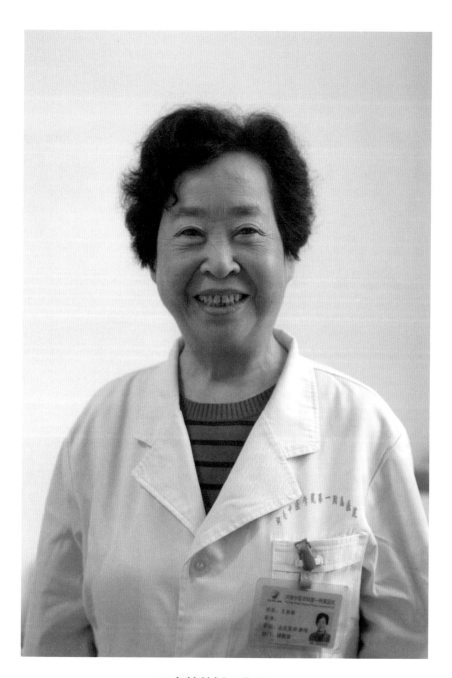

王自敏教授工作照

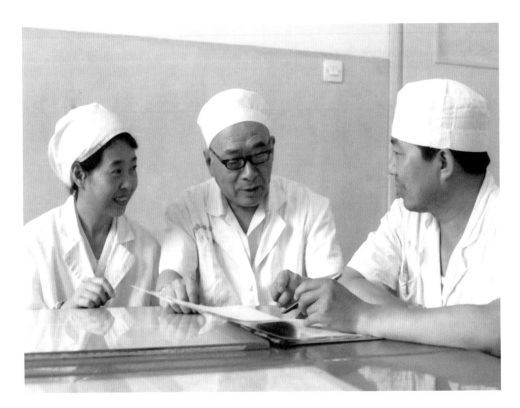

王自敏教授（左一）跟师掠影

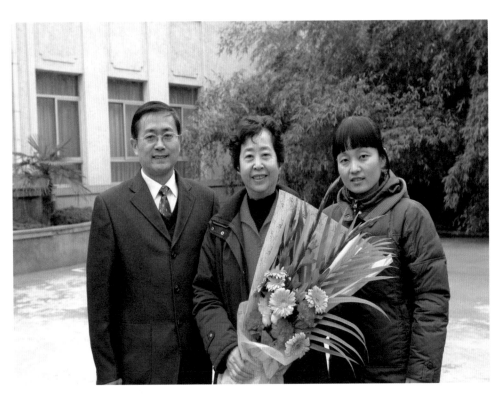

学生拜师留影

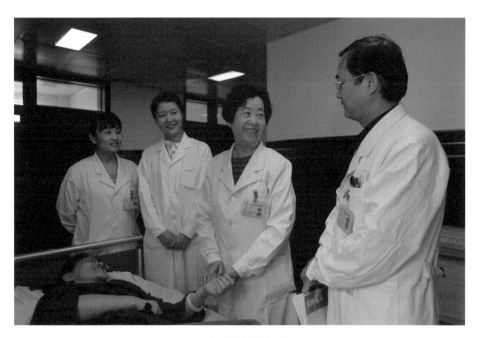

王自敏教授查房

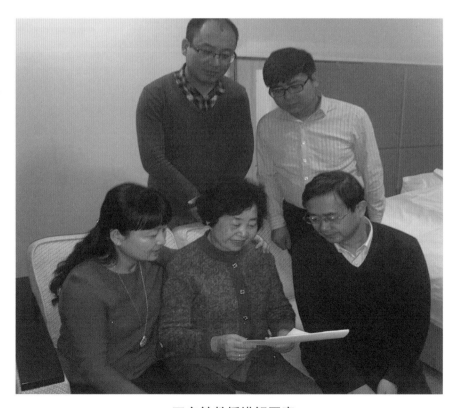

王自敏教授讲解医案

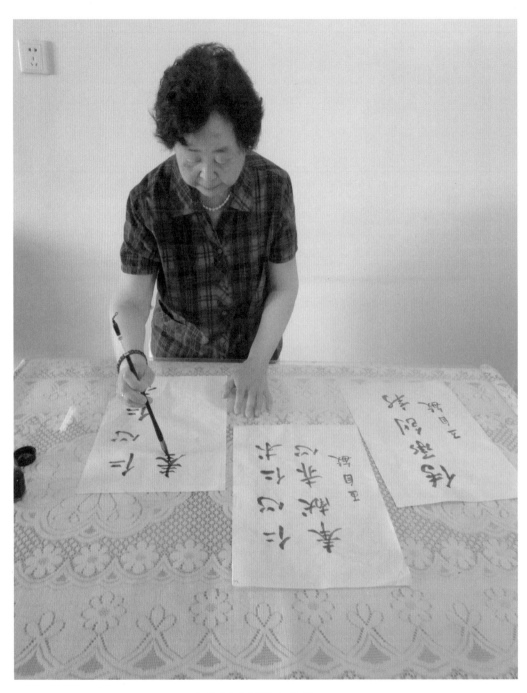

王自敏教授挥毫泼墨

中医药学历史悠久，源远流长，涌现出灿若繁星的医药学家。正是由于他们的辛勤耕耘与绵延传承，才使得中医药学在世界医学体系中独树一帜，影响寰宇并造福人类。

河南地处中原，人杰地灵，是中华民族优秀文化的重要发祥地之一，自古及今医药大家更是层出不穷。诞生于河南南阳的张仲景，被后世尊崇为"医圣"，以其巨著《伤寒杂病论》及其独特的辨证论治思维，深远地影响着中医学的传承与发展，至今仍然在指导着中医理论研究与临床实践。其后，河南历代名医名著辈出，比较著名的如褚澄的《褚氏遗书》、王怀隐的《太平圣惠方》、郭雍的《伤寒补亡论》、张子和的《儒门事亲》、滑寿的《十四经发挥》、李濂的《医史》、景日昣的《嵩崖尊生书》、吴其濬的《植物名实图考》、杨栗山的《伤寒瘟疫条辨》等，对中医药学的发展和提高，发挥了承前启后的推动作用，产生过重要影响。

新中国成立以后，河南的中医药事业又得到了长足的发展，在业内占有较重要的地位。著名中医学家李振华是第一批国医大师，我与他交好多年，深知他理论功底深厚，临床经验丰富，治学严谨，桃李遍天下，他对河南中医药学的教育、科研、临床工作，做出了非凡贡献；还有石冠卿、吕承全、赵清理、邵经明、杨毓书等，都是闻名全国的中医药学家。

中医药这一伟大宝库有三个组成部分：浩如烟海的典籍，名老中医的经验，民间的验方绝技。其中名老中医的经验是最接近临床实践的，是理论与实践相结合的典范，也是我们亟待传承的中医精华。而随着时间的流逝，名老中医越来越少，中青年能用中医思维去认识疾病、防治疾病的也越来越少。所以现在的问题是抓紧将这些名老中医的经验继承下来，学习他们的学术思想，学习他们的临床经验，学习他们的医德医风。这是时代的需要，是发展中医的需要，是培养年轻一代名中医的必由之路。

我过去曾讲过要做一名"铁杆中医"，有人对此产生误解，认为这是保皇党、保守派。我所说的"铁杆中医"，就是要立足自身，坚信中医，坚守中医，同时要做好与现代尖端科学的结合。中医本身就是尖端科学，两个尖端科学结合，那就是更好更高的医学。中医药在治疗SARS中的作为、国医大师王绵之教授对航天员的养生调护及其特效药用于航天员，这不是很能说明一些问题吗？我所说的"铁杆中医"，不是不学习科学，而是要站在现代科技的尖端上面，这样结合，中医就会发展。我们应该相信，只要特色不丢、优势常在、传承不息，中医药必将为呵护人类健康再立新功。

要学习好中医，就要从经典入手，因为经典是中医学之根，是后世各家学说之源头，必须下一番功夫才能学好。"不经一番寒彻骨，怎得梅花扑鼻香"！而要学习好经典，还必须注重临床实践。老百姓之所以对中医信赖，是因为中医疗效是肯定的，是经过几千年临床实践所证明了的。临床实践是中医的生命线，离开临床实践，就无从证明中医理论的正确性。中医学的方法论，是完全符合唯物辩证法的实践论、符合哲学的系统论的。

十年树木，百年树人。要发展中医，就要抓紧抢救老中医学术经验，许多老中医带徒，办名医传承班，这是很好的传承方法。抓紧时间整理老中医的经验，上对得起祖宗，下对得起百姓，这不但是对中医学术发展的贡献，也是对人们健康事业的积极奉献。希望更多的名老中医毫无保留地将自己的学术经验撰写出来，传承下去；也希望更多的中青年学子虚心地、踊跃地加入师承的队伍，使岐黄之术薪火相传，不断发扬，更好地为全人类的健康服务！

说起来，我在河南有两位祖宗，一位是医圣张仲景，算是我们中医人的共同祖宗；一位是邓氏的祖宗，邓氏祖地在河南邓县（今河南省邓州市），从中原南迁广东珠玑巷，我是第25代，500年前我们是一家。所以我对河南有一种自然的亲切之感，对河南中医更是有着特别的关注之情。

今闻河南同仁计划编纂《中原历代中医药名家文库·现当代卷》，我非常高兴，这不但是河南中医界的盛事，也是我们国家中医界的盛事。这部巨著，是为名老中医学术经验的传承做了一件大好事，值得庆贺。在其出版之际，聊述几句，以表一位期颐老者的意愿心境。

是为序！

国医大师 邓铁涛

2017年11月

前　言

中华医药，肇之人祖，岐黄问对，仲景垂法。

中原大地，是中华灿烂文化的重要发祥地，也是中医药文化的发源地、医圣的诞生地。在这片沃土上，有两部著作名垂青史，流传千古。一部是《黄帝内经》，它是中医学第一部经典大作，为中医学的传播与发展奠定了理论基础。其具体编著者虽无可考，但与中华民族的先人——黄帝是密不可分的。书中采用黄帝与大臣岐伯等对话的方式，对人类生命科学进行了详尽而科学的讲述。而黄帝出生于河南新郑，他的智慧使得中医药学跻身于世界医学之林。另一部是《伤寒杂病论》，该书创立了中医基本理论与临床实践相结合的辨证论治体系，为中医临床学科的发展开辟了无限法门。其作者是东汉时期河南南阳人士张仲景，他的治学态度是尊重先人，尊重实践，独立思考，敢于创新，用他的话说就是"勤求古训，博采众方，……并凭脉辨证"。书成之后被奉为中医经典之作，张仲景则被后世尊为"医圣"，为人们所景仰。

继"医圣"张仲景之后，中原大地以其悠久的历史及丰厚的文化底蕴，为中医药事业的继承与发展做出了卓越贡献。当我们站在黄河岸边回溯历史的时候，历代名医包括他们的名著犹如灿烂的星光闪烁在我们面前。比较著名的如南朝时期的褚澄与其《褚氏遗书》，隋代甄权与其《针经钞》，唐代孟诜与其《食疗本草》，宋代王怀隐与其《太平圣惠方》，金代张子和与其《儒门事亲》，元代滑伯仁与其《十四经发挥》，明代李濂与其《医史》，清代杨栗山与其《伤寒瘟疫条辨》、吴其濬与其《植物名实图考》等；还有近代陈其昌与其《寒温穷源》、陈青云与其《痘疹条辨》、刘鸿恩与其《医门八法》、龙之章与其《蠢子医》等，他们为河南乃至全国中医药事业的发展与提高做出了不可磨灭的贡献。

目光回到新中国成立以后，河南中医药事业得到了长足的发展。随着河南中医药大学（原河南中医学院）以及各级中医院的先后建立，一大批名家出现在教学与临床岗位上，他们为河南中医药的教育、医疗和科学技术的发展，倾尽全部心血，可谓"鞠躬尽瘁，死而后已"。他们中的杰出代表有国医大师李振华，国家级名医石冠卿、赵清理、杨毓书、高体三、吕承全、邵经明、武明钦、郭维淮、乔保钧等。他们秉承张仲景、孙思邈"大医精诚"之旨，怀仁心仁术，志存高远；为人民服务，任劳任怨；教年轻学子，挑灯备课；为病人除恙，废寝忘食；他们学术渊博，通晓经典，经验丰富，技术精湛；他们在百姓心中，犹如华佗再世，高山景行。他们教书育人，桃李满天下，我们为有这样的先辈、老师，感到骄傲、自豪。

时光荏苒，岁月飞逝。一批老前辈已经驾鹤西去，健在的专家、学者多已垂垂老矣。如何将他们的学术思想与临床经验记载于史，传给后人，将是摆在我们面前的迫切任务。我们要以抢救"国宝"的紧迫感去承担这项任务，以完全敬畏的心态去承担、去做事。初步统计，急需整理的全省著名专家有近百名，我们将分批整理，全部出版问世需五六年时间。这次整理工作必须以严谨的科学态度，精细的工作程序，一丝不苟地去设计、去编撰。要坚持"信、达、雅"的写作态度，做到内容准确可信，行文畅达通顺，词语得体文雅。而要做到这一点，认真是第一位的。正如中医大家岳美中先生在《名老中医之路》第二辑"序"中说，对于编辑老中医经验这样的书，要有"手里如同捏着一团火"的责任心，看准了的事就要做到底，做出成果来，精心设计，虚心征求、细心组织。

对于本丛书的学术与临床价值，我们总编委员会在召开第一次会议的时候，就有所评议。这种评议是从20世纪80年代出版的《名老中医之路》谈起的。当时中医宿老吕炳奎在该书"序"中写道，"这有利于鼓励广大青壮年中医师进一步下苦功深入研究和精通中医药学，有助于当今一代名中医的成长，而这正是青壮年同道们应当努力的方向"。该书"编者的话"中谈到，这样的书有利于一代新名医的成长，有利于改善中医教育工作，有利于中医学术"与时俱进"地发展。反复阅读老前辈的话语，如同当面教诲，沁人心脾。本丛书虽然只是记载河南省现当代名医的经验，但它的影响会波及全国，甚至于海外。这对于传承中医、培养中青年中医名家，是教科书，是经验书，是师承必读之书，必将在河南中医药事业发展史上留下浓墨重彩的一笔。

对于本丛书的编写与出版，还有一位老人在默默地关心着，他就是为这套丛书作序的国医大师、年高一百零一岁的邓铁涛教授。丁酉初秋，在总主编郑玉玲教授的带领下，我们一行四人南下羊城，专程拜访了邓老。当天上午十时许，邓老在其子邓中光教授的搀扶下，高兴地在客厅接见了我们。只见邓老红光拂面，精神矍铄，在我们问候邓老之后，邓老开口道："丛书进程如何？"又问道，"何时可以出版？""希望这套丛书能走向全国！"邓老的关心使我们非常感动。回郑后，总编委员会及时召开了会议，对邓老的关怀做了传达。并表示，不辜负老前辈的关心与期望，希望尽快能让邓老看到这套由他作序的丛书。

在此，谨对邓老表示诚挚的谢意！并遥祝邓老椿龄无尽，福寿康宁！

同时，对河南中医界的老前辈，关心中医药事业发展的老领导，关心、参与丛书编著和出版的同仁，表示衷心的感谢！

《中原历代中医药名家文库·现当代卷》总编委员会

2017 年国庆

目　录

第一章

医家传略

一、贫寒家境，萌发学医

王自敏，1938年4月出生于河南省开封市。她幼年时家境贫寒，既没有住房，也没有农田，与父母过着清苦的日子。其母曾在房东家做家务，看门护院，因与房东老太太关系好，免交了房租，解决了住房问题。父亲是一位自由职业者，为人忠厚，善良，仗义，处事严谨，务实，崇尚儒家道义，由于过度劳累，长年累月疾病缠身，于新中国成立前不幸病逝。从此王自敏与母亲相依为命，生活更加艰难。王自敏的母亲是一位温柔贤惠、秀外慧中的传统女性，受过良好的教育，知书达理，平时喜欢读书和学习。另外母亲还任劳任怨，为人宽容厚道，勇于担当。母亲虽体弱多病，但为了维持生计，曾靠给别人洗衣服、纳鞋底、做军鞋等，赚取生活费，维持家庭基本开支，最终含辛茹苦地把3个子女拉扯大。

即使家庭不富裕，王自敏的母亲仍经常接济生活条件比自己差的左邻右舍。有一年冬天下大雪，天气十分寒冷，王自敏的一位同学仍穿着单鞋上学，脚丫子冻得通红肿胀。这位同学的母亲早逝，父亲忙于外出挣钱养家糊口，没有人照顾她。王自敏的母亲得知消息后，就把王自敏的棉鞋送给了她。母亲这种助人为乐和与困难顽强拼搏的精神，激励着王自敏在以后的人生道路上不断奋力前行。

正是在这样的家庭环境下，王自敏从小就暗下决心，将来要做对社会有用之才。功夫不负有心人，她通过不断地努力学习，1951年顺利考上了开封市女子中学，那时初中和高中校区没有分开（1954年学校取消初中后，改为女子高中，下文简称"女高"），初、高中学生都在该学校学习。6年的中学生活，她深深体会到了校园的温暖和那醇厚的师生之情。多年后，王自敏依然记得校长林恒，她是一位地下党员，更是一位优秀的女教育家。当时正处于新中国成立初期，男尊女卑的思想还很严重，校领导不断教育她们，女孩子要有自尊、自信。王自敏还记得有一次开封市教育委员会组织各学校学生集合一起听报告，第一高级中学的男生们都已经坐好，女生们却从他们身旁都低着头匆匆走过。听完报告回校后，林恒校长狠狠地批评说："为什么要低头？怕什么？男女平等，他们能干的，我们照样能干！他们不能干的，我们照样也能干！而且比他们干得还要好！我们应该骄傲地从他们身旁走过去。骄傲有什么不好？关键是我们要有值得骄傲的资本……"

这些话，让王自敏记了一辈子，也感悟了一辈子。女高的同学们每次见面时，总会回忆起这6年的学校生活。谈起女中、女高的精神时，大家体会到的是"爱岗敬业""勤奋上进""艰苦奋斗""团结友爱"。正是这些可贵的精神一直激励着她勇往直前。6年的学习生活，造就了她自尊、自主、自爱、自信、自强、自律和矢志不渝的性格。

初中毕业那年，一次偶然的机会，她与医学结下了不解之缘，从此改变了她的一生。有一次，她的表姐患水肿病且病情加重，母亲得知消息后，非常焦急，立即带着孩子们去表姐家探望。

表姐躺在病床上，身体极度虚弱，精神很差，眼胞浮肿，双腿肿得更是厉害，病情十分危重，辗转了几家医院治疗，病情均不见好转且逐渐加重。王自敏看到这一幕后，非常焦急，但是毫无办法。随着病情逐渐恶化，表姐最终撒手人寰。王自敏悲痛万分的同时想到：如果自己是一名医生，这种悲剧很可能不会发生。从那以后王自敏就暗下决心，将来一定要学医，当一名大夫！

二、跨入校门，拜师学艺

1957年夏，王自敏高中毕业，因家境困难没有继续深造。一天，她听到同学们议论河南省中医院创办首届学徒班的事。据说该学徒班要面向全省招收高中毕业生，关键是不收学费，对学生们还给一些生活补助。得知这个好消息，王自敏毫不犹豫地报了名。通过考试后，被河南省中医院录取了，从此她成为河南省中医院学徒班的一名学生，这不仅解决了她上大学经济困难的问题，最终还圆了她学医之梦。

那时的河南省中医院正是今日河南中医药大学的前身，1955年初，它从开封市陆续搬到郑州市的人民路（现河南中医药大学第一附属医院的位置）。王合三先生任首届院长，吴钦堂教授为首届任教老师，两位前辈均励精图治，热心投入弘扬中医、办学办院事业。后来，刘乐山先生接任了院长职位。刘院长继承前辈办学方针，并不断改革创新，以发展中医为己任，重视人才培养，提倡中西医结合办学办院方针。那时"建院功臣"吴钦堂和彭延泰二老还经常到省委要求从经济上给予医院支持。除此，刘院长还重视临床工作，临床科室种类齐全，内、外、妇、儿科疾病患者兼收，还经常收治皮肤病以及各种疑难杂症患者。

刘乐山院长在任期间，曾面向社会招聘了许多全国知名的临床大家，如王瑞麟教授、刘彦桐教授、郑洁云教授、李雅言教授、司万青教授等；同时招录了一批著名的中药师，如蔡圣昌药师、武全成药师、宋一党药师、孙子俊药师、张永瑞药师等。此外，还招录了一批知名的西医专家，如王一炎教授、岳丙州教授、李昌耀教授等。1958年，河南省中医院在吸收与合并了河南省中医进修学校之后，师资力量得到大大提升，并更名为"河南中医学院"，同时又吸收一批优秀人才如杨友鹤教授、康德泰教授、杨宝臣教授等。

"学徒班"，顾名思义是通过拜师学习而组成的班级，是采取院校与师承相结合的教育模式，理论与临床并重，以培养社会新一代中医人才为最终目的。入学第一天，学生们都拜见了各自的老师，王自敏有幸拜吕承全教授为师。吕老师也是开封人，他知识渊博，医术高超，为人谦虚，擅长治疗内科、眼科、儿科及疑难杂症，尤其擅长治疗肝病、肾病。王自敏每天上午跟师坐诊、抄方、查房、写病历，还经常跟师出诊，学习老师应用中医四诊的娴熟技巧、独具慧眼的临床辨证思维方法和高超的治疗技术。她作为弟子，侧身师旁，撰写出临证心得。一次，接诊一位五六岁的小男孩，这个男孩因得了肾病，出现全身性高度水肿。吕老师仅给他开了7剂中药，水肿就全部消退。王自敏看到中医药治疗肾病有如此神奇疗效，非常惊讶，于是坚定了潜心研究肾病的决心。

吕老师对学生要求十分严格，要求必须熟背中医四大经典内容，在查房时常提问，不仅要背诵原文，还要知晓原文的意思。他认为只有不断地复习，才能记得扎实、记得牢固。除了背诵、理解经文外，吕老师还鼓励学生多看病案，尤其是历史上著名医学家的名著，比如张仲景、李时珍、朱丹溪、叶天士及近代任应秋、赵炳南、秦伯未等名医大家的医案。

吕老师时常告诫王自敏要活学活用，不要死读书、读死书。一次吕老师带她去看望一名患者，该患者自觉体内有股气从少腹上冲胸咽，同时伴腹痛、胸闷气急、心悸、惊恐、烦躁不安、抽搐、厥逆等症状，舌质淡薄、苔黄腻，脉象沉涩无力。此时吕老师问她："这是什么病？该怎样治疗？"王自敏苦思冥想，最终还是未能答出来。吕老师见状，背诵了《金匮要略》中的原文："奔豚病，从少腹起，上冲咽喉，发作欲死，复还止。"此时王自敏才恍然大悟，茅塞顿开。

只要辨证清楚，用药就易于明了。最后，王自敏在吕老师的指导下，给患者以疏肝理气、活血化瘀的方药治疗，即桂枝加桂汤加减。具体方药为：桂枝12 g，茯苓10 g，白芍15 g，竹茹10 g，旋覆花10 g（布包），当归10 g，炙甘草6 g，生姜3片，大枣5枚，患者连续吃了6剂后症状明显减轻，再吃了6剂基本痊愈。这就表明，不仅要学习背诵经典条文，还要认真领会，活学活用。

学习的5年中，王自敏一直坚持上午在医院跟师坐诊查房，下午进行理论学习。教书的老师，大部分是省内著名的中医大家，如李雅言老师、王寿亭老师、李振华老师等，记得当时石冠卿教授讲"内经"，周文川教授教她"温病"，秦增寿教授讲"中医诊断学"，高体三教授讲"方剂"，黄阳三教授讲"中药"等。通过系统学习，王自敏受益良多。历经5年全日制理论学习，结合临床实践，王自敏于1962年毕业，准予出师。

王自敏记得参加工作后第一次值夜班，病房有一位60多岁的老先生患肝硬化腹水，腹部高度隆起，呈蛙状，四肢消瘦，浑身乏力，气息欠佳，面色微黄，尤其腹胀、腹痛、恶心症状非常明显。

看到患者病情危重，因从未单独值班处理过患者，心里难免出现紧张，所以她不敢轻易给患者开处方，于是尝试采取针灸的方法治疗。通过针刺足三里、中脘、天枢、气海等穴位，出现了神奇般的疗效，患者小便减少，腹胀、腹痛、恶心等症状均得到了缓解。在经过几次治疗后，病情得到了全面的好转，不久患者病情好转出院。第一次值夜班就受到患者的赞赏，给她带来了无限的自信。

河南省中医继承工作，在当年省中医管理局韩俊卿局长、景广卿处长及各级领导的大力支持下，政策落实得很到位，成功举办了几届师承班，且出师后工资待遇与大专院校毕业生一样。师承班培养了一大批人才，涌现出了一批德艺双馨的名医大家。就拿目前的河南中医药大学第一附属医院来说，那时师承班的同志如今均具有高级职称，大多数都担任过科主任，而且是科室创建人。此外，第四批全国老中医药专家学术经验继承工作指导老师遴选8人中师承班里占7人。1993年10月，王自敏教授与医院里另外两位老师获得了国务院政府特殊津贴，而他们三位中有两位出自师承班。可见，这种教育模式是成功的。

三、三次进修，医术猛进

王自敏在校表现突出，1962年毕业后即被学校安排留校工作，分配到河南中医学院第一附属医院（现河南中医药大学第一附属医院）内科。当时医院的医疗条件较差，全院床位有限，仅有百余张，仅以中医手段治疗为主，没有特殊的医疗设备，诊断基本全凭"三个指头，一个枕头"。医生资源紧缺，她被安排从事内科临床工作，医院分科不具体，几个科室混在一起，她负责肾病、肝胆病、呼吸病、心脑血管病等内科疾病的诊治，甚至还有眼科及皮肤科疾病。由于在临床上经常遇到疑难疾病，因治疗条件及技术受限一时难以解决，为了提高自身医技水平，她在医院领导的支持下，先后三次外出进修学习，医术得到了大幅度提升。

1973年春，王自敏第一次外出到河南医学院第一附属医院（现郑州大学第一附属医院）进修学习西医内科，1975年夏学习结束，主要学习西医基础知识和临床基本技能。在这两年里，她系统学习了生理、病理、解剖、药理、诊断等西医基础知识和临床技能，同时受到了众多名师大家的熏陶。

第一次上人体解剖课的经过至今令她难忘。她在大学里一直学习中医知识，没有接受过西医的系统学习，所以对于人体解剖课程很感兴趣。比如一些肝癌、肝硬化患者，中医治疗往往从辨证入手而取得疗效，但其器官形态究竟如何呢？通过中医四诊仅可以推测但难以具体地辨别，但是通过西医解剖学知识就能够生动形象地辨别出来。在解剖课上，带教老师把学生们带进了一间散发着刺鼻味道的教室。这种刺鼻的味道就是福尔马林液体的味道，人体的解剖器官在这种液体里面能够长期保持其原貌而不被腐蚀，这样才有利于教学演示。带教老师戴好橡胶手套，从福尔马林液体中依次拿出3个不同人体的肝脏器官进行对比演示：第一个是正常人体的肝脏器官。该器官据说来自一位青年男子，他车祸身亡后，家属把该器官捐献给学校做医学研究。该肝脏外形光滑，呈红褐色，质软而脆，呈不规则的楔形，可分膈面、脏面和下缘。第二个是肝硬化患者的肝脏器官，凹凸不平，呈结节状、锯齿状、台阶状变化，不规则萎缩变形。第三个是肝癌患者的肝脏器官，质地坚硬，表面凹凸不平，有大小不等的结节或巨块，边缘钝而不整齐，程度比肝硬化严重。老师一个个讲解后，王自敏伸手触摸和感受它们的质地，内心深处油然生出一种对生命无限尊重和对医学神圣敬畏的感觉。

除了肝脏器官，带教老师还让同学们观摩了冠状动脉里的血栓情况，解释了冠心病猝死的原因等。

当时有一位著名的临床带教老师，叫刘钟明，是一位肾病大家，学识渊博，讲课幽默，并喜欢钻研，对肾病用药深有研究，尤其是对激素的使用有独到的见解。他曾给大家讲解了对激素的正确认识和使用，至今王自敏仍然在临床中学习，经常使用。

刘教授认为激素虽然在医学临床运用中价值极大，对一些疾病，在治疗上是一种不可替代的药物，但是我们在使用的时候应该严格找准它的适应证和禁忌证才行，长期、大量、滥用激素会出现很多不良反应，甚至发生致残、致死的药源性事故。对于慢性肾病，他认为用药要早，用药要足量，使用时间要长，撤离激素时要逐渐减量。刘教授老年时因患皮肌炎也吃上了激素，还编了一个顺口溜自嘲："50年代学激素，60年代用激素，70年代讲激素，80年代吃激素。"

通过学习，王自敏了解了使用激素的原理，掌握了使用激素的规律之后，在她日后的临床工作中，常采用激素联合中医药的方法治疗肾病综合征患者，往往能够使患者由危转安。

比如曾有一个患者王某某，患肾病综合征多年，经过王自敏精心治疗后，病情好转，各项检查指标正常，患者非常感激，于2015年3月给王自敏送来一面锦旗，上面写着"妙手回春，医德高尚"，但是过了1年患者没过来复诊。又过了一段时间她发现自己已经怀孕了，才带丈夫一起来找王自敏复查和调理身体。经复查提示：尿蛋白（＋）。王自敏又结合患者的病情，苦心劝她等身体调理好后再生育。结果该夫妇俩不听劝阻，执意怀孕生子，患者病情随即复发，全身高度浮肿，恶露不断，身体极度虚弱。因其产后不足1个月，为避风寒不能亲自前来就诊就让家属代诉。王自敏根据患者的病史和家属对病情的描述，给予益气养血、健脾补肾的方药治疗。10余天后，患者症状明显减轻，水肿逐渐消失，恶露也逐渐减少。又过1个月，患者因生气，病情复发并较前加重，出现严重的低蛋白血症及水肿。此时患者再次找到王自敏救治，王自敏见她病情危重，建议她立即入院治疗。住院10天，病情却不见好转。王自敏来到病房会诊，制订了治疗方案，要求在原有治疗基础上增添激素药物治疗，同时建议患者中断母乳喂养，提高自身免疫力。经此治疗后，患者病情好转并出院。再经王自敏在门诊上几次用药治疗后，患者最终恢复了健康。这一病例说明，在治疗肾病综合征过程中，要抓住时机，该用激素时一定要用，中西医结合治疗能大大地提高疗效。

两年的学习中，带教老师对王自敏悉心教导，不仅传授她西医理论知识，还指导她提高实践动手能力。经过学习，王自敏熟练掌握了胸穿、腰穿、腹穿等基本操作，尤其擅长腹腔穿刺引流腹水，对于常见的外科手术她也有所掌握，比如阑尾炎、外伤的清创包扎术等。

1981年2月，王自敏晋升为主治医师。1982年1月，她参加了河南中医学院为期1年的主治医师进修班学习，授课老师大都是河南省著名的中医大家。这次学习，对她的业务能力提高起到了重要作用，她还对中医理论知识进行了系统的重温，尤其对中医四大经典《黄帝内经》《神农本草经》《伤寒论》《金匮要略》内容进行了深度学习。

这一年，她除了完成了理论学习，还在带教老师的安排下参编了《河南省名老中医经验集锦》一书。该书于1983年9月由河南科学技术出版社出版，出版后在新华书店非常畅销。

第三次外出进修学习，是从1983年2月至1983年7月，王自敏参加了国家卫生部在中山医科大学举办的为期半年的"全国高级肾科医师进修班"学习。这次是肾病专业内的一次拔高学习，对她一生医术的提高影响极大。

其间她有幸师从了全国著名肾病大家李士梅、叶任高、李幼姬等教授。其中叶任高教授是中山医科大学博士生导师、卫生部肾脏病重点实验室主任、中国中西医结合学会肾病专业委员会主任委员、我国肾病学界的泰斗。他幼承家学，中山医学院毕业留校任西医主治医生，后受教于"西学中"班，从事中西医结合工作近40年，曾师从黄省三等名老中医临证多年，后又赴美国进修西医两年。叶任高教授待人热情，关心学生，教学严格，重视西学中教育，对王自敏的学习尤为关照。通过学习，王自敏不仅提高了对肾病的认识，还学习到了血液透析和腹膜透析等肾病专业内的新技术，这让王自敏对从事肾病专科充满了信心。1983年学成归来即在科室开展了血液透析和腹膜透析技术，这也使河南中医学院第一附属医院（现河南中医药大学第一附属医院）成为河南省内第一家开展这项业务的中医院。

四、创肾病科，研究新药

1984年，王自敏进修归来，医院委任她负责筹建肾病专科工作。王自敏带领大家，大胆创新，在河南省内率先开展了腹膜透析、血液透析技术，并成立肾病实验室和研究所，培养出了一批医、教、研学术骨干。

但是建科初期，因科室条件简陋，缺乏高端的检查设备，医生们仅凭"三个指头，一个枕头，一把草药"的传统方法诊治疾病，王自敏也时常处在困境之中，为了把肾病科发展好，进一步提高疗效，王自敏也曾奔东呼西，不断学习新技术，筹备建科资金和设备，多方筹资购置进口血液透析机一台。

王自敏作为学科带头人，医术精湛，求医者络绎不绝。有一次，一位46岁的某省直机关医务室医生杨女士。她患肾病多年后发展为尿毒症，当时病情加重后住院治疗，患者当时恶心，呕吐，厌食，乏力，精神萎靡，气息微弱，病情十分危重，曾在多家医院诊治疗效差，后慕名而来找王自敏救治，患者家属几乎失去了信心。我们知道，在目前的医学条件下，对于尿毒症，最快的挽救生命及缓解症状的办法是血液净化，最根本的治疗办法是肾移植。可是在当年，医院里根本就没有血液透析机，更不具备肾移植条件。

王自敏仔细研究病情，认真分析，辨证施治，给杨女士开了几付草药并配合使用自己研制的救肾胶囊（现为复肾降浊胶囊），该胶囊由槐花、大黄、西洋参等药物组成。患者服了这些药物不久，病情好转，症状逐渐消失，在服用几个疗程中药后，患者竟神奇地完全恢复了正常。

王自敏深知技术和人才的重要性，经常鼓励科室人员多学习，多交流，并安排科室里的刘亚民护士和申志强大夫去天津医学院学习先进的腹膜透析技术。

就这样，在王自敏的领导及团队成员的共同努力下，自1986年至1988年肾病科连续3年被评为医院先进科室，1990年医院又建立了肾病实验室，成立了肾病研究所。王自敏在长期的临床工作中，不断总结和继承吕承全老师的学术经验，还不断创新，研发了治疗肾病的新方、新药。比如救肾胶囊（现改名为复肾降浊胶囊），治疗慢性肾小球肾炎、慢性肾衰竭；肾衰灌肠液，治疗急慢性肾衰竭；尿感冲剂（现改名为尿感颗粒），治疗膀胱炎、急慢性肾盂肾炎、前列腺炎；黄槐温胆汤，治疗急慢性肾功能衰竭引起的胃肠道症状，血肌酐、尿素氮升高者；治肾Ⅰ、Ⅱ、Ⅲ号方，治疗蛋白尿、血尿等。这些新药的问世，提高了治疗效果，给患者带来了福音。可这些新药研制的背后存在着的无数的辛酸和艰辛却无人知晓，王自敏曾亲自试药以检测药物的毒性和疗效，确定用药安全和有效后才投入临床试验，她曾统计100多例患者用药后的疗效，其中慢性肾炎有效率占

87.76%。

为了获得更有说服力的证据，王自敏开始着手药物作用机制的实验研究。为了进一步提高动物实验水平及成功率，王自敏安排科室里的刘玉宁和邓伟两位大夫去陕西中医学院学习并行动物实验。经过一系列艰辛努力，1994年《救肾胶囊治疗慢性肾功能不全临床及实验研究》获河南省中医管理局二等奖；1995年获河南省科技进步奖三等奖；1997年《吕氏益泉胶囊治疗肾功能不全临床疗效观察与实验研究》获河南省中医管理局二等奖；2000年又获河南省科技进步奖二等奖；2000年《尿感冲剂治疗尿路感染的临床与实验研究》获河南省中医管理局二等奖。

在反复的动物实验和不断的临床观察中，王自敏发现了一条重要也很容易被医生忽视的辨证规律：从20世纪80年代以后，人们因受饮食、环境、药物等因素的影响，慢性肾病患者中，阳虚者人数偏少，阴虚加邪实者占大多数。所以，王自敏在临床用药上，多选择较为平和的药品，而那些大补大热之类的药品尽量少用或不用。比如附子和肉桂，这两味中药在治疗慢性肾功能不全疾病时，患者的尿素氮、血肌酐水平，不仅没有下降反而常会有不同程度的升高。

五、引领河南，发展学术

1994年，河南省中医药学会中医肾病专业委员会成立，王自敏当选首届主任委员。其后20年，她带领着河南省中医肾病界不断进行国内外学术交流，不断探讨新技术，直到河南省中医肾病治疗在全国保持先进地位。

2014年王自敏教授退休，她为河南省中医肾病学科建设奉献了20年。这20年里，河南省中医肾病学科的发展从小到大、从弱到强，充满着艰辛探索和激情奋斗。

王自敏任职期间，河南省中医肾病学界每两年至少要举办一次省内学术活动，召开学术交流会。通过学术交流活动，大家更新了知识，提高了诊疗技术，开阔了视野，也大大促进了河南省中医肾病学科的发展。其后各地市也相继成立了学术组织，并且不定时地召开学术交流活动，促进当地医学的发展。

20年来，中华中医药学会肾病分会曾在河南省举办过两次国内学术交流大会，由河南省中医药学会中医肾病专业委员会承办，曾多次邀请外省知名的肾病专家前来授课，如全国著名肾病大家邹燕琴教授及王刚教授等。省外的专家在河南省进行专业的学术交流时看到了我们河南省中医肾病专业的发展，深深领悟到我们省内中医诊治肾病的技术水平和学术成就。

另外，在王自敏的带领下，河南省内全面建立肾病专业研究网络小组。这样对肾病学专科进行进一步细化，比如成立肾病综合征小组、慢性肾炎小组、过敏性紫癜性肾炎小组等。每一组都有专人负责深度研究和挖掘，向大家分享最专业的临床技能，既有利于科学研究，又节省研究成本和研究时间，最终使学科向更加智能化、精细化的方向发展。南阳、驻马店等地级市均做得非常成功。

除此，2006年以后，每逢世界肾病日（每年3月第二个星期的星期四），王自敏总会亲自组织河南省中医肾病专家，在各地区开展义诊活动，免费给广大肾病患者提供服务，发放盐勺、宣传单等，让老百姓增强医学常识，加强疾病的防护，促进早日康复。那时南阳、驻马店、洛阳等地区也经常举办这样的义诊活动，受到社会各界人士的关注和欢迎。

六、精修岐黄，德艺双馨

王自敏一生精修岐黄，专研肾病，医术高超，她除了擅长治疗肾病，还擅长治疗内科杂病，是一位务实的临床大家。她虽年逾七旬，但身体健康，思维敏捷，目前仍坚持在河南中医药大学第一附属医院国医堂坐诊。数十年如一日，王自敏兢兢业业，不断创新，对各种肾脏疾病及内科疑难杂病进行潜心的研究。她擅长治疗肾性水肿，认为病机为"本虚、邪实"两个方面，在治疗上应根据不同的证型辨证施治。如外感风邪犯肺型，应采用宣肺解表治法；慢性肾衰竭，中医称为关格，认为此病由内外两大因素形成，治疗上要根据正虚邪实的不同而分型论治，并按疾病动态发展变化灵活用药；泌尿系感染，中医称为淋证，王自敏在不断总结前人经验的基础上，认为该病病机多为湿热蕴结膀胱所致，应根据不同证型辨证治疗。

除此，王自敏结合临床实际，衷中参西，在病程中适时地辅以西药治疗。尤其对过敏性紫癜性肾炎、系统性红斑狼疮性肾炎、IgA肾病、慢性肾功能不全等肾病及多种疑难危重病症，进行中西医治疗多有独到见解。

1994年2月的一天，56岁的祝女士，在两人搀扶下走进了王自敏的诊室，祝某头晕、面黄、纳差、恶心、呕吐、少尿、双下肢水肿，胸闷等症状明显。经检查：血肌酐540 μmol/L，尿素氮15 mmol/L，肾脏体积萎缩，并呈弥漫性损伤。经进一步诊治，确诊为慢性肾衰竭。王自敏仔细观察病情，又结合中医望闻问切，认为祝某的病症是因脾肾两虚，胃失和降，湿热浊毒壅盛所致。首先给予六君子汤加减以益气养血健脾，和胃止呕降浊。另用肾衰灌肠液1号（本院制剂）保留灌肠，每次125 mL，每日两次，7天为一个疗程；碳酸氢钠片，每次3片，每日3次口服。治疗半个月后，患者走路已不用人搀扶，症状均较前减轻，经复查：血肌酐430 μmol/L，尿素氮13 mmol/L。后根据病症，治法改为祛邪为主，和胃降浊，清化湿热，用黄槐温胆汤加减，另用救肾胶囊（现改为复肾降浊胶囊），每次2粒，每日两次，空腹服用，肾衰灌肠液停用，碳酸氢钠片继用。在这样的治疗下，多次复查，病情逐渐好转，2003年4月12日复查血肌酐波动在120～156 μmol/L，尿素氮波动在8～10 mmol/L，彩超提示肾体积均比原来增大。这时王自敏很惊讶，9年前双肾体积已经缩小，现在为什么会增大呢？于是她嘱患者再到省某医院检查，核实一下情况，结果6月5日某医院彩超报告单显示：左肾102 mm×46 mm×43 mm，右肾101 mm×47 mm×43 mm，双肾大小正常，呈弥漫性损伤。王自敏给予患者养血和胃降浊法治疗，从1994年至2011年，17年来除用过小苏打外无用过其他任何西药，全是运用中医药治疗，血红蛋白由45 g/L上升为95～126 g/L，尿素氮由15 mmol/L下降为7.6～10.1 mmol/L，血肌酐由540 μmol/L下降为112～430 μmol/L，二氧化碳结合力由15.3 mmol/L上升为24.6 mmol/L，体重由38 kg增至60 kg。

我们知道，慢性肾衰竭是各种慢性肾脏疾病发展的最终结局，是一种死亡率极高的疾病。但在王自敏的中医治疗下，患者转危为安，寿命延长17年，堪称医学上的奇迹！

王自敏医术之高来源于她严谨的工作态度。有一住院患者冯某，男，60岁，是南阳油田的领导，患尿毒症，病情危重，曾在北京某医院诊治，因其曾有1年的高血压和冠心病病史，该院最终诊断是因高血压和冠心病引起的尿毒症。可是，王自敏对此观点存疑，建议进一步检查，综合分析，明确诊断。

那时吕承全老师带教对学生要求严格，要求学生们要常在病房，多接触患者，密切观察患者的病情变化。同时要认真询问病史，王自敏也逐渐形成了这种工作作风，针对这个患者已有的诊断要进一步明确，所以她反复向患者及其家属询问病史，最终获悉该患者经常牙疼，每次疼痛发作即服用止痛药，但因为没有解决根本问题，导致疼痛反复发作。另外，该患者脾胃虚弱，经常腹泻，多次在诊所大量应用庆大霉素注射液，而庆大霉素肾脏损害发生率极高。两年来，冯某牙疼、腹泻间作，常用止痛药和庆大霉素对症治疗。

经过这样细致的病史了解及收集，确定冯某可能是因药物性肾损伤导致的尿毒症。为了证实这一诊断，她还专门邀请了河南省著名的肾病专家刘钟明教授前来会诊，刘教授仔细审阅病史，认同王自敏的观点，并发出了感叹："该患者用药时间之长，用药剂量之大是罕见的。"

王自敏根据患者恶心、呕吐、尿少、瘙痒等症状，再次认为该患者是因虚浊瘀毒引起的尿毒症，并采取健脾补肾解毒泄浊的方法治疗，方药为香砂六君子加减，治疗几个周期后，患者病情明显减轻，后又改用黄槐温胆汤加减治疗，疗效突出，患者生命得到延长。

另外，王自敏对治疗胡桃夹综合征也颇有体会。胡桃夹综合征即左肾静脉压迫综合征，又称胡桃夹现象，好发于青春期至40岁左右的男性，儿童发病分布在4~7岁，多发年龄见于13~16岁，是儿童非肾性血尿常见的原因之一，为左肾静脉汇入下腔静脉的行程中，因走行于腹主动脉和肠系膜上动脉之间形成的夹角受到挤压而引起的疾病。

十余年前，曾有一个7岁的小男孩赵某，尿血两月余，曾在当地医疗机构诊治，该医疗机构给予患者中西医药物治疗，疗效差，家长非常着急，慕名求治于王自敏。患者血尿时轻时重，症见面黄体瘦，左腹部疼痛，纳差，经检查发现，患者舌质淡红，舌苔薄黄，脉象沉细，尿常规检查：红细胞（+++），蛋白（-），B超示：左肾静脉探查，平卧位，腹主动脉旁左肾静脉最宽处约5.4 mm，腹主动脉与肠系膜上动脉夹角处约1.6 mm。站立20分钟，腹主动脉旁与肠系膜上动脉约6.8 mm，夹角处约1.0 mm。结果示：左肾静脉符合胡桃夹现象。尿相差显微镜检查：红细胞均一性占80%。胡桃夹现象属于中医血证范畴。王自敏认真分析后认为该患者先天禀赋不足，后天失养，脾虚不能生血，肾虚不能固摄，而致气血瘀滞，瘀久化热，伤及脉络而现血尿，证属脾肾两虚兼有阴虚血瘀，治宜健脾和胃益肾，滋阴凉血活瘀。具体方药如下：

生地黄10 g，牡丹皮10 g，墨旱莲20 g，茜草20 g，生山药15 g，鸡内金10 g，砂仁10 g，厚朴10 g，穿山甲（穿山甲已列入国家野生动物保护名录，医者应用其他药品代替。——编者注，后同）6 g，小蓟30 g，藕节30 g，赤芍12 g，甘草6 g。

服药15剂后，患者舌质淡，舌苔薄润，脉沉细，面色红润，食欲增加，腹痛及尿血现象消失，尿检：红细胞0～1个/HPF，上方继续服用约两个月后，尿血现象没有复发。复查超声描述：左肾动脉探查，平卧位，腹主动脉旁左肾静脉最宽处约4 mm，腹主动脉与左肾静脉夹角处约1.6 mm，站立20分钟，腹主动脉旁左肾静脉最宽处约7.0 mm，夹角处约1.5 mm。又继服25剂中药，结果示：左肾静脉未见明显异常。最终身体恢复正常，患者及其家属非常满意。

王自敏不仅医术高超，而且医德高尚，是一位德艺双馨的肾病大家。在她的行医生涯中，一直遵循"诚信做人，医乃仁术，仁善立业，精术医理，勤学莫止，博采众长"的人生哲理，并以师为榜样，学做事先做人，对待患者关心体贴，态度和蔼，无论高低贫富、远近亲疏，不嫌烦琐，详问病情，沟通思想，悉心诊治。

2011年，王自敏正在坐诊看病，护士送来一封信，该信是来自吉林省延边朝鲜族自治州慕名求医的患者。该患者患有慢性肾病多年，在当地多次就诊，疗效差，后来该患者就开始翻阅资料查找治疗肾病的方药。有一天，她在新华书店意外看到了王自敏的《王自敏肾病临证医集》一书，心里十分高兴，于是通过书上写的地址给王自敏写信，信中她详细描述了自己的病情和病史，王自敏在信件里找到患者的联系方式，并主动和患者联系，详细询问病情，然后免费给患者寄3瓶"救肾胶囊"，还邮寄了处方，经过几个月的服药后，患者病情逐渐好转。之后不久，王自敏又收到她的一封感谢信，信中称，感谢王自敏的帮助让她身体恢复了健康，并寄来锦旗一幅，锦旗上面写道："医德高尚，亲如家人。"

王自敏除了给患者做药物治疗，还经常给患者做心理治疗。记得曾有一个15岁左右的小男孩，因患慢性肾病，在父母的陪同下找王自敏诊治，该小男孩脾气倔强，与家长关系不和，经常与父母和奶奶吵架，其家长非常烦恼，每次前来看病总是抱怨孩子不懂事。长时间的激烈矛盾，最终导致孩子肝气不舒，在用药后，疗效大打折扣。此时，王自敏认为除了给予患者药物治疗，还要进行心理治疗，于是她反复给小男孩做思想工作，最终小男孩醒悟了过来，脾气逐渐好转，其家长非常开心。经过王自敏和小男孩家长双方的努力，最终患者在经过一段治疗后病情好转，身体最终恢复了健康。后来，该小男孩长大成人，还参加了工作，随访至今未再复发。

王自敏为人真诚，医德高尚，她看病用药时，经常给患者应用价廉有效的药物，也从来不收患者的红包。有一次，有一位来自鲁山的患者，因患肾病综合征，病情危重，遂入院治疗。经过几日治疗后，病情不但不见好转，反而加重，后来经其主治医师介绍找到王自敏治疗。他来到王自敏的门诊后，趁诊室无人之时，悄悄地向王自敏口袋里塞了500元钱。他认为给过钱后王自敏会认真地给他治疗，考虑到患者的本意，王自敏暂且接受了，等给患者看完病后，她把自己的书籍送给了患者，并趁患者不注意时把500元钱夹在书封里返还回去，患者得知后非常感动。

王自敏医术之精、医德之高也感动了国医大师张磊教授，在为她的书作序时，张磊教授写下了如下一段话，堪称经典——

"张景岳曰：'医有慧眼，眼在局外；医有慧心，心在兆前；使果能洞能烛，知几知微，此而曰医。'王自敏就具有慧眼，慧心的功夫。"

七、学术深邃，传承育人

王自敏医术精湛，学术深邃。她继承了四大经典著作的精髓，打下了坚实的中医理论基础，其学术思想受李东垣《脾胃论》、唐容川《血证论》、张锡纯《医学衷中参西录》等著作影响。在论治中，继承老师"整体观念，宏观之论""脾肾为本，善调阴阳""因人制宜，知常达变"等学术思想，调理脾胃，治肾固脱，活血化瘀，衷中参西，逐渐形成了一整套治疗慢性肾病的辨证论治学术体系。

她认为慢性肾病的形成，肺、脾、肾虚损是疾病基础，水湿、湿热、瘀血是致病因素。所以首次提出"虚、湿、浊、瘀、毒"是慢性肾病的主要病机的理论，并总结出了治肾八法。第一是整体观念，辨证论治；第二是脾肾为本，正胜邪去；第三是祛除病邪，邪去正安；第四是选药平和，调理阴阳；第五是内外结合，综合疗法；第六是师古不泥，创制新方；第七是未病先防，既病防变；第八是中西结合，衷中参西。

王自敏善于总结经验，继承创新。她主编肾脏病专著两部，分别为河南医科大学出版社出版的《中西医结合肾脏病学》和中国中医药出版社出版的《中西医临证肾病学》。她还主审《王自敏肾病临证医集》，由人民军医出版社出版。参编著作2部，撰写及发表学术论文40余篇；获河南省科技进步奖2项，河南省卫生厅局级奖3项。

她对待患者如春天般温暖，不管是老患者还是慕名而来的新患者，她都一视同仁。除此，她对学生认真教导，把自己的一生所学毫不保留地教给学生们，一生致力于临床研究和临床带教工作，桃李满天下。

八、退而不休，发挥余热

王自敏目前虽已退休，但依旧坐诊看病。因身体原因，坐诊时间由原来一周三次改为一周两次。因患者较多，坐诊期间基本没有时间休息。一些患者从外地慕名赶来看病，到医院后号已经挂完，王自敏仍然给他们加号看病，直到看完才下班，时常忙到下午1时左右。

她认为，对于肾病不仅治疗是关键还要预防，即"未病先防""既病防变"。对于肾病的防治，王自敏自有见解。

她介绍说：肾脏作为人体的重要器官，发病机制复杂，病因多样，目前慢性肾脏病（CKD）已成为一种高发病，具有三高一低的特点，即高患病率、高病死率、高医疗卫生支出、低认知率，已成为危害全世界人民健康的公敌之一。因此，加强科普教育显得极为重要，每年世界肾病日她都要参加义诊宣传活动。

她在长期的临床工作中发现，肾病发病初期常处于隐匿状态，很容易被人们忽视而延误病情。众多患者到自己的身体不舒服时才发现肾脏出了问题，此时病情已经发展到比较严重的阶段了，治疗起来也比较棘手。

她还发现，有的肾病患者早期常出现乏力、恶心、呕吐、胃部及咽喉不适等症状，这主要是因为肾病代谢所产生的毒素刺激所致，所以时常被人们误认为是胃病、贫血等。她反复告诫：尿液检查是肾脏病的一个窗口。若尿液起白沫，不易消失，多提示蛋白尿，是肾脏病的一个标志。

在肾病防治中，她主张坚持"未病先防""既病防变"的原则。提倡要定期检查，不吸烟，少饮酒，低盐合理膳食，顺应自然，锻炼身体，适当饮水，思想乐观，预防外感，护肾保精，无病要防，有病早治，既病防传，采取措施，瘥后防复。同时，针对慢性肾病的心理调护、日常生活调护及饮食调节三大方面，她又提出"防、养、俏、笑"四字经。

目前王自敏年逾七旬，身体除了血压偏高，其余无不适，饮食清淡，爱吃蔬菜与水果，番茄炒鸡蛋，尤其爱吃红薯，因红薯为百果之王，富含人体所需的营养物质。她还喜欢散步、听音乐。她是一个坚守原则，生活有规律的人。

第二章

学术思想

王自敏从事中医内科临床、科研、教学工作50年来，刻苦钻研业务，孜孜不倦学习，知常而达变，温故而知新。既具有扎实的中医基础理论及经典功底，又具有现代医学尤其是有关肾脏病方面的系统诊断、治疗知识，熟悉和掌握国内外肾脏病进展的学术动态。她于1985年始任河南中医学院第一附属医院肾病科主任，为学科带头人，建立了肾脏病研究所及肾病实验室，并首先在河南省内中医界开展腹膜透析及血液透析工作。还组建了一支优秀的教学、科研、临床团队，并多次获得"先进个人""先进工作者""优秀党员""三育人"等荣誉称号。

王自敏谦虚勤勉，淡泊名利，医德高尚，医理纯熟，医术精湛，对待患者态度和蔼，无论高低贫富，远近亲疏，均详询病情，悉心诊治，下乡医疗，送医送药，拒收红包，免费给外地患者寄药寄方，倍受爱戴。王自敏克己奉公，兢兢业业，实事求是，本着"弘扬中医，造福社会，启迪后学"的宗旨，几十年如一日，善心惠万家，妙术济世人，把毕生的精力都奉献给了自己热爱的中医药事业。如今虽已耄耋之年，仍不顾身体劳苦，坚持工作在临床第一线，其高贵的品质不愧为医学者的楷模。国医大师李振华教授赞其为"岐黄妙术济当世，翔实医籍惠后人"；国医大师张磊教授赞其为"精心浇放满园花，天道酬勤总有加。姹紫嫣红皆国色，清香散入万千家"。

王自敏从医50年来，主张大力弘扬中医药事业，倡导中西医结合，在临床实践中以中医理论为指导，以辨证论治为基础，紧扣中医病机立法、选方、遣药，博采众长，师古而不泥古，衷中参西，在病程中适时地辅以西药治疗，治愈了不少疑难、危重病症。对急、慢性肾小球肾炎，肾病综合征，过敏性紫癜性肾炎，系统性红斑狼疮性肾炎，IgA肾病，乙肝相关性肾炎，泌尿系感染等病症，均积累了极其丰富的诊治经验。

第一节　学术渊源

一、熟读精研经典

王自敏认为，四大经典著作是构建祖国医学大厦的基石和主要框架，它们在中医学中有着不可替代的地位和作用，是中医临证的基础、核心和准绳，是中医的根源和灵魂，对中医学术发展和临床具有广泛的指导作用。在历史长河中，尽管中医的著作汗牛充栋，但无一能代替经典，无一超越经典。中医前贤说"不读《灵》《素》，则不明经络，无以知致病之由；不读《伤寒》《金匮》，则无以知立方之法，而无从施治"。确实是至理名言。《黄帝内经》为中医理论之渊薮，为医不读《黄帝内经》，则学无根本，基础不固。仲景之《伤寒论》《金匮要略》为临床医学之圭臬，辨证论治之大法，不读则临床治无法度，医无准绳。忽视中医经典的学习，就犹如逆其根，伐其本，坏其真，也正如张仲景所说："崇饰其末，忽弃其本，华其外而悴其内，皮之不存，毛将焉附？"纵观历史，各大医家莫不是"勤求古训，博采众方"，"博极医源，精勤不倦"，重视中医经典著作的学习是中医药名家成才的共性规律之一，是完整把握中医学理论体系的需要，是"学有根本"的需要，是专业思想培养的需要。凡是有成就的中医学家，无一不熟谙中医经典著作，反复研习经典，善于运用经典而名垂千古，如扁鹊、张仲景、金元四大家等。

王自敏认为中医书籍浩如烟海，而个人的时间、精力有限，全部用于研究学习难以实现，最好的办法就是抓住经典，抓住经典就犹如抓住了中医的根，学深学透，然后再顺藤摸瓜，自然触类旁通。经典为源，其他为流；经典为根，其他为叶，源深才能流长，根固才能叶茂。学习经典绝不是守旧的体现，就如同绿树只有深植沃土，才能不断成长，枝繁叶茂。

王自敏深谙此道，所以一直非常重视经典著作的学习，坚持反复研读，温故知新，常读常新，喜新而不厌旧，认为只有精通经典，对经典条文了然于心，才能将纯粹的中医理论融会贯通于临床，才能熟练应用，解决实际问题。"熟读王叔和，不如临证多"，经典是基础，临床是应用，始于经典，止于临床，学习经典的目的也是为了更好地应用于临床，正如邓铁涛先生所说："经典是拿来用的，不是拿来读的。"强调的就是理论对于实践的指导作用，学习经典的最终目的还是要去解决临床实际问题。随着实践的不断深入，理论知识也会不断地加深。王自敏认为学习中医没有终点，学习经典也没有终点。她一直利用所能利用的时间学习经典，长期坚持"经典—临床—经典—临床"的学习模式，每一次学习都有不同的收获，终能辨证准确，得心应手地应用经方进行临床施治，如应用大黄牡丹皮汤治疗急性阑尾炎、栝楼薤白白酒汤治疗冠心病、茵陈蒿汤治疗急性传染性肝炎、越婢汤或越婢加术汤治疗急性肾炎、桂枝茯苓丸治疗妇科炎性包块和子宫肌瘤、大黄䗪虫丸治疗肝硬化等。

不能很好地学习和掌握中医四大经典著作的主要内容，就不能成为一位学有根基，有真才实学、名副其实的中医，就不能满足医疗服务的需要，更无法成为名中医。

在学习经典著作过程中王自敏认为要做到以下几点：一要注重通晓文义。这些经典著作，文字深奥，内容丰富，医理难懂，"其文简，其意博，其理奥，其趣深"，客观上给我们的学习带来一定的困难。古字文法与现代不同，又加进了医学含义，故首先要识字明义。这在《黄帝内经》尤其明显。又如《素问·五脏别论》中"所谓五脏者，藏精气而不泻也，故满而不能实。六腑者，传化物而不藏，故实而不能满也"，其中"藏""泻""满""实"文义是什么，医理又如何？病机十九条中"诸病有声，鼓之如鼓"，前一个"鼓"字和后一个"鼓"字意义有什么不同？诸如此类，在中医四大经典著作中确实不少，既要通晓文义，又要明确医理，这样才能学好。

二要领会大意。要领会经典著作的大意和精神实质，我们应该面对现实，采取"古为今用"的态度，但不要钻牛角尖，也不要在个别古字古义上花费太多精力。不懂可以存疑，不可不懂装懂。

三要科学分析。对待中医四大经典著作有时也要科学分析，要根据临床实际加以扬弃。如《伤寒论》中烧裈散，历代不少医家都认为是糟粕，干脆说《伤寒论》中只有112方（实际《伤寒论》是113方）。

我们今天学习中医四大经典著作的目的是继承祖国医学遗产，继承的目的是更好地发扬。温病学是在《伤寒论》基础上发展起来的，而温病多伤阴，伤寒易伤阳。如温病学中的增液、宣白、导赤、护胃、牛黄等五大承气汤都是《伤寒论》承气类方发展衍化而来的。《伤寒论》中大承气汤是急下存阴，如已伤阴，则用增液承气，合并肺部感染则用宣白承气，合并尿路感染则用导赤承气，合并心脑症状则用牛黄承气，若已下伤阴邪热互结者用护胃承气，这就是温病学家的贡献。加减复脉汤和一甲、二甲、三甲复脉汤也都是在《伤寒论》炙甘草汤的基础上发展衍化而成的。诸如此类，不胜枚举。现今的医家对中医药学的发展也是有目共睹的。

四要联系临床实际。大家都知道，实践是检验真理的唯一标准。同样我们今天学习中医四大经典著作，既要联系实际，又要被临床实践检验。客观来说，中医四大经典著作历经两千多年，经过无数次临床实践考验，而流传至今，为广大民众（包括中国的和外国的）所喜爱，如果不是真正的科学，那才真正是不可思议的！

二、博采众家之长

王自敏继承了《黄帝内经》《伤寒论》《金匮要略》《温病学》等四大经典著作的学术精华，奠定了坚实的中医理论基础，博采众长，勤奋好学，广采历代中医诸家之长，不囿于门户之见。在临证中，以"脾肾为本"立论，注重调理脾肾先后天之本、活血化瘀、衷中参西等。

李东垣脾胃论的核心是："脾胃内伤，百病由生。"这与《黄帝内经》中讲到的"有胃气则生，无胃气则死"的论点有异曲同工之妙，都十分强调胃气的作用。同时，他还将内科疾病系统地分为外感和内伤两大类，这对临床上的诊断和治疗有很强的指导意义。对于内伤疾病，他认为以脾胃内伤最为常见，其原因有三：一为饮食不节；二为劳逸过度；三为精神刺激。另外，脾胃属土居中，与其他四脏关系密切，不论哪脏受邪或劳损内伤，都会伤及脾胃。同时，各脏器的疾病也都可以通过脾胃来调和濡养，协调解决。但他绝对不主张使用温热峻补的药物，而是提倡按四时的规律，对实性的病邪采取汗、吐、下的不同治法。他还十分强调运用辨证论治的原则，强调虚者补之，实者泻之，不可犯虚虚实实的错误，这样就使得他的理论更加完善，并与张子和攻中求补、攻中兼补的方法不谋而合了。

王自敏对李东垣《脾胃论》体验尤深。李东垣论疾病以内伤为主，强调饮食劳倦及七情过用为因。脾主肌肉，主四肢，胃主受纳，腐熟水谷。脾胃居中，载土德，万物所归。正如《脾胃虚实传变论》中所言，"历观诸篇而参考之，则元气之充足，皆由脾胃之气无所伤，而后能滋养元气；若胃气之本弱，饮食自倍，则脾胃之气既伤，而元气亦不能充，而诸病之所由生也"，"圣人著之于经，谓人以胃土为本"。通篇以脾胃为中心，外连天地四时，内及脏腑经络；从生理病理，治法组方，用药调护，或虚或实或虚实夹杂，或寒或热或寒热并用，进一步阐释了以胃气为本，以正气为本的疾病观、治疗观，对后世临床产生了极其重要的影响，成为"补土派"之鼻祖。

王自敏通过对李东垣关于脾胃功能学说的学习，认为脾胃是元气之本，元气是健康之本，脾胃伤则元气衰，元气衰则疾病由生。《脾胃论》指出"脾胃之气既伤，而元气不能充，而诸病之所由生也""胃虚则脏腑，经络皆无所受气，而俱病""脾胃虚则九窍不通"等论点，即强调脾胃之气的重要性。脾胃居中焦，是精气升降运动的枢纽，脾胃的受纳与运化功能是通过升清降浊来实现的，只有脾胃健运，才能维持"清阳出上窍，浊阴出下窍；清阳发腠理，浊阴走五脏；清阳实四肢，浊阴归六腑"（《素问·至真要大论》）的正常升降运动。如脾胃气虚，升降运动失常，当升不升，当降不降，则内而五脏六腑，外而四肢九窍，都会发生多种病证。

王自敏对糖尿病肾病的认识受唐容川《血证论》的启发，《血证论·发渴》曰："瘀血发渴者，以津液之生，其根于肾水……有瘀血，则气为血阻，不得上升，水津因不能随气上布，是以发渴。"如《血证论·瘀血》就有因瘀致渴病的记载，主张消渴病论治从瘀着手。再如《血证论》所载："血与水本不相离，病血者未尝不病水，病水者未尝不病血。"血瘀导致水肿，水肿反过来又阻碍血液正常运行。由此，王自敏在治疗肾病综合征的过程中始终重视活血化瘀大法的应用，在辨证施治的基础上全程加入活血化瘀药物，常用药物可选丹参、川芎、赤芍、红花、鸡血藤、鬼箭羽、川牛膝、当归尾、益母草等；常选方剂有血府逐瘀汤、桃红四物汤、大黄䗪虫丸等。根据具体体质、症状的不同，将活血化瘀同清热凉血、健脾补肾、理气活血等法巧妙地结合应用，在治疗中方能取得更好的疗效。如尿血重者可酌情加茜草、白茅根、仙鹤草、蒲黄炭、三七等以凉血止血；尿蛋白重者可加菟丝子、沙苑子、覆盆子、芡实、金樱子等以健脾补肾；气滞血瘀者则可加入郁金、三棱、莪术以行气活血。需要注意的是，长期应用活血化瘀药物易耗伤正气，因此要时刻注意顾护正气，处理好扶正祛邪的关系，做到祛瘀而不伤正，扶正而不留瘀。

张锡纯所著《医学衷中参西录》主张"中西汇通"，"参西而不背中"，从理论上将中医和西医加以结合，取长补短，使其更好地发挥临床疗效。石膏阿司匹林汤就是其思想的经典体现，在方中采用石膏联合西药阿司匹林治疗水肿有立竿见影的临床疗效。

张锡纯活血化瘀治则深受王清任的影响,王自敏在运用过程中主张对久病中的实邪以开破通底为主,虚证以补虚通络治之。王自敏认为病在血分,用三棱、莪术;一切血凝气滞之证,乳香、没药、水蛭之品最为适宜。慢性肾脏病以免疫损伤和血凝障碍为两大发病机制,检查提示患者机体处于高凝、高脂状态,以致肾脏血流减少、微循环障碍,慢性肾脏病的"血瘀"具体表现为肾小球动脉管壁上纤维素沉积、管腔狭窄、肾静脉血栓形成等病理变化。除此之外,慢性肾脏病病势缠绵,病情错综复杂,亦属于中医学中的久病多虚多瘀。

三、秉承吕氏医学

王自敏于1957年拜全国名医吕承全教授为师。吕承全教授出身中医世家,曾师从河南名医王合三、路登云、许公岩、周伟成等人,从医60余年,擅治中医内、妇、儿科疾病,精于肝病、肾病、温病的治疗,经验俱丰,屡治沉疴顽疾,是国家卫生部遴选的首批500名全国名老中医之一。其学术思想表现在"整体观念,宏观立论""经典为宗,但不泥古""脾肾为本,善调阴阳""因人治宜,知常达变""理论指导,善于发挥""祛邪扶正,以通为贵""衷中参西,汲取新知""注重调养,药食通融"等方面。王自敏在继承吕承全教授上述学术思想的基础上,进一步发扬光大,并根据实际临床工作需要确立了肾脏病的主要学术方向,勇于探索,勤于治学,逐渐形成了一整套治疗慢性肾病的理论和辨证论治体系,注重"整体观念,辨证论治""脾肾为本,正胜邪去""祛除病邪,邪去正安""用药平和,调理阴阳""内外结合,综合疗法""师古不泥,创制新方""未病先防,既病防变""中西结合,衷中参西"等,临床疗效卓著。此外,王自敏对中医内、妇、儿科等各种疑难杂病亦能悉心辨治,效果良好。

第二节 学术特点

王师在中医四大经典著作及后世《脾胃论》《血证论》《医学衷中参西录》等著作的影响下,继承了吕承全教授的学术精华,逐渐形成了自己的学术思想体系,主张以中医辨证与西医辨病相结合、宏观辨证与微观辨病相结合,以中医理论为指导，以中医辨证论治为基础，主张脾肾为本，调和阴阳，博采众方，师古而不泥古，针对主要矛盾选方遣药。现将其学术思想详述如下。

一、整体观念，辨证论治

中医学是在古代唯物论和辩证法思想的影响和指导下，通过长期的医疗实践，逐步形成并发展而成的独特的医学理论体系。以整体观念为主导思想，以辨证论治为诊疗特点。王自敏非常重视人体本身的统一性、完整性，她认为机体整体统一性是以五脏为中心，配以六腑，通过经络系统"内属于脏腑，外络于肢节"的作用而实现的，构成人体的各个组成部分在结构上不可分割，在功能上相互协调、相互为用，在病理上相互影响。

王自敏亦重视人体与自然环境的密切关系，坚持"天人合一"的治病理念。人类生活在自然界中，自然界的变化可直接或间接地影响人体，而人体则相应地产生反应。故《灵枢·邪客》篇曰"人与天地相应也"，《灵枢·岁露》篇曰"人与天地相参，与日月相应也"。王自敏重视因时、因地、因人制宜，注重外界环境对人体疾病的影响。如长夏季节主湿盛，湿困脾土，失于健运，此时肾病患者多见厚腻之苔，王自敏多酌加藿香、佩兰、白蔻仁、茯苓、薏苡仁等芳香化湿，淡渗利湿之品。这是由于舌通过经络直接或间接地与五脏相通，"据舌以分虚实，而虚实不爽焉；据舌以分阴阳，而阴阳不谬焉；据舌以分脏腑，配主方，而脏腑不差，主方不误焉"（《临证验舌法》）。脏腑的虚实，气血的盛衰，津液的盈亏，疾病的轻重顺逆，无不察舌而知。如王自敏在治疗血淋的患者时，在下表现为小便频数、涩痛、小腹拘急，在上表现为舌尖红赤、心烦多梦，由于心主神明，心开窍于舌，心与小肠相表里，故治疗局部的小便症状，当从整体出发，拟清心通淋之法，以导赤散加萹蓄、白茅根、瞿麦等药物而效优。

辨证论治是中医学对疾病的特殊处理方法，是中医认识和治疗疾病的基本原则和特点，是中医学的精髓。辨证是论治的前提和依据，论治是辨证的结果和手段。两者相互联系，密不可分。一种疾病可以通过辨证分为几种不同的证候，而不同的疾病在发展过程中亦可表现同一证候。王自敏治疗肾病，熟谙此法，辨病与辨证相结合，同病异治与异病同治相结合。如患者主要症状表现为双下肢水肿，若伴肾阳虚症状，采用真武汤治疗；伴脾阳虚症状，则用实脾饮治疗。

二、脾肾为本，正胜邪去

《素问·遗篇·刺法论》曰"正气存内，邪不可干"，《素问·评热病论》曰"邪之所凑，其气必虚"。王自敏深谙此理，在肾病的治疗中，重视扶正固本，调理五脏，尤其重视先、后天之本脾肾两脏功能的调节，充养正气，使正胜邪自去。

1. 健运脾胃

脾胃为"后天之本"，气血生化之源。王自敏在《金匮要略·脏腑经络先后病脉证》"四季脾旺不受邪"以及《脾胃论·脾胃盛衰论》中"百病皆由脾胃衰而生也"的学术思想的指导下，重视脾胃功能的调理。脾主运化，具有运化水谷和运化水液的功能。肺为水之上源，肾为水之下源，脾居中焦，为水液升降输布的枢纽，水液的上腾下达，均赖于脾气的枢转。脾运健旺，则水谷精微和水液两方面的代谢功能正常。《素问·至真要大论》中曰"诸湿肿满，皆属于脾"，若脾失健运，必然导致水液在体内停滞，产生湿浊、痰饮等病理产物，在肾病患者身上表现为最常见的水肿症状。

脾主升清，脾宜升则健，胃宜降则和。脾胃升降相宜，协调平衡。脾气虚衰或为湿所困，肾病患者可出现神疲乏力、头目眩晕、腹胀满闷、便溏泄泻，甚至久泄脱肛、内脏下垂等中气下陷的症状。

脾主统血，《难经·四十二难》曰"脾裹血，温五脏"，清代沈明宗《金匮要略编注》曰"五脏六腑之血，全赖脾气统摄"，若脾不统血，肾病患者中可出现尿血、便血、崩漏等病证。因此，王自敏在治疗各种肾病病证时，非常重视调理脾胃功能，四君子汤、参苓白术散、补中益气汤、实脾饮等方药频繁应用，病证相符，疗效颇佳。

2. 调固肾元

肾为"先天之本"，藏先天之精，为脏腑阴阳之本，生命之源。肾中精气的生理效应，包括肾阴和肾阳两个方面。肾阳为一身阳气之本，五脏之阳气，非此不能发，对机体各个脏腑组织器官起着推动、温煦作用。肾阴为一身阴气之源，五脏之阴气，非此不能滋，对机体各个脏腑组织器官起着滋养、濡润作用。肾阳与肾阴之间相互制约，相互依存，相互为用。若肾阳虚衰，则肾病患者表现为疲惫乏力、形寒肢冷、腰膝冷痛、小便清长或遗尿失禁、舌质淡及性机能减退、水肿等证候。若肾阴不足，则肾病患者表现为眩晕、耳鸣、腰膝酸软、五心烦热、遗精、舌质红少津等证候。阳损及阴或阴损及阳，则发展为阴阳两虚证候。另外，肾的阴阳失调，又会导致其他脏腑的阴阳失调，可表现为肝阳上亢、肝风内动、心火上炎、心肾阴虚、肺肾阴虚、脾肾阳虚、心肾阳虚等诸多证候。

肾主水液。《素问·逆调论》曰"肾者水脏，主津液"，是指肾中精气的气化功能对于体内津液的输布、排泄、平衡具有极为重要的调节作用。人体津液的代谢，是通过胃的摄入、脾的运化转输、肺的宣发肃降、肾的蒸腾气化等作用，通过三焦输布于全身；代谢后的津液，则化为汗液，尿液排出体外。肾中精气的蒸腾气化，主宰着整个津液代谢，肺、脾等内脏对津液的气化，均依赖于肾中精气的蒸腾气化；尿液的生成和排泄，更是与肾中精气的蒸腾气化直接相关。若肾中精气的蒸腾气化失常，关门不利而发生尿少、水肿等症状；气不化水而发生小便清长、尿量增多等症状。如《素问·水热穴论》曰："肾者，胃之关也。关门不利，故聚水而从其类也。上下溢于皮肤，故为胕肿。胕肿者，聚水而生病也。"

肾主纳气，《类证治裁·喘症》曰"肺为气之主，肾为气之根，肺主出气，肾主纳气，阴阳相交，呼吸乃和"，《难经·四难》云"呼出心与肺，吸入肾与肝"，说明呼吸功能均有赖于肾的纳气作用。肾不纳气，摄纳无权，高度水肿、肾衰病患者则表现为呼吸表浅、动辄气喘、呼多吸少等症状。因此，临证时应高度重视调固肾元，调补肾阴肾阳，使其达到阴阳平衡。地黄丸类（六味、杞菊、知柏、麦味）、肾气丸、左归丸、右归丸、真武汤等方药，随证辨用，每获良效。

3. 脾肾共健

脾为后天之本，肾为先天之本，脾肾两脏关系密切，主要表现为先后天相互资生。脾之健运，化生精微，须借助于肾阳的温煦，即脾阳根于肾阳。肾中精气亦有赖于水谷精微的培育和充养，方能充盈成熟。后天与先天，相互资生，相互促进。先天温养激发后天，后天补充培育先天。病理上两脏相互影响，互为因果。若肾阳不足，不能温煦脾阳，肾病患者可见腹部冷痛、下利清谷、五更泄泻、水肿等症状；若脾阳久虚，损及肾阳，则成脾肾阳虚病证；若肾阴不足，可出现五心烦热、口舌生疮、舌红少苔或无苔、饥不欲食等症状。

脾肾两脏相互协同，共同主司水液代谢的平衡。若脾虚失运，水湿内生，经久不愈，则肾虚水泛；而肾虚蒸化失司，水湿内蕴，亦致脾失健运，最终均可导致肾病患者尿少浮肿、腹胀便溏、畏寒肢冷、腰膝酸软等脾肾两虚，水湿内停之证。因此，王自敏认为脾肾两脏的共健，先天、后天之本的共同充养，在肾病的治疗中具有极其重要的意义，这是王自敏学术思想的重要精华组成部分，也是王自敏治疗肾病始终遵循的原则。

三、祛除病邪，邪去正安

王自敏重视正气，强调正气在肾病发病中的主导地位，但并不排斥各种致病邪气对肾病发生、发展的重要作用。其中，王师认为血瘀、腑浊、湿热等是肾病最常见的病邪，对此王自敏治以活血化瘀、通腑泄浊以及清化湿热之法，使邪去正自安。

1. 活血化瘀

血是构成人体和维持人体生命活动的基本物质之一，主要是由营气、津液以及肾精等组成。《灵枢·决气》中所说"中焦受气取汁，变化而赤，是谓血"，突出了脾胃在血液生成过程中的重要地位。血具有营养和滋润全身的生理功能，如《难经·二十二难》中曰："血主濡之。"血尚具有养神的功能，如《素问·八正神明论》说"血气者，人之神，不可不谨养"，《灵枢·平人绝谷》中亦云："血脉和利，精神乃居。"

血液的正常运行，主要取决于气的推动和固摄作用之间的协调平衡，还与心、肺、肝、脾等脏器的功能以及脉管的通利等因素密切相关。若推动、促进血液运行的因素增加或固摄作用减弱，则血运加速，逸于脉外，导致出血；反之，若血运迟缓，运行不利，则导致血瘀等病理变化。王自敏认为，肾病存在着显著的血瘀现象，不论是原发性肾小球疾病或是继发性肾小球疾病，在发展过程中逐渐形成纤维组织增生、肾小球硬化、玻璃样变而最终成为固缩肾，均与血瘀有关。血瘀的共同特点为疼痛（多为刺痛，固定不移，痛而拒按，夜间加重）、肿块（局部青紫，瘀积体内，形成癥积，按有痞块，固定不移）、出血（血色紫暗，伴有血块），久瘀可见面色黧黑、肌肤甲错、唇甲青紫、舌质暗紫或有瘀点瘀斑、舌下络脉曲张等，脉象多见细涩、沉弦或结代。瘀阻的部位不同，形成瘀血的原因不同，肾病患者的临床表现各异。如瘀阻于心，可见心悸、胸闷心痛、口唇指甲青紫；瘀阻于肺，可见胸痛咳血；瘀阻胃肠，可见呕血、大便色黑如漆；瘀阻于肝，可见胁痛痞块；瘀血攻心，可致发狂；瘀阻胞宫，可见少腹疼痛、月经不调、经色紫暗或见崩漏；瘀阻肢体，可见局部青紫肿痛等。在实验检验方面，尿常规表现为蛋白尿、血尿或夹有砂石，血生化表现为尿素氮、肌酐、尿酸、血脂等升高以及血流变化的异常等。

肾病形成血瘀证的原因诸多，归纳为气虚致瘀、气滞致瘀、阴虚致瘀、阳虚致瘀、痰饮致瘀、湿热致瘀、久病致瘀等。王自敏根据致瘀原因的不同，在活血化瘀的基础上灵活施治。

（1）气虚致瘀。

"气为血之帅，气行血亦行"，气虚运血无力，血滞为瘀。血瘀又致肾病迁延难愈。气虚血瘀多贯穿慢性肾病病程的始终。临床表现为神倦乏力、食少纳呆、面浮肢肿、腰膝酸软，久病则脾虚中气下陷、肾虚固摄无权、精微外泄，表现为蛋白尿或夹有血尿。治宜补气活瘀，王自敏喜用归脾汤加活血化瘀药：黄芪、党参、白术、茯神、龙眼肉、酸枣仁、当归、远志、川芎、赤芍、桃仁、红花等。

（2）阴虚致瘀。

阴虚脉道失于柔润而僵化，阴虚津液亏虚，无以充血而血脉不利，且"阴虚生内热"，《医林改错·积块》曰"血受热则煎熬成块"，血热互结，导致血滞为瘀。临床表现为两颧潮红，或见蝴蝶斑，皮肤甲错，头晕口干，五心烦热，盗汗，舌质暗红，边有瘀点、瘀斑，舌下络脉增粗、舌苔薄黄等。可表现为蛋白尿或血尿。治疗宜滋阴清热，活血化瘀。王自敏常用二至丸合小蓟饮子加减治之：生黄芪、女贞子、墨旱莲、小蓟、滑石、藕节、淡竹叶、当归、牡丹皮、栀子、地骨皮、白茅根、甘草等。

（3）阳虚致瘀。

阳虚脉道失于温煦，且"阳虚生外寒"，如《灵枢·痈疽》曰"寒邪客于经络之中则血泣，血泣则不通"，《医林改错·积块》曰"血受寒则凝结成块"，《素问·调经论》曰"寒独留，……凝则脉不通"，则血滞为瘀。此外，阳虚水液代谢失常而致水气内生，《金匮要略·水气病脉证并治》云"血不利，则为水"，瘀水互结，互为因果，病情加重。症见：畏寒肢冷，口淡不渴，腰部冷痛或腰痛固定不移，下肢水肿，大量蛋白尿，舌有瘀斑或瘀点，脉沉细涩。王自敏治以温通阳气，活血化瘀。偏于脾阳虚者用实脾饮加活血化瘀药：白术、茯苓、炮干姜、丹参、炮附子、厚朴、木香、草果、泽兰、赤芍等；偏于肾阳虚者用真武汤加活血化瘀药：茯苓、白术、白芍、丹参、附子、鸡血藤、泽兰、骨碎补、生姜、赤芍等。

（4）气滞致瘀。

《血证论·吐血》曰："气为血之帅，血随之而运行；血为气之守，气得之而静谧。气结则血凝，气虚则血脱，气迫则血走。"情志郁结，气机不畅，阻遏脉络，血运不畅，瘀积不行，形成瘀血。表现为胸胁少腹胀满疼痛，善太息，腰痛嗳气，腹部肿块，口唇发绀，小便不利，舌苔薄润，舌质偏暗或有瘀点，舌下络脉瘀紫，脉弦细涩。王自敏治以疏肝理气、活血化瘀，方用柴胡疏肝散合血府逐瘀汤加减：柴胡、枳壳、陈皮、香附、川芎、赤芍、当归、桃仁、红花、生地黄、牛膝、玉米须、白茅根、甘草等。

（5）痰饮致瘀。

慢性肾病的发生、发展与肺、脾、肾三脏功能代谢障碍密切相关，水液停聚，聚湿生痰，痰湿停滞，流窜经络，阻滞气机，血为气阻，经脉不利，痰瘀互结为病。患者多见肢体倦怠，恶心欲呕，胸脘满闷，咳吐黏痰，舌质暗红，舌下络脉青紫，舌苔白腻，脉滑。王自敏喜用温胆汤加活血化瘀药以祛痰活血治疗：陈皮、半夏、竹茹、枳实、茯苓、泽泻、白术、当归、丹参、赤芍、鸡血藤、茜草等。

（6）湿热致瘀。

湿热是慢性肾病的标实证之一，贯穿于病程的始终。湿邪有外湿、内湿之分，内湿由于肺、脾、肾三脏气化，温化功能失常而生；外湿由感受风湿之邪，久居潮湿之地而致。内外合邪，湿郁化热，湿热胶着，黏滞难化，血行受阻而致瘀。湿、热、瘀三者互为因果，加重肾病。表现为水肿，蛋白尿，血尿，皮下紫斑或瘀点，腰痛，关节肿痛，肾功能检查异常等。偏于湿邪夹瘀，王自敏常用三仁汤加活血化瘀药：生薏苡仁、杏仁、豆蔻仁、鸡血藤、泽兰、滑石、淡竹叶、当归、厚朴、半夏、白茅根、甘草、通草、川芎等；偏于热邪夹瘀，王自敏常用八正散加活血化瘀药：瞿麦、萹蓄、滑石、栀子、车前子、大黄、丹参、赤芍、地龙、鸡血藤、甘草等。

（7）久病致瘀。

叶天士言"久病入络""久病血瘀"，慢性肾病病程较长，缠绵难愈，日久正虚，血行不畅而致瘀，临床常见腰部隐痛，面色黧黑，口唇发绀，舌质暗，舌下络脉粗大瘀紫，脉沉细或涩，肾功能衰竭。王自敏常用益气活血化瘀法，方用补阳还五汤加减：黄芪、当归、川芎、赤芍、桃仁、红花、地龙、茯苓、淫羊藿、补骨脂、甘草等。

王自敏认为在肾病的治疗中勿忘活血化瘀，活血化瘀法应贯穿慢性肾病治疗的始终。王自敏认为活血化瘀药物具有扩张血管，增加肾血流量，解除高凝状态，改善肾组织血氧供应，保护残存肾单位等作用。从瘀论治肾病是王师临床行之有效的治疗方法。

2. 通腑泻浊

《素问·五脏别论》曰："六府者，传化物而不藏，故实而不能满也。所以然者，水谷入口，则胃实而肠虚，食下，则肠实而胃虚。"说明六腑以传化饮食为生理特点，故实而不能满，六腑"以降为顺""以通为用"。脾主运化，胃主受纳，脾为胃行其津液。脾主升，则水谷精微得以输布，胃主降，则水谷及其糟粕得以下行，脾喜燥恶湿，胃喜润恶燥，燥湿相济，阴阳相合，方脾胃健运。

王自敏认为，在诸多肾病中，脾胃失于健运，则湿热浊毒丛生，形成了肾病的主要标实证候，湿热浊毒内阻，浊阴不降则清气不升，又进一步加重了脾胃升降功能失常。因此，通腑泄浊是肾病治疗中的重要治法。王自敏据病情而辨证施以温下、寒下、润下、增水行舟等法。若出现恶心呕吐、腹胀、不欲饮食伴大便秘结，并见畏寒身冷、面色萎黄、神倦沉困、舌质淡胖、舌苔白腻、脉沉细或沉迟，为寒湿内结、腑气不通、凝滞胃肠所致。治宜温下通腑，方用温脾汤化裁：制附子、制大黄、人参、干姜、枳实、厚朴、陈皮、白豆蔻、茯苓等。若口干、口苦、口臭、腹胀痞满、心烦不安、小便短黄、大便秘结、舌苔黄腻、脉滑数或弦滑，为热浊内结、腑气不通、凝滞胃肠所致。治宜寒下，润下通腑，方用大承气汤合麻子仁丸加减：制大黄、麻子仁、芍药、枳实、厚朴、陈皮、半夏、白豆蔻、鸡内金、甘草等。无论是温下通腑或寒下通腑法，均用制大黄，一般用量 5～9 g，王自敏认为大黄有泻下攻积、清热泻火、解毒祛瘀的功效，可降低血尿素氮，抑制产生尿素的细菌，使粪便当中的尿素分解以及减少蛋白质的高分解，缓解高代谢状态，调节神经内分泌系统，起到排毒利尿的作用。但肾病患者大多久病体虚，不耐戕伐，故将大黄制用入药，其性平和，且活血作用较好。

若肾病患者素体阴虚，津亏血少，大便秘结者，此为血虚则大肠不荣，阴亏则大肠干涩，此为"津液不足，无水舟停"，则下之不通，王自敏不用大黄苦寒泻下，而用滋阴养血润肠药物以滋阴生津，以行"增水行舟"之效，常用生地黄、玄参、当归、火麻仁、郁李仁、杏仁、肉苁蓉、柏子仁等。

若肾病患者年老体弱，因肾虚、气虚而便秘，此乃传导无力，糟粕不行。王自敏常在济川煎、麻子仁丸的基础上加用黄芪、党参、白术等药物进行治疗。

王自敏在肾病治疗过程中，通腑泄浊法应用较为普遍，腑实不通时固然用之，而在慢性肾功能衰竭的患者，凡无腹泻者应当酌情用之，以大便每日2～3次为度。在王自敏的诸多经验方中，如救肾胶囊、黄槐温胆汤、肾衰灌肠液等方药中均体现出此法的应用，且临床疗效显著。

正常人的脾胃气机是浊气降、清气升，脾胃恢复健运，气血生化有源，则患者纳呆、恶心呕吐、面黄乏力等症状均能明显改善，肾性贫血也能明显纠正。王自敏运用此法，在未使用重组人红细胞生成素的前提下使患者血尿素氮、血肌酐下降，血红蛋白升高至100 g/L以上。从而证明泻浊排毒，邪去正安。

3. 清化湿热

王自敏在长期治疗肾病的过程中发现，慢性肾病患者除了血瘀、腑浊标实证候表现以外，尚表现有显著的湿热证候。湿邪为病，尚有外湿、内湿之分。外湿病证，多由气候潮湿、涉水淋雨、居处潮湿、水中作业等因素而致，在肾病患者中尚不多见。常见的为内湿病证，即脾为外湿所困或素体虚弱、饮食失宜等因素，致脾失健运，运化无权，水湿内生，发为水肿、尿少、泄泻等症，如《素问·六元正纪大论》曰："湿胜则濡泻，甚则水闭胕肿。"此外，湿为阴邪，易伤阳气，阻遏气机，湿阻胸膈，气机不畅则胸膈满闷；湿阻中焦，脾胃纳运失司，则脘痞腹胀，食欲减退；湿停下焦，肾与膀胱气化不利，则小腹胀满，小便淋漓；湿浊泛上则面垢眵多；湿滞大肠则腹痛泄泻；湿浊下注，则小便混浊，白带过多；湿淫肌肤，则湿疹瘙痒；湿性黏滞，则口干口黏，舌苔厚滑黏腻；湿性趋下，则下肢水肿；湿性缠绵，则病程较长，反复发作。日久湿邪不去，郁而化热，又致湿热证候。湿热滞留三焦，困遏脾胃，枢机不利，病情缠绵难愈。王自敏常言"湿热不去，蛋白难消"，即湿热病邪不祛除，患者的蛋白尿难消失之意。因此，王自敏注重在肾病治疗中不忘清化湿热，湿去热清，气机畅达，疾病向愈。随证而辨用藿香、佩兰、砂仁、白蔻仁等芳香化湿药以及茯苓、猪苓、生薏苡仁、泽泻、金钱草、海金沙、萹蓄、瞿麦等利水渗湿药物，并配以清热泻火、清热燥湿、清热凉血、清热解毒等药物治疗。常用方剂有二陈汤、温胆汤、八正散、导赤散、龙胆泻肝汤、三仁汤、五苓散、猪苓汤、真武汤、实脾饮等。

四、选药平和，调理阴阳

王自敏在长期的临床实践中体会到，由于慢性肾病的病机多为本虚标实，寒热错杂，所以选药不宜大苦、大寒、大温、大燥、大补，而宜性平为佳，以达调理阴阳之效。如温补不宜用干姜、附子、肉桂等，认为此可骤增浊邪；燥湿不宜用黄连、黄芩、川木通等，认为此可损伤正气。临床中，擅用平补平泻之法，如肝肾阴虚，擅用生地黄、女贞子、墨旱莲、怀牛膝等；脾肾阳虚，擅用仙茅、淫羊藿；湿热炽盛，擅用大黄炭、生槐花等。

五、内外结合，综合疗法

王自敏在20世纪80年代首倡慢性肾功能衰竭"虚、浊、瘀、毒"四大病理机制，认为本病病情缠绵，病势复杂，单一途径治疗奏效甚难。因此，针对此病机，王自敏采用中药内服、灌肠、足浴等多途径给药的治疗方法。王自敏在临床中研制出治肾口服液Ⅰ、Ⅱ、Ⅲ号，肾衰灌肠液Ⅰ、Ⅱ号及救肾胶囊等，内服兼外用灌肠，联合途径优化综合治疗，既可扶正固本，又可化瘀解毒、通腑泄浊，使局部与整体有机结合，经多年的临床实践证明，对延缓肾衰竭的进展具有独特的疗效。这种综合优化治疗的方法对肾病治疗思路的拓展具有重要意义。

六、师古不泥，创制新方

王自敏师承吕承全教授，熟读中医古籍，尊崇四大经典以及《脾胃论》《医学衷中参西录》《血证论》等经典著作的学术思想，广采众长，潜心治学，严谨勤勉，师古而不泥古，在长期临床实践过程中积累了丰富的临床经验，择其效优者，创制成新方，研制成新药，以方便患者携带使用，利于临床推广应用，现整理如下。

1. 救肾胶囊

方药组成： 制附子，西洋参，大黄，槐花，丹参。制成胶囊，每粒0.41 g。

功能： 扶正降浊，清热解毒。

用法： 每次2~3粒，每日两次，空腹服用。

主治： 慢性肾衰竭，降低血尿素氮、血肌酐，慢性肾小球肾炎，通便润燥。

病症提要： 肾元亏虚，气化失常，水湿浊毒无出路，瘀积体内而发病。

方义解析： 本方附子擅温肾暖脾，扶正气为君药。西洋参擅滋阴益气，兼清虚火，制附子之大辛大热，为臣药。大黄苦寒，长于通腑降浊，化瘀解毒，与槐花相伍，协力以清除体内浊、瘀、毒邪；槐花凉血止血；丹参活血化瘀，且有养血之效，共为佐使药。诸药合用，共奏扶正降浊、清热解毒之效。

2. 肾衰灌肠液

方药组成： 大黄，蒲公英，牡蛎，槐花，丹参。

配置工艺： 以上诸药加水煎煮3次，每次1小时，合并3次煎液，静置48小时，过滤，滤液浓缩至1000 mL，静置12小时，再过滤，灭菌，即得。

用法用量： 灌肠，每次100~150 mL，每日两次。

主治： 用于急慢性肾衰竭，下焦湿热，浊毒壅盛者，症见大便不畅或大便秘结，或患者恶心呕吐不能口服药物。但血肌酐、尿素氮偏高者，均可外用肾衰灌肠液，起到解毒排毒作用。

病症提要： 脾肾衰败，浊毒内蕴，本虚标实。

方义解析： 慢性肾衰竭中晚期患者，下焦湿热过盛，大便秘结，郁积日久，浊毒内生，热伤脉络，则有出血留瘀之弊。本方用大黄通腑泄热、活血化瘀为君；蒲公英清热解毒为臣；丹参活血化瘀；槐花凉血、止血，牡蛎软坚散结、平肝潜阳，为佐使药。诸药合用共奏清热解毒、化瘀降浊之效。

3. 尿感冲剂

方源： 猪苓汤。

方药组成： 生地黄，黄柏，猪苓，茯苓，连翘，阿胶。制成颗粒，每袋9 g。

功能：滋阴清热，利尿解毒。

用法：每次9g，每日3次，开水冲服。

主治：用于阴虚湿热所致的小便不利，膀胱炎，急慢性肾盂肾炎，前列腺炎等。

病证提要：湿热蕴结下焦，导致膀胱气化不利；或素体阴虚复感湿热之邪。阴虚、湿热是其病机关键。

方义解析：尿感冲剂由《伤寒论》中的猪苓汤化裁而成。猪苓汤由猪苓、茯苓、滑石、泽泻、阿胶5味药物组成，渗湿通淋与清热养阴并举，利水不伤阴，滋阴不敛邪，具有养阴清热、利水通淋之效。王自敏认为猪苓汤中利水渗湿药物较多，故去滑石、泽泻，加生地黄、黄柏、连翘而成此方。方中采用生地黄，以突出滋阴之功，加其余两味以增强原方"泻下焦之热"功能。综合全方，生地黄、黄柏清热凉血，养阴生津为君，滋阴清热为主，猪苓、茯苓渗湿利水、利尿共为臣药，齐奏清热通淋；阿胶甘咸育阴补血止血，连翘辛凉清热解毒，同为佐药。全方以滋阴利水、清热、通淋为要旨。

4. 黄槐温胆汤

方源：温胆汤。

方药组成：陈皮，半夏，茯苓，竹茹，制大黄，生槐花，甘草，生姜，大枣。

功能：和胃降浊，清热利湿。

主治：急慢性肾衰竭引起的胃肠道症状，血肌酐、尿素氮升高者。

病证提要：脾肾气虚，湿浊、毒邪、瘀血丛生，虚实错杂，互为因果。湿热阻滞三焦，困遏脾胃，使中焦枢机不利，脾气不升，胃气不降，故浊邪上逆而致恶心、纳呆、呕吐。

方义解析：本方由温胆汤去枳实加大黄、生槐花而成，故名黄槐温胆汤。方中半夏降逆和胃，燥湿化痰；陈皮理气燥湿；茯苓健脾渗湿，湿去痰消；竹茹清热化痰，止呕除烦；大黄苦寒泻下，通腑降浊，清热解毒，活血祛瘀；生槐花清热利湿，解毒消肿；甘草、生姜、大枣益脾和胃，协调诸药。上述药物和胃降浊，清热利湿，清除体内因肾衰竭而蓄积之毒邪，改善胃肠道症状。

5. 三草汤

方药组成：白花蛇舌草，车前草，益母草，薏苡仁，黄柏，金银花，白茅根。

功能：清热解毒，利尿通淋。

主治：急慢性尿路感染，肾小球肾炎证属下焦膀胱湿热者。

病证提要：湿热蕴结下焦，肾与膀胱气化不利。

方义解析：白花蛇舌草，味微苦、甘，性寒，入肺、胃、肝经，有清热、利湿、解毒、消痈功效。临床观察其有活血利尿的作用。据药理研究其亦有抑菌、解除血管痉挛、抗炎、抗凝、改善微循环等作用。与金银花、黄柏同用能增强抑菌作用，清热解毒能力更强。车前草清热解毒，利水通淋，合薏苡仁、白茅根可健脾渗湿利尿但不伤正。益母草味辛、苦，性微寒，归心、肝、膀胱经，有活血祛瘀、利尿止血、消肿解毒之功效。膀胱湿热，黏滞难化，血行受阻而致瘀，故方中用益母草贵在取其活血化瘀之效，金银花清热解毒，为清宣疏散常用药，其清热解毒功效主要体现在抗菌、抗病毒、抗细菌毒素、解热抗炎方面，是清热解毒类的代表药物。黄柏性味苦，性寒，归肾、膀胱、大肠经，主要作用是清热燥湿、解毒泻火，与金银花合用增强抑菌作用，加强祛湿热功能。薏苡仁、白茅根功在健脾利尿，清热排毒。

6. 治肾 Ⅰ 号方

方源：实脾饮。

方药组成：制附子，白术，茯苓，泽泻，淫羊藿，补骨脂，丹参，川牛膝。

功能：健脾温阳利水，强肾健身，活血化瘀。

主治：双下肢水肿，腰膝无力，性功能减退。原发性肾小球疾病及继发性肾小球疾病引起的浮肿。

病证提要：脾失转输，肾失开阖，膀胱气化不利，导致体内水瘀潴留，泛滥肌肤。

方义解析：本方附子功擅温肾暖脾，散寒逐湿，扶助正气。淫羊藿补肾壮阳，强筋健骨。二药相伍温肾助膀胱之气化为君药。白术健脾益气，化湿利水，茯苓、泽泻二药益脾养心，利水渗湿，补骨脂补肾益阳，助君药温阳强肾，化气行水，共为臣药。丹参、川牛膝活血通经，血行水则行，共为佐使药。

7. 治肾 Ⅱ 号方

方源：二至丸。

方药组成：女贞子，墨旱莲，茜草，水牛角，地榆炭，生地黄，甘草。

功能：滋养肝肾，清热凉血。

主治：原发性及继发性肾小球疾病引起的血尿，肾盂肾炎、膀胱炎、泌尿系感染及肾结石等出现的血尿。

病证提要：肝肾阴虚，相火妄动，损伤肾络，血液不循常道而外溢。

方义解析：女贞子滋养肝肾，清虚热；墨旱莲养阴益肾，凉血止血，二药相须为用，有滋养肝肾、清虚热、凉血止血之功，滋养不碍胃，清热不苦寒，共为君药。又并用生地黄、水牛角清热凉血，滋阴解毒；地榆炭凉血收敛止血；茜草凉血化瘀止血协助君药凉血止血，共为臣药。甘草护胃安中，缓和诸药苦寒之性，为佐使药。全方共奏补益肝肾、凉血止血之功。

8.治肾Ⅲ号方

方源：经验方。

方药组成：黄芪，山茱萸，枸杞子，菟丝子，覆盆子，金樱子，芡实，丹参，甘草。

功能：补益脾肾，固摄精微。

主治：原发性及继发性肾小球疾病引起的蛋白尿。提高免疫功能，增强抗疲劳，抗氧化，防止尿蛋白等物质外漏。

病证提要：脾主运化，肾主封藏，若脾肾失司，精微不能固摄而下泄，乃致大量蛋白尿。

方义解析：本方中黄芪、山茱萸并用为君，黄芪补益脾肺之气，山茱萸补益肝肾，收敛固涩，两药并用，脾肺肝肾同调，固摄精微，相得益彰。用枸杞子补益肝肾，芡实健脾益肾，覆盆子、金樱子、菟丝子益肾固精，五药共助君药益肾健脾固精，为臣药。丹参功擅活血祛瘀，可防止收涩太过而留瘀之弊，为佐药。甘草既可增强全方补益之性，又可调和诸药，为使药。全方诸药合用，共奏补脾固肾之功。

七、未病先防，既病防变

"未病先防，既病防变"是中医学"治未病"的预防思想。《素问·四气调神大论》曰："圣人不治已病治未病，不治已乱治未乱，此之谓也。""夫病已成而后药之，乱已成而后治之，譬犹渴而穿井，斗而铸锥，不亦晚乎。"孙思邈将疾病分为"未病""欲病""已病"，指出"上医医未病之病，中医医欲病之病，下医医已病之病"，并反复告诫要"消未起之患，治未病之疾，医之于无事之前"。故在肾病防治中，王自敏主张坚持"未病先防，既病防变"的原则。

1. 未病先防

在肾病的"未病先防"中，王自敏认为应包括以下几个方面。

（1）调摄精神。

《素问·上古天真论》中曰："恬淡虚无，真气从之，精神内守，病安从来。"精神愉悦，气机调畅，肾病无从发生，即使发病也易于康复。反之，情志抑郁，气机逆乱，阴阳失调而发病，且使疾病恶化。因此，王自敏在临证时，针对患者的情志、心理因素，常循循善诱，谆谆教导，宽慰患者，配合治疗。

（2）加强锻炼。

锻炼形体，可以促使血脉流畅，关节流利，气机调畅，脏腑功能旺盛，对肾病的预防、发生、发展以及治疗均有一定的积极作用。

（3）预防感染。

感冒是诱发和加重慢性肾病最常见的因素。如IgA肾病以及肾病综合征服用糖皮质激素的患者常因此导致蛋白尿、血尿、水肿的复发或加重。慢性肾衰竭的患者常因此而导致肾功能的进一步恶化，甚至诱发心功能衰竭。因此，王自敏针对上述病情，常配有玉屏风散以益气固表，预防或减少感冒的发生。此外，王自敏尚注意查找并去除患者的慢性感染性病灶，如扁桃体炎、中耳炎、鼻窦炎、龋齿、牙龈炎、皮肤疖肿等，以利于肾病的痊愈，并减少肾病的复发、加重。

（4）顺应自然。

《灵枢·邪客》曰"人与天地相应"，《素问·四气调神大论》中曰"春夏养阳，秋冬养阴，以从其根"。王自敏认为顺应天地四时变化规律，起居有常，生活有度，以防止肾病发生。

（5）护肾保精。

中医学历来强调肾精对人体生命活动的重要性，因精能化气，气能生神，神能御气，神能御形，精乃形、气、神的物质基础。因此，王自敏认为肾病患者在性生活方面既要合乎身体的需要，又不可过度放纵。性生活得不到满足，易形成气机郁滞之证，适度的性生活有助于调节患者的抑郁情绪，增进夫妻感情，有利于疾病的康复。但若过度频繁，则会导致肾精亏耗，正气虚损，易于衰老或患病。护肾保精除了房事有节以外，王自敏尚注重腰部保暖，"腰为肾之府"，腰部受寒不利于肾病的治疗。可经常进行腰部活动，按摩涌泉穴以达健运命门、补肾纳气之效。

（6）慎用药物。

王自敏主要主张慎用肾毒性药物，西药如各种感冒药、抗生素（尤其是氨基糖苷类）、解热镇痛类、止痛剂、磺胺类、抗结核类、抗癫痫药、利尿剂、各种血管造影剂等，中药如冠心苏合香丸、龙胆泻肝丸、木通等。肾毒性药物易致肾小管间质功能受损，甚至导致急性肾衰竭的发生。此外，王自敏尚主张慎用糖皮质激素。激素虽然对某些肾病行之有效，且起效迅捷，但因必须长期大量使用，副作用比较大，可导致库欣综合征、消化道溃疡，甚至股骨头坏死，加上个别患者依从性差（随意加减、停药），导致病情反复发作，增加治疗难度，所以临证时应严格把握适应证。

2. 既病防变

未病先防是最理想的积极措施。但如果肾病已经发生，则应争取早期发现、早期诊断、早期治疗，以防止肾病的发展和恶化。

许多肾病起病隐匿，临床症状不明显，往往易于被忽视。随着近年来人民健康意识的增强，常规健康体检逐渐成为发现许多肾病的一种重要方式。如IgA肾病、隐匿性镜下血尿、糖尿病肾病、多囊肾、高血压肾损害，甚至慢性肾功能衰竭的患者，均是通过体检尿常规、24小时尿蛋白定量、肝肾功能、血脂、血糖、泌尿系超声等才被发现的。个别患者一经发现即是肾病的终末尿毒症期，贻误了治疗的最佳时机，丧失了治疗的价值。因此，王自敏大力倡导开展肾病的体检筛查以及健康宣教工作，并以身作则为之努力。肾病治疗棘手，容易复发，危害极大，因此，王自敏认为一旦发现罹患肾病，即应尽早、积极、规范、系统地进行治疗，防微杜渐，以防止肾病的进一步传变发展，防止各种严重并发症。

此外，王自敏尚注重"瘥后防复"，认为疾病初愈，应采取各种措施，防止疾病的复发，也是"治未病"思想的一个重要内容。因此，症状虽消，但邪气未尽，元气未复，气血未定，阴阳未平，必慎调理，方能渐趋康复。若适逢新邪，则致病情复发。所以，王自敏认为，"瘥后防复"不失为"治未病"思想的延伸。

八、中西结合，衷中参西

以西医之长，补中医之不足，中西结合治疗肾病是王自敏遵循的原则。如对肾病综合征的治疗，在严格把握适应证的前提下，采取糖皮质激素、免疫抑制剂以及细胞毒素药物等进行治疗，起效迅捷，复发率低。但这些药物不良反应较大，如柯兴氏综合征、多汗、失眠、骨质疏松、股骨头坏死、消化道溃疡、重症感染、肝功能损伤、骨髓及性腺抑制、脱发、恶心呕吐、纳呆等，王自敏根据辨证施以中药治疗，对改善病情，缓解上述不良反应均有较好的疗效。再如对泌尿系感染的治疗，在感染的急性期，单纯运用抗生素治疗，能迅速控制病情，缓解症状，但疗效不巩固，复发率高，且长期反复运用抗生素又易导致耐药性和双重感染，王自敏在应用抗生素的基础上又采用中医辨证论治，着重整体调理，疗效持久稳定，不良反应小，中西医结合而疗效佳。再如对慢性肾功能衰竭的治疗，采用西药控制血压，改善肾性贫血，防治肾性骨病，纠正水电解质紊乱和酸碱失衡等，而中医针对"虚、浊、瘀、毒"的病机重点，辨证治疗，对延缓肾衰进展、推迟血液净化的时间具有显著的效果。王自敏认为，慢性肾病是一组常见而复杂的疾病群，临证时虽应以中医辨证施治为主，但也应借鉴并应用现代医学的相关理化检查、病理诊断、血液净化等各种手段。采用中西医结合、辨病辨证结合的方法来治疗肾病，融合中西医理论来认识疾病，取长补短，兼收并用，才是解决临床疑难肾病的最佳途径。

第三节　中医前景展望

王自敏认为，中医能够发展延续至今，正是把握住了人与外在环境密切相关的规律，从生理、心理、社会、环境等多因素出发，整体、全面地把握人与自然的联系，揭示人的生命价值和意义，保护生命，维护健康，防治疾病，提高生存质量。中医以人为本，尊重生命，尊重人，保护人，以德为先，治病的同时将人作为鲜活的个体来看待，注重人文因素在发病过程中的影响。中医以不伤害人体为本，望、闻、问、切四诊，充分尊重人；针灸推拿等各种治疗措施以给人的损伤和刺激最小为基本原则。中医治病所选用的药物均来自天然药物，中医药具有简、便、验、廉的特点。发展中医是解决卫生事业发展困境，人人享有基本医疗服务的必然选择。

对于中医的发展，王自敏的主张是坚守主体，发扬优势，融会新知，开拓创新。实际上，中医也只能按照中医的规律去发展。中医的主体不能丢，这个主体就是中医的思维方式、价值观念。中医要发展，必须要重新确立自己的主体地位。中医本身自有一套理论体系与发展规律，中医在为自己的生存寻找依据时，不必要用另一套系统来证明自己的合法性。集中精力，认认真真地去研究一下自己的优势在哪里、劣势在哪里，制定临床评价标准，对中医治疗的疗效进行统计、评估，找出中医的优势，继而去发扬这一优势，切忌处处与西医争短长。

然而，当前的中医教育和人才培养模式形同桎梏，严重制约中医的发展。中医教育是关乎中医健康发展的重要环节，培养高层次的实用型中医人才是高等教育的根本目标。培养中医现代化研究的高级人才，实现中医现代化要靠高层次的人才，而人才培养的关键是使人才具备适应现代化发展的知识结构和科学思想。中医现代化所需的人才除了必须掌握坚实的中医专业知识外，还应当掌握现代医学知识和与中医相关的其他学科知识，应当具有创造性思维能力和科研攻关能力。因此，中医基础理论的现代化是首要问题，也是中医走上可持续发展道路的根本保证。

王自敏认为，未来的世界应该是一个多样性的世界。文化是多元的，科学也应该是多元的。传统文化的发展应该与时俱进，与当代文化并行不悖，中医与西医应该和而不同，殊途同归，共同为人类的健康事业服务。所以，中医发展需要吸收现代科学的成果和方法，不断开拓创新，这也是必然的结果。其实在中国古代，中医的治疗手段也是随着时代在进步，更何况是科技日新月异的今天。在不远的将来，我们可能会在医院甚至家里接触计算机脉诊、计算机舌诊以及人工智能诊治疾病等，其实现在已经有这些技术，但今后会逐渐深入日常生活。再如现在如火如荼发展着的互联网医疗，相比医院的拥挤和排队，在家就可以轻轻松松得到诊断和建议，这也是未来的趋势，小病自治，大病医院治。

有人认为中医是伪科学。中医在某种程度上是一种经验医学，没有严格的科学理论。但不代表经验科学就是不科学，经验科学只是暂时缺乏研究证明，但在大量实践中被证明是有效的。随着实验技术的提高，很多中药已经被证明具有某些有效成分，这不就是科学吗？我们有理由相信，会有那么一天，中医学的各种理论比如经络、脏象、脉象等学说会得到科学研究成果的有力支撑。

中医学历经千年而不衰，说明其具有强大的生命力，这种强大生命力的形成也正是建立在中医自身不断发展、不断进步的基础之上。"中医现代化"实际上是在新的历史时期，对中医发展提出的新的要求。现今随着人类对健康的需求，对生命价值以及对健康认识的不断增强和深化，中医已再次成为世界范围内医学发展关注的热点；在国内，随着经济体制和社会保障改革的深化，中医产业化也被纳入国家经济发展的规划当中，新世纪中医飞速发展的大气候已经形成，今后中医的发展必将是国际性的。

第三章

临床精粹

第一节　经方验案

1. 真武汤治疗水肿（慢性肾小球肾炎）

治验：马某，男，64岁，1998年2月14日初诊。两年前因外感后出现腰部酸困，怕冷，浮肿，至某中医院就诊，服中药治疗，症状缓解，近日又感腰困加重。现症见：腰部酸困，怕冷，乏力，饮食正常，入眠佳，小便泡沫多，大便不畅，双下肢水肿。双肾区无叩击痛。血压：110/90 mmHg。查血生化：肝肾功能、血脂均在正常范围。尿常规：蛋白（++），红细胞0~3个/HPF，白细胞0~1个/HPF，黏液丝：（++）。舌暗红，苔薄白，脉沉细。中医诊断为水肿，西医诊断为慢性肾小球肾炎。病属寒湿侵袭，肾阳亏虚，而致腰困；阳虚不能温化水气，阻滞三焦而发水肿。故应利水温肾活血化瘀，方选真武汤加减。

证候：寒湿侵袭，肾阳亏虚。

治法：温肾利水，活血化瘀。

处方：当归15 g，山茱萸30 g，枸杞子30 g，菟丝子30 g，覆盆子30 g，丹参20 g，鸡血藤30 g，茯苓皮30 g，淫羊藿15 g，仙茅15 g，补骨脂15 g，金樱子30 g，芡实20 g，白茅根30 g。30剂，水煎服。

二诊（1998年3月14日）：上方服30剂。查尿常规：蛋白微量。腰酸困及乏力症状缓解，下肢浮肿减轻，腰部仍怕冷，大便日行1~2次。守上方加巴戟天20 g，继服。

三诊（1998年4月26日）：因感冒数日病情复发，怕冷，腰痛，食欲不振。尿常规：蛋白（++），颗粒管型0~2个/HPF。舌质淡，舌苔薄润，脉沉细。乃卫气不固，肾阳亏虚。拟用益气固表，温肾活瘀之法。

处方：防风10 g，黄芪30 g，白术15 g，当归15 g，山茱萸30 g，枸杞子30 g，菟丝子30 g，覆盆子30 g，丹参20 g，鸡血藤30 g，淫羊藿15 g，仙茅15 g，金樱子30 g，桑椹子30 g，巴戟天20 g，甘草6 g。

四诊（1998年5月6日）：上方服10剂。尿常规：红细胞0~1个/HPF，蛋白（-）。水肿消退，诸症均愈。继服30剂以防复发。追踪观察1年，体健，病情稳定。

【按语】本案患者病始于外感，复犯亦因外感，腰困，水肿。由此而见，虽脾肾虚损为慢性肾炎发病之主因，然外感对于本病的发生、发展甚则预后都有密切的联系。《素问·气厥论》云："肺移寒于肾，为涌水。"分析此例，因寒湿袭肺，日久则损肾及阳，命门之火衰少，不能温化水气，三焦决渎受阻，则发浮肿，肾体受损，肾用失司则发腰痛，故本病主治在于温肾活瘀。运用真武汤加淫羊藿、仙茅、巴戟天、补骨脂、丹参、鸡血藤等温肾活瘀及祛寒湿药，症状缓解，蛋白消退。20天后又因感冒病情复发，认为患者乃卫阳不足，体虚感冒，方用玉屏风散固护卫气，兼以活血固肾之品，温肾化气，以使三焦水气瘀血通畅而水肿消，命门之火充足而寒湿去，腰痛减，诸症轻。并叮嘱患者注意防寒保暖，增强体质，避免外感风寒而使病情复发。

2. 桂枝汤合温胆汤治疗肾衰（良性小动脉性肾硬化症、慢性肾衰竭）

治验：陈某，男，49岁，工人，2009年1月23日初诊。1个月前体检发现肾功能异常后前来就诊。患高血压病15年，血压控制在140～180/95～100 mmHg，于2006年12月19日体检，查血肌酐224 μmol/L，尿素氮9.23 mmol/L，血尿酸450 μmol/L。B超：右肾91 mm×47 mm×52 mm，左肾83 mm×40 mm×42 mm。尿常规：蛋白（+）。症见：体形较胖，头晕，头重如蒙，胸闷欲吐，纳食减少，自汗出，双下肢沉困，大便不畅，小便泡沫较多。舌质暗红，舌苔白腻，脉象弦细。中医诊断为肾衰病，西医诊断为良性小动脉性肾硬化症，高血压性肾损害，慢性肾衰竭。此为营卫失和，脾阳不振，聚饮生痰，痰湿阻滞，影响肾之气化，痰浊瘀毒，郁结体内。先拟燥湿化痰，调和营卫，故选用桂枝汤合温胆汤加减治疗。

证候：脾阳不振，痰湿阻滞。

治法：燥湿化痰，调和营卫。

处方：陈皮10 g，清半夏9 g，茯苓20 g，竹茹10 g，白芍15 g，桂枝10 g，生山药15 g，薏苡仁20 g，浮小麦30 g，生龙牡各20 g，甘草6 g，生姜3片，大枣3枚。日1剂，水煎服。

二诊（2009年1月30日）：上方服6剂，头晕减轻，自汗已止，守方略有加减，去浮小麦、桂枝，加丹参30 g，积雪草30 g，六月雪30 g。

三诊（2009年2月15日）：上方服12剂。精神不振，面色晦暗，未再发眩晕，纳食略增，无恶心呕吐，大便不畅，小便泡沫减少。查肾功能：尿素氮10.37 mmol/L，血肌酐142 μmol/L，血尿酸443 μmol/L。B超：右肾92 mm×49 mm×54 mm，左肾85 mm×41 mm×44 mm。血压：135/90 mmHg。舌质淡红，舌下络脉瘀紫，舌苔薄白，脉弦细。此为气血亏虚，浊毒壅盛。治宜益气养血，活瘀降浊。

处方：黄芪30 g，当归15 g，丹参30 g，鸡血藤30 g，夏枯草30 g，决明子20 g，生槐花30 g，六月雪30 g，积雪草30 g，枸杞子30 g，金银花30 g，蒲公英20 g，川牛膝20 g，大黄6 g，甘草6 g。

四诊（2009年3月24日）：上方服30剂，精神好转，面色转润，饮食正常，大便日两次且通畅，小便清长。尿常规：蛋白微量。肾功能：尿素氮7.6 mmol/L，血肌酐119 μmol/L，血尿酸410 μmol/L。肾功能有所恢复，嘱患者再遵上方服30剂，以观效果，定期复查。

【按语】《灵枢·营卫生会篇》曰："人受气于谷，谷入于胃，以传于肺，五脏六腑，皆以受气，其清者为营，浊者为卫，营在脉中，卫在脉外，营周不休，五十度而复大会。"足见营卫的相互协调是保证卫气发挥正常生理功能的前提条件。本案患者之表虚自汗即为卫弱营强之表现，故遣方用药时，应充分考虑到营卫不和与痰湿阻滞并见的病机特点，选择桂枝汤与温胆汤合用，并加入山药、薏苡仁、生龙牡、浮小麦等健脾、固摄之品，使痰湿去、营卫和而病亦缓。此亦活用桂枝汤治疗肾病的范例。

3. 三拗汤治疗风水证（急性肾小球肾炎）

治验：宋某，女，26岁，农民。1975年8月17日诊治。患者因受风寒引起水肿已5月余，在封丘县先后延请数家中医治疗，遍服实脾饮、真武汤、疏凿饮子等百余剂无效，请余诊治。症见患者头面及全身高度水肿，小便短少，而无寒热表证，舌质淡红，苔薄白，脉沉细紧。余详查之，发现患者时值8月暑天而全身无汗，中医诊断为风水证，西医诊断为急性肾小球肾炎。故选用三拗汤加减治疗。

证候：风寒束表，肺气不宣，水湿稽留。

治法：疏风宣肺，发汗利水。

处方：三拗汤加味。麻黄、杏仁、荆芥、防风、浮萍、白术、陈皮各10 g，泽泻15 g，茯苓、车前子各30 g，生姜皮6 g。6剂，水煎服。

二诊（1975年8月23日）：患者服上方1剂后，大汗出，小便大增，仅服5剂，水肿尽消。继用金匮肾气丸为主方加减：制附子9 g，肉桂3 g，熟地黄15 g，牡丹皮9 g，茯苓24 g，泽泻9 g，山药15 g，山萸肉9 g，黄芪30 g，桑寄生30 g。每日1剂，水煎服。

三诊：守上方调治两月余，痊愈。

【按语】急性肾小球肾炎往往由感染、中毒等因素引起，其临床表现与中医学风水证相似。该患者虽无寒热表证，但暑天全身无汗，显系风寒表实证无疑也。风水证与肺肾相关，盖肺主皮毛，为水之上源，风邪外袭，郁遏肺气，肺气失宣，则肃降无权，小便不利，水湿停留。故水因风起，辨证治疗应从肺治肾。拟提壶揭盖法，疏风宣肺，发汗利水，因势利导，使肺气畅达，肃降有权，三焦通利，水势孤立，借祛风药以行水邪，使原发病及早处理，从而使肾炎痊愈。亦即"开鬼门，洁净腑"之法也。

4. 大黄附子汤治疗肾衰竭（梗阻性肾病、慢性肾功能不全）

治验：乔某，女，56岁，工人。1999年9月7日初诊。患者1989年8月因患左肾结石，予超声碎石，排石后出现纳差乏力。1990年4月，出现双下肢水肿，查尿：蛋白（+++），厂医给慢肾宝、三金片、强的松等治疗7月余无效，转我院治疗。诊时患者脉搏64次/分，呼吸16次/分，血压130/80mmHg，面色萎黄，精神不振，腰痛，双下肢水肿，畏寒乏力。舌质红，苔白腻，脉沉细。尿常规：蛋白（++），红细胞0~1个/HPF，白细胞0~2个/HPF；血常规：红细胞10×10^{12}/L，血红蛋白10 g/L，白细胞6.8×10^9/L，中性粒细胞5.04×10^9/L；血生化：总蛋白55 g/L，白蛋白35 g/L，球蛋白20 g/L，胆固醇7.94 mmol/L，三酰甘油2.75 mmol/L，尿素氮9.3 mmol/L，肌酐240 μmol/L，二氧化碳结合力18 mmol/L；B超示双肾体积略有缩小，双肾实质弥漫性损伤；酚红排泄实验：酚红总排泄量49%。中医诊断为肾衰病，西医诊断为梗阻性肾病，慢性肾功能不全。本病因下焦湿热，伤及肾，肾衰水泛，湿浊化生。故治以温肾利水、和胃降浊、扶正祛邪为主，方选大黄附子汤合二陈汤加减治之。

证候：下焦湿热，湿浊内生。

治法：温肾利水，和胃降浊，扶正祛邪。

处方：藿香10 g，白蔻10 g，陈皮10 g，半夏10 g，茯苓30 g，白术10 g，砂仁10 g，制附子10 g，炒麦芽15 g，莲须30 g，肉苁蓉10 g，仙灵脾15 g，大黄炭10 g。每日1剂，水煎服。

二诊（1999年10月15日）：上方略有加减，服用36剂，水肿基本消退，饮食正常，仍畏寒乏力，舌质淡红、苔薄白，脉沉细。尿常规：蛋白（++）。证属脾肾阳虚，继用温补脾肾法。处方：真武汤加减。制附子15 g，白芍15 g，茯苓30 g，白术15 g，干姜6 g，泽泻15 g，上肉桂3 g，山药30 g，川牛膝15 g，丹参30 g，黄芪30 g，仙灵脾15 g，鹿茸1.5 g（冲服）。

三诊（1992年12月26日）：上方略有加减，服用两月余，病情基本缓解，精神、饮食转佳，舌质淡红、苔薄白，脉沉缓，四肢温和。查尿常规：蛋白（+）；血生化：总蛋白68 g/L，白蛋白48 g/L，球蛋白20 g/L，钾（K^+）4.0 mmol/L，钠（Na^+）135 mmol/L，氯（Cl^-）109 mmol/L，钙（Ca^{2+}）2.45 mmol/L，磷1.4 mmol/L，尿素氮7.3 mmol/L，血肌酐180 μmol/L，二氧化碳结合力19.3 mmol/L。证属脾肾两虚，继用真武汤加减温补脾肾法巩固疗效。

【按语】本例患者系肾结石梗阻所致。其病位在肾，下焦湿热，灼津成石，阻塞尿系，伤及肾。梗阻虽已解除，但病延日久，肾气衰微，水湿泛滥，湿浊化生，而成正衰邪实证。梗阻解除后，可因泌尿系内压力突然降低，肾髓质渗透梯度被破坏，致排尿突然增多，引起电解质紊乱及酸碱失衡，出现精神不振，表情淡漠，软弱无力，心律失常，纳差腹胀，脉沉细，舌质红、苔薄白等，以气阴两虚证与脾肾两虚证最为常见。梗阻性肾病因失治误治而致肾功能不全者，多属脾肾虚衰，湿浊内蕴证，治疗以正邪兼顾为主，选用大黄附子汤合温胆汤加减，配合西药纠正电解质紊乱、酸碱失衡等疗法，促使患者疾病好转。待病情稳定后，则治疗重在益气养阴，健脾补肾，故选用当归补血汤合生脉散、增液汤、真武汤等，扶正为主，巩固疗效。

5. 小陷胸汤治疗肾衰竭（尿毒症）

治验：陈某，女，64岁。1988年9月24日初诊：患者既往有高血压病史6～7年，平素血压控制在160/100 mmHg。于8月17日患左眼痛伴视物不清，9月6日感冒，服用抗感冒药后，病情加重。9月11日患者乏力显著，食欲不振，恶心呕吐，多汗，腰痛不能转侧，面部浮肿，尿少，请骨科会诊未见明显外科病情。9月12日检查，双眼睑浮肿，尿常规：尿蛋白（++），红细胞（++），有破碎管型，曾经对症治疗后病情恶化。来诊时，患者尿量增加（3600 mL/日），血生化：尿素氮47 mmol/L，肌酐596 μmol/L，二氧化碳结合力20 mmol/L。最后会诊确诊为急性肾衰竭，多尿期，并发尿毒症。症见：患者形体壮实，恶心呕吐，纳呆痞满，日餐不足二两，神志蒙眬，舌红、苔黄白而厚，脉滑略数、迟小，右脉大于左脉。证属虚中夹实，先邪实而后正虚。故治宜苦辛通降为主，方选小陷胸汤加减治疗。

证候： 虚实夹杂，脾失健运。

治法： 补虚降浊，苦辛通降。

处方： 半夏10 g，黄连10 g，栝楼15 g，竹茹10 g，牡丹皮10 g，枳壳10 g，莲须10 g。浓煎150 mL，早晚2次，连服3天。并用大黄30 g，槐花30 g，生牡蛎30 g，水煎保留灌肠，每天1～2次。

二诊（1988年9月26日）： 服用中药已3天，恶心呕吐已止，嗜睡及蒙眬状态消失，食欲增加，尿量减少，每日2500 mL以下，尿比重1.008～1.013。血压：120/80 mmHg；咽不红，皮肤红疹已消退。舌苔黄厚腻明显消退，舌红也变浅，脉象如前，显示中焦较佳。血生化：尿素氮26 mmol/L，肌酐548 μmol/L，二氧化碳结合力24 mmol/L。处方：中药原方加西洋参3 g，益智仁10 g。水煎服，每天1剂。灌肠药不变，继续应用。

三诊（1988年10月17日）： 除腰部略痛外，已无任何不适。尿常规：尿糖（＋），白细胞1～2个/HPF，红细胞0～2个/HPF，透明管型偶见，上皮细胞1～3个/HPF。血糖、尿素氮、肌酐均示正常。舌苔转正常，脉象转六部相平；尿量日2000 mL以内。实邪消退，转用扶正法。药用：山药30 g，山茱萸15 g，枸杞子10 g，牡丹皮10 g，沙苑子15 g，川断10 g，狗脊12 g，鹿鞭粉15 g（冲），西洋参10 g，砂仁9 g。水煎服，每日1剂，早晚各1煎，停用保留灌肠。同时加灸关元、足三里、肾俞、涌泉等穴，每日1次，连用1周。至1989年1月20日，症状、化验均恢复正常而出院。今日追访，患者3年前离休，体健如往。

【按语】 急性肾衰竭与中医肾虚证近似，每用补剂。本例患者病邪显在中上二焦，说明表邪内陷，湿热互结，脾失健运，肺失治节而通调不利，膀胱气化无权，湿热蒸腾，所以窍闭神昏，不能以"多尿为虚"为惯例观，脉证合参，然其衰也。有因邪实而虚者，有因心衰而虚者，该患者是属前者。因其属湿热阻遏，故采用清化法，苦降辛开，清升浊降，上下通达而愈。其中之妙在于坚持中医辨证施治的原则。明代医家喻嘉言强调辨证，反对"通套"或"格套"，是极高明的。

6. 白虎汤治疗痛风（痛风性肾病、慢性肾功能不全）

治验：赵某，女，50岁，干部。1989年6月24日初诊。现病史：患者1年前出现右足大趾关节疼痛，时有发作，未曾重视。半年前出现头晕、腰痛、全身关节肌肉烧灼样疼痛，于当地某医院检查，血压190/115 mmHg，尿常规：蛋白（+++），颗粒管型少许。拟诊为"慢性肾炎？"给肾炎四味片等治疗数月，效果不佳，转我院治疗。症见患者面色无华，表情痛苦，头晕头痛，全身关节肌肉烧灼样疼痛，食欲减退，全身无水肿，双肾区有叩击痛，四肢关节肌肉有触痛，右足关节肿痛，舌质淡、苔薄黄腻，脉沉弦。辅助检查：尿常规：尿蛋白（++），尿酸盐结晶（+），白细胞6个/HPF；血常规：血红蛋白141g/L，白细胞5.4×10^9/L，中性粒细胞0.62×10^9 g/L，淋巴细胞0.32×10^9 g/L，嗜碱性粒细胞0.03×10^9 g/L，嗜酸性细胞0.02×10^9 g/L；血生化：总蛋白70 g/L，白蛋白44 g/L，球蛋白35 g/L，尿素氮11.42 mmol/L，肌酐356 μmol/L，尿酸507 μmol/L，二氧化碳结合力19.1 mmol/L，内生肌酐清除率24.7 mL/min。B超示：左肾88 mm × 46 mm × 48 mm，右肾93 mm × 36 mm × 41 mm。诊断为痛风（痛风性肾病、慢性肾功能不全）。此因禀赋不足，宿食化生湿热，壅遏三焦，流注关节而致病。治以清利湿热，通利关节。方选白虎汤合四妙散加减。

证候： 湿热蕴结，流注关节。

治法： 清利湿热，通利关节。

处方： 生石膏100 g，知母20 g，鸡血藤30 g，牡丹皮10 g，苍术10 g，黄柏10 g，红花10 g，薏苡仁30 g，川牛膝15 g，丹参30 g，钩藤15 g，威灵仙15 g，金银花30 g，赤芍15 g，桑枝30 g。水煎服。嘱患者低嘌呤饮食。

二诊（1989年7月22日）：上方服20余剂，关节疼痛基本缓解，大便溏，小便顺利，食后不胀，舌质淡红、苔薄黄，脉沉弦。证属湿热余邪未清，继用清利湿热法祛邪安正。处方：土茯苓20 g，萆薢15 g，生石膏100 g，茯苓30 g，车前草30 g，薏苡仁30 g，丹参30 g，白芍30 g，川牛膝15 g，丹皮10 g，赤芍15 g，大黄10 g。每日1剂，水煎服。

三诊（1989年9月16日）：上方服40余剂，患者身体较前有力，夜尿频多，腰腿酸困，大便顺利，脉沉弦，舌质淡红、苔薄白。血压160/90 mmHg；血生化：尿素氮11.42 mmol/L，肌酐212 μmol/L，尿酸274 μmol/L，二氧化碳结合力19 mmol/L。尿常规：蛋白尿（+）。证属湿热已去，肾虚肝旺。拟滋肾平肝，化瘀通络法。处方：夏枯草30 g，川芎15 g，地龙15 g，白芍30 g，生石膏100 g，知母15 g，黄柏15 g，川牛膝15 g，红花10 g，丹参30 g，炒山甲10 g，炙龟甲30 g，炒杜仲30 g，大黄10 g。水煎服。

四诊（1990年3月5日）：上方略有加减，服用100余剂，精神饮食均佳，偶感腰酸，夜尿2次，大便溏，每天2~3次，右肘关节偶有疼痛。舌质淡红、苔白，脉沉细弦。血压120/70 mmHg，尿常规：蛋白（+）；血生化：尿素氮10.63 mmol/L，肌酐197 μmol/L，尿酸131 μmol/L，二氧化碳结合力24.1 mmol/L。病情基本稳定，湿热已退，守上方巩固疗效。处方：川芎15 g，白芍30 g，金银花30 g，赤芍30 g，肉苁蓉10 g，川牛膝15 g，丹皮10 g，知母15 g，鸡血藤30 g，穿山甲10 g，甘草10 g，大黄10 g。每日1剂，水煎服。

【按语】本例患者系痛风引起的肾间质损害。其病机系因禀赋不足，宿食停滞，化生湿热，壅遏三焦，流注关节，不通则痛，久病湿热伤肾，肾气虚衰，湿浊内蕴所致。治疗痛风发作时，首用清热利湿，佐活血通络法，急治其标，方药以白虎汤、四妙散为主方，伍用薏苡仁、威灵仙、赤芍、川芎、红花、等，以缓解疼痛。痛风发作缓解后，因其久病，多损伤脏腑，其中尤以脾肾两虚最为常见，是湿浊化生之主要原因。故缓解期治疗以调理脾肾，清热利湿，化瘀通络法为基本治则。重用炒杜仲、肉苁蓉、等，调补脾肾，扶正祛邪。但临床所见，脾肾两虚，湿浊内蕴，经络关节痹阻往往互见，多为虚实夹杂证，因此，临床不可单执一法，当根据脉证有所侧重。另外，饮食应忌肥腻荤腥、菠菜等高嘌呤饮食，只有医患密切配合，待脾肾健旺，湿浊消退，经脉通畅，方可取得预期疗效。

7. 调胃承气汤治疗急性肾炎并发急性肾功能不全

治验：汤某，女，38岁。突然恶寒发热，全身轻度浮肿1周。曾用草药治疗3天，病情反而加剧。小便短少，24小时尿量约500 mL，头面周身浮肿加剧，按之如泥，伴咳嗽气喘，痰中带血，口干而苦，黏腻不渴，有尿臭味，恶心呕吐，不思饮食，腹胀胸闷，大便滞下，舌红苔黄腻，脉来濡数。尿常规：蛋白（+++），红细胞1~3个/HPF，白细胞（+），颗粒管型1~3/LP。粪检：大便可见蛔虫卵（+）。血常规：血红蛋白125 g/L，红细胞3.5×10^{12}/L，白细胞12.6×10^9/L，中性粒细胞0.82×10^9/L，淋巴细胞0.18×10^9/L，血肌酐190 μmol/L，尿素氮28.92 mmol/L，二氧化碳结合力18.4 mmol/L。诊断：急性肾炎并发急性肾功能不全。辨证属湿浊壅塞三焦。治宜通腑泄浊，选用调胃承气汤合五苓散加减。

证候：湿浊壅塞三焦。

治法：通腑泄浊。

处方：大黄10 g（后下），茯苓30 g，猪苓15 g，泽泻15 g，藿香10 g，苍术10 g，法半夏10 g，牡丹皮10 g，玄明粉10 g（冲服），苏叶10 g，玉枢丹2 g（冲服）。每日1剂，水煎服。另用大黄15 g，牡蛎30 g，蒲公英30 g，丹参30 g，浓煎成150～200 mL，加5%碳酸氢钠200 mL，保留灌肠，每日2次。

二诊：进药3天后，得大便6次，粪质色黑如酱，伴有异臭粪块，精神好转，恶心呕吐稍减，尿量略增。

三诊：原方继服3剂，并继续灌肠3天后，喘止，尿量逐渐增加，大便稀溏，由黑转黄，每日1～2次，肿势渐减，各项化验检查指标均有不同程度改善。遂停用灌肠药，改用香砂六君子汤加减。继服1个月后，水肿消退，尿量增多，诸症递减，继以参芪地黄汤加减，调理半个月后，诸症悉退，尿常规及有关化验检查均趋正常。

【按语】调胃承气汤方中药仅三味，大黄苦寒以泄热通便，荡涤肠胃；芒硝咸寒以泻下除热，软坚润燥；炙甘草调和大黄。芒硝攻下泄热之力，使之和缓。本方其所以名"调胃承气"，其承气之功皆在于大黄。本方与大、小承气汤相比，泻下导滞之力弱，尤适于症轻而体弱者。由于本方能调和肠胃，承顺胃气，驱除肠胃积热，使胃气得和，气机相接，从而为临床所常用。

8. 小半夏加茯苓汤治疗慢性肾衰竭

治验：马某，男，40岁。1987年9月5日初诊：患者有慢性肾炎病史5年，半年前因恶心、呕吐、纳差，乏困等曾在某医院诊断为慢性肾衰竭，经住院治疗近2个月，病情好转出院。近2周又出现恶心加重，伴呕吐频繁。症见：恶心，呕吐，食后为甚，伴纳差腹胀，便溏，夜尿多，色清，头晕，乏困，畏寒肢冷，面色晦暗，舌质淡胖而暗、苔白腻而厚，脉濡细。尿常规：蛋白（++）；血化验：血红蛋白61 g/L；尿素氮18 mmol/L，肌酐406 μmol/L。证属脾肾虚损，湿浊困阻脾胃。治宜调理脾胃。方以小半夏加茯苓汤合吴茱萸汤加减治疗。

证候：脾肾虚损，湿浊困阻脾胃。

治法：调理脾肾。

处方：姜半夏10 g，陈皮10 g，生姜9 g，苏叶9 g，茯苓15 g，吴茱萸6 g，竹茹6 g。水煎服，每天1剂。同时配合灌肠方（附子、生大黄、煅牡蛎、益母草各30g）保留灌肠，每天1次。

二诊： 治疗7天后，呕吐、恶心完全消失，已能进食，乏力、头晕改善。遂改为温补脾肾，化湿降浊，活血化瘀法。方用济生肾气汤加减。药用：炮附子10 g（先煎），山茱萸10 g，牡丹皮12 g，陈皮12 g，熟地黄12 g，泽泻12 g，干姜9 g，菟丝子15 g，山药15 g，茯苓15 g，牛膝15 g，车前子15 g（包），党参15 g，黄芪20 g，益母草30 g，生大黄6 g。水煎服，每天1剂。

三诊： 上方共治疗3个月，症状基本消失，肾功能：尿素氮11 mmol/L，肌酐305 μmol/L。尿常规：尿蛋白（±）。后以此方加减又服用治疗半年，患者一般情况良好，并已能下地劳动。复查肾功能：尿素氮8 mmol/L，肌酐198 μmol/L。

【按语】多年研究认为，慢性肾衰早期往往标实较为突出，遵循《证治准绳·关格》提出的"治主当缓，治客当急"的原则，首先调理脾胃，化浊降逆，如此则呕恶可除，胃气恢复，饮食渐进。待患者胃气来复，就应转为治本为主，治本又重在健脾补肾为主，偏脾虚为主者以温脾汤加味而治，偏肾虚则以济生肾气汤加味为主，以恢复脾肾之气化功能。由于慢性肾衰多伴有水湿与瘀血互结，因此治疗常予利湿与活血药物。为了加强治疗效果，同时还采用中药灌肠方法，经多年临床观察，效果良好。

9. 栀子豉汤治疗月经不调

治验： 温某，女，39岁，两个月来月经未行，心烦，时有烘热感，眠差，不易入睡，一夜睡4~5小时，睡时易惊醒，动辄生气，大便不干，肚子响，咽干，眼干，头疼头晕，舌质红、苔黄腻，脉弦或涩。因素体阴虚或失血耗液致肾气虚衰，精血不足，兼肝血来源不足，水不涵木。故宜用《伤寒论》栀子豉汤治之。

证候： 肝肾阴虚，肝郁化火，肝气郁结。

治法： 疏肝理气，清热养阴。

处方： 焦栀子6 g，淡豆豉10 g，五味子10 g，熟地黄10 g，当归9 g，川芎8 g，白芍12 g，茯神15 g，肉桂3 g，柴胡3 g，甘草6 g，生山药30 g，山萸肉12 g，桔梗6 g。

二诊： 上方服用1周后复诊，患者睡眠可，大便正常，无咽干、眼干、头晕头疼等症状，舌质淡红、苔薄白，脉弦细。按上方继服1周后，出现月经、经色、量基本正常，无其他不适症状。

【按语】栀子豉汤源于《伤寒论》，用于火热内郁胸膈所致的虚烦不眠及上焦不畅，胃气失和等热郁证。栀子豉汤在临床实践中可缓解围绝经期因雌激素匮乏、自主神经功能障碍引起的阵发性烘热、潮红、自汗和心悸等。中医学认为这类病是由于肾气渐衰，冲任亏虚，天癸将竭，精血不足所致阴阳平衡失调、脏腑气血不和，强调要补肾气、调阴阳，兼以疏肝健脾。用药时清热不宜过于苦寒，祛寒不宜过于辛热，更不要随便使用攻伐的药物。

10. 外台茯苓饮治疗咳嗽

治验：孙某，女，34岁。主因反复咳嗽5年，于2016年初就诊。咳嗽，活动后痰多色白，咽部异物感，口中和，既往便秘，甚则5~6日一行，腹凉，脉沉弱，舌淡苔白腻。六经辨证考虑属于太阴病，故宜给予《金匮要略》外台茯苓饮治疗，同时配以半夏厚朴汤加减治疗。

证候：水饮内停，痰气互结。

治法：健脾利水，除痰破结。

处方：紫苏梗15 g，厚朴10 g，茯苓30 g，姜半夏15 g，当归10 g，川芎10 g，白芍15 g，生白术30 g，泽泻15 g，苏叶10 g，党参10 g，枇杷叶10 g，生姜3片。7剂，水煎服。

二诊：服药后咳嗽减轻，痰量减少，便秘改善。上方加入干姜6 g，生黄芪15 g增强温中补虚力度。7剂，水煎服。

三诊：因患者是外地人，需要返乡治疗，遂调整处方为外台茯苓饮加减：党参10 g，生白术30 g，茯苓15 g，陈皮15 g，枳实6 g，姜半夏10 g，荆芥10 g，炙甘草6 g，焦三仙15 g，生姜3片。7剂，水煎服。

四诊：服药1周后，诉咳嗽较前明显减轻，以偶有欲清利咽部感觉而咳为表现，痰白量少而易咯出。咽部异物感已消失。纳食可，大便2日一行，小便可。发来舌苔照片，仍舌淡苔薄白略腻。嘱上方去荆芥，加苏叶6 g，苏梗10 g，佩兰10 g。煎煮时加入生姜3大片。继续服用调理。后来患者电话告知，症状大为改善，身体状况良好。

【按语】外台茯苓饮出自《金匮要略·痰饮咳嗽病脉证并治》，方药组成为：茯苓、人参、白术各三两，枳实二两，橘皮二两半，生姜四两。从外台茯苓饮方药分析来看，人参、白术、茯苓健脾利湿，为四君子汤义；枳实、陈皮行气运脾，生姜辛温开胃健脾，符合"当温之"的治法。方中含有异功散方义，在健脾的基础上注重脾胃气机的流通，生姜、陈皮、枳实行气开郁，调达脾胃气机。本方中陈皮药量适当偏大。因太阴病虚寒为痰饮水湿生成的病理基础，所以祛除水饮需以温中运化为主，这也是后世祛湿多以调脾为核心的缘故。陈皮性味温和，兼以行气除满，故而在橘枳姜汤中用量最重为一斤。所以，外台茯苓饮中，经方名家冯世纶教授强调橘皮量可适当增大，临床常用15～30g而疗效明显。本方之所以添加半夏，因病痰饮者当以温药和之，加入半夏，则有小半夏汤、小半夏加茯苓汤、二陈汤等方义，增强了温中化饮的力度。且"心胸中有停痰宿水"，临床多见胃脘胀满、呕恶纳呆的表现，加入姜半夏亦有温中止呕和胃作用。另外本方重用生姜，一般医者多视生姜、大枣、甘草为调和之药，可有可无，并不重视。但在痰饮水湿治疗中，生姜辛温祛饮为主力，且原方中生姜四两用量最大。故对于太阴病痰饮水湿证时，生姜用药不可或缺，外台茯苓饮虽然为攻补兼施治法，但临床运用需要重视方中攻补的比例，参术苓为补，橘枳姜为攻，根据虚实比例动态调整。当仿照后世枳术丸比例，如补多则多用参术苓，攻多则多用橘枳姜，达到标本兼治，以冀获远期疗效。

从六经辨证来看，外台茯苓饮属于太阴病。太阴病病机为里虚寒，机体功能下降而水液代谢敷布失常，停聚于心胸中而成痰饮水湿，阻碍胸中气机，影响肺气宣降，而表现为咳痰喘等呼吸系统常见症状。外台茯苓饮在呼吸系统咳痰喘治疗中多有应用，尤其在慢性咳痰喘稳定期，较一般温补方剂等更胜一筹，蕴含着后世的健脾补虚、温中祛饮、调畅气机、肺脾同调、培土生金等治法。

11. 栝楼薤白桂枝汤治疗胸痹（心力衰竭）

治验： 患者林某，女，78岁，主因"喘憋伴颜面及双下肢水肿10天，加重2天"于2013年10月17日收入本院急诊ICU病房。入院症见：面色黧黑，面睑浮肿较轻，喘憋气短不能平卧，无咳少痰，胸胁实满，叩诊为实浊音，阵发胸闷心痛，心痛彻背，双下肢水肿，两足尤甚，小便量少，大便先硬后软，舌淡红、苔薄滑，舌前中部布有瘀斑，右脉弦滑，左脉弦滑，寸、尺偏细弱。病因痰浊痹阻胸阳，饮积胸胁，壅塞肺气，气化运行失职所致。故用《金匮要略》栝楼薤白桂枝汤加减治疗。

证候： 痰浊痹阻，饮积胸胁。

治法：宣痹通阳，下气豁痰；行水散结，通阳降逆；宣降肺气，降气平喘；健脾渗湿，化气利水。

处方：给予《金匮要略》栝楼薤白桂枝汤合木防己汤、苓桂术甘汤、五苓散加降气平喘之品。全栝楼20 g，薤白15 g，木防己15 g，桂枝10 g，炒杏仁12 g，茯苓15 g，红参15 g，猪苓15 g，泽泻12 g，炒白术15 g，苏子15 g，白芥子6 g，炒莱菔子15 g。3剂，每日1剂，分2次温服。

二诊（2013年10月23日）：患者自觉喘满有所减轻，呼吸较前顺畅，继予2剂服用。症见喘满，胸闷，心痛，水肿，诸症明显减轻，小便畅利，大便3日未解，舌苔退，少津。当原方中去白芥子，红参减为12 g，加丹参30 g，继服3剂，每日1剂，分2次温服。

三诊（2013年10月26日）：症见咳喘皆平，胸满，胸闷消除，再未发心痛，全身水肿悉消，患者可下地行走，知饥纳馨，但觉疲乏无力，二便正常。舌红偏淡，苔薄水滑，舌前中部瘀斑明显减退，脉弦滑偏弱。胸水B超示：双侧胸腔积液，左侧3 cm，右侧4 cm。鉴于此，胸痹、心痛、支饮、水肿基本痊愈，即当健脾益气，宣肺化饮，更方为苓桂术甘汤加味。处方：白茯苓18 g，桂枝10 g，炒白术15 g，炙甘草10 g，红参10 g，苦杏仁12 g，丹参15 g，3剂，并于第2日转入普通病房治疗，上方药服用1周后诸症未见复发，出院家中休养。

【按语】 该患者年事已高，心脏病病史多年，入院即有心衰症状，西医对症治疗后仍有喘憋气短，不能平卧，水肿无消退，首诊查患者知患者喘憋不能卧，无咳少痰，胸胁实满，叩诊为实浊音，乃水饮积于胸胁，以致饮流胁下，而成悬饮；痰湿壅塞，肺气不能宣降，而成喘促；阵发胸闷心痛，心痛彻背，为痰浊痹阻，导致心胸阳气不能宣展，而成胸痹、心痛；患者面色黧黑，面睑浮肿，双下肢水肿，小便量少，为气化失司，水液不行，而致水肿。

选方栝楼薤白桂枝汤合木防己汤、苓桂术甘汤、五苓散加降气平喘之品。薤白辛温通畅，善散壅滞，故痹者下达而变冲和，重者上达而化轻清。桂枝发汗解肌，温经通脉，助阳化气，散寒止痛，与薤白共为君药，重在温振胸阳。栝楼既能利气宽胸散结，又能清热化痰，润肠通便。茯苓利水渗湿健脾。白术补气健脾，燥湿利水。木防己汤功效行水散结，补虚清热，主治水饮病，喘满，心下痞坚。苓桂术甘汤能温阳化饮，健脾利湿，主治中阳不足之痰饮，胸胁支满。五苓散化气利水。几方合用，患者3剂即见诸症减轻。二诊时，患者喘满、胸闷均明显减轻，小便畅利，原方中去白芥子，但大便3日未解，视舌苔退、少津。当红参减量，加丹参活血祛瘀，更服2剂。三诊时可见诸症好转，可知胸痹、心痛、支饮、水肿基本痊愈，此刻当以补益为主，更方为苓桂术甘汤加味。方药巧施，病情迅速改善，故三诊次日转入普通病房，1周后出院。

12. 小青龙汤治疗小儿鼻流清涕（急性支气管炎及肺炎）

治验：杨某，男，4岁，于2013年4月18日初诊。其母代述：小儿鼻塞，流清鼻涕2周。现小儿鼻音重，鼻塞，流清鼻涕，无发热，睡中打鼾，大便不调，苔白厚腻，脉略紧。上周因发热惊厥曾在本院儿科住院治疗，诊断为急性支气管炎及肺炎。经输液治疗后热退出院，但一直鼻塞，流清鼻涕至今未愈，故而来诊。王师认为此患儿虽无恶寒等症，但结合病史考虑是外寒内饮证，当解表散寒，温肺化饮，方用小青龙汤化裁。

证候： 外寒入侵，饮停于内。

治法： 解表散寒，温肺化饮。

处方： 炙麻黄3g，白芍3g，细辛3g，炙甘草3g，生姜片3g，桂枝尖5g，五味子3g，法半夏5g，紫苏叶5g。3剂，水煎温服，每天1剂，每日3次，饭后服用。

<u>二诊（2013年4月23日）：</u>因咳嗽而就诊，其母代述，其前症已愈。

【按语】临床常见感冒发热的患者，经过输液治疗之后感冒或者是发热能痊愈，但常可见咳嗽或鼻塞，流清鼻涕的情况出现。此类患者多数是刚开始感冒或者发热时乃因风寒所致，常用抗生素等寒凉之品，虽可解感冒或者发热，但风寒入里导致鼻塞、流清鼻涕或咳嗽常年难愈者亦不少。选用小青龙汤、柴胡桂枝汤等，既可祛寒又可扶正，使入里之邪从表而解。

13. 加味苓桂术甘汤治疗慢性咳嗽（慢性支气管炎）

治验：贺某，女，48岁，2008年10月15日，因感冒后出现咳嗽，咳喘，咯白痰症状。兼见气短，倦怠乏力，遇风寒则咳喘，劳累后加重，小便清长，大便黏滞不畅，舌苔白腻或白滑，脉弦滑或沉滑。患者因感冒后，脾胃虚弱，运化功能受损，最终致使痰湿蕴结，咳嗽气喘，故治宜苓桂术甘汤加味。

证候： 脾失健运，痰湿袭肺。

治法： 培土温金，止咳平喘。

处方：茯苓15g，桂枝10g，白术15g，炙甘草6g，清半夏10g，陈皮10g，党参15g，黄芪15g，当归15g，白芍15g，桔梗6g，细辛3g，干姜6g。用法：上方加水500mL煎至200mL，每次服100mL，每天2次。

二诊（2008年10月25日）：症状基本消失，继续巩固治疗1周后，复诊基本痊愈。

【按语】本方以茯苓为君，健脾并渗利水湿，为淡渗水饮之要品；桂枝辛温，能平冲降逆，化膀胱之气，温阳化气，为宣通水饮之妙药，疏泄小便以除痰饮之根，配合茯苓以健脾除湿，温化水饮；佐白术补益脾气，燥湿利水，且助茯苓运化水湿；甘草补土又能制水并调和诸药，且能润肺止咳，配合茯苓、白术兼能补脾，配合桂枝以甘温补阳。饮是由于阳虚所致，其本在脾，其根在肾，故"短气有微饮，当从小便去之，苓桂术甘汤主之"。半夏能燥湿化痰，和胃降逆；陈皮能行气化痰，兼理肺气。党参质润气和，能健脾补肺，益气养血生津，其健脾运而不燥，滋胃阴而不湿，润肺而不犯寒凉，养血而不偏滋腻，能鼓舞清阳，振动中气，而无刚燥之弊。黄芪气薄而味浓，专补气。黄芪乃补气之圣药，伍当归自能助之以生血也，血得气而速生。党参与黄芪伍用，均为补气要药，相伍为用，增强了补益脾肺之气的作用，党参偏于阴而补中，黄芪偏于阳而实表。配白术补气健脾，更切合患者多易感冒，遇见风寒即咳喘的表虚特征。方用当归，其意有二：其一，患者咳喘病程较长，肺脾气虚病久及血，血气不和，用之补血行血，养血润燥。其二，患者多有阵咳、痉咳、遇风寒则咳的特点。用当归、白芍养血柔肝，息风止咳治咳逆上气。白芍能养血敛阴收汗，柔肝缓中止痛，利小便，以之为佐，监制诸药。桔梗能宣肺祛痰，消积聚之痰涎，在此用之，意在促进已成之痰的排出。干姜辛热，既温肺散寒以化饮，又温运脾阳以祛湿。细辛辛散，温肺散寒化饮，助干姜散其凝聚之饮，二者温散并行，痰饮得消。上药合用，共奏培土温金、化痰平喘之功。加减运用：痰黏稠者，加知母、沙参；喘甚者，加炙麻黄、杏仁；气虚甚者，加大党参、黄芪用量或者党参改生晒参；大便干结不下者，加杏仁、全栝楼、莱菔子；畏寒、四末不温、脉沉弱者，加补骨脂、淫羊藿等。

14.附子理中汤治疗腹泻（急慢性肠炎）

治验：周某，男，49岁，2012年6月16日初诊。患者腹泻4个月，接诊时症见大便不成形，每日4～5次，无腹痛，无肛门灼热感，小便正常，舌淡苔白，脉沉紧。无其他重要病史可载，无药物以及食物过敏史。王自敏认为该患者因脾胃虚寒所致腹泻，治当健脾益气，化湿止泻为主，方用《伤寒论》中附子理中汤化裁。

证候：脾胃虚寒，固摄失职。

治法：健脾益气，化湿止泻。

处方：熟附子15 g，党参20 g，炒白术30 g，干姜20 g，炙甘草10 g，花椒10 g，山药30 g，海螵蛸20 g，陈皮15 g，生麦芽15 g，黄芩10 g。7剂，每日1剂，水煎服，分2次温服。医嘱：饮食宜温热，忌肥腻之品。

二诊（2012年6月23日）：服前药后腹泻次数减少，现大便每日1次，守方加桂枝尖15 g，大红枣20 g，苍术15 g，再进7剂巩固治疗。

【按语】太阴病是以吐、利、腹痛、腹满为特征，属于脾胃虚寒证，仲景提示治法是"当温之"，指出"宜服四逆辈"。王自敏认为，理中汤由人参、白术、干姜、炙甘草四味药组成，当属"四逆辈"无疑。而且理中汤加减法中，有"腹满者，去术，加附子一枚，寒者加干姜，足前成四两半"，足证其当属"四逆辈"。因此，后世把此方作为太阴病主方。王自敏常用此方治疗糖尿病、腹泻、咳嗽、腹胀等属于脾胃虚寒者。

15. 柴胡桂枝汤治疗感冒（抵抗力低下，易感冒儿童）

治验：王某，男，5岁半，2012年3月6日初诊。家长述患儿反复外感，三五天就诊一次。常见背部汗出受凉后，轻则鼻流清涕，重则当晚发热40 ℃，求治西医对症治疗后，汗出肢凉后缓解。患儿家长因工作忙无法顾及，在患儿症状改善以后，重视不够，患儿再次发作如前处之。如此反复已近2年，再三考虑求助于中医。症见：身体消瘦，双眼色蓝，面色萎黄，鼻流清涕，头汗出似洗，四肢欠温，易哭闹，大便臭秽，舌淡红有齿痕，舌尖红苔薄根腐腻苔，指纹浅红夹蓝过风关。据其舌症，属营卫不和，脾失健运证。故治用柴胡桂枝汤加减治之。

证候：营卫不和，脾失健运。

治法：调和营卫，健脾益气。

处方：柴胡6 g，黄芩6 g，太子参10 g，法半夏6 g，桂枝6 g，白芍12 g，生姜2片，大枣3枚，炙甘草6 g。6剂，每日1剂，水煎，分2次温服。另外，将当天药渣复水煲1000 mL量，擦拭胸腹背脊及四肢，每晚1次，连续擦拭6天，然后睡觉。

二诊（2012年3月12日）：服药6剂后，四肢较前变暖，纳食增，仍不旺，易汗出已缓解，流鼻涕停，偶见有一两声单咳无痰，舌淡红苔薄嫩，指纹浅红过风关。守方加减，调和营卫，益气固表。处方：柴胡6 g，党参10 g，桂枝6 g，法半夏6 g，白芍12 g，防风5 g，白术10 g，黄芪15 g，麦芽15 g，生姜3片，大枣3枚，炙甘草6 g。6剂，服用方法如前。

三诊（2012年3月18日）：前后用药12剂，咳已停，知饥索食，面色转红润，四肢暖和，很少哭闹，生活活动基本正常。效不更方，守方15剂。另服龙牡壮骨颗粒45包，每天3次，每次1包，以资巩固。1个月后随访，小孩体重增加5 kg，已上幼儿园中班，一切正常。

【按语】易感儿童是指禀赋不实，反复外感，低热不已者。王自敏根据仲景六经辨证理法方药之旨，集多年临床之经验，选用柴胡桂枝汤用之，取其调和营卫，透邪达外，和解表里之法，不失攻中有补，常常收效喜人。本例患儿外感初起，如失于辛散解表，多酿成凉遏留邪，此不可解表，又难以和里，补之则碍邪，清之则伤胃，柴胡桂枝汤既可以疏泄肝胆，调和营卫，又可健脾和胃，补益气血。王自敏认为：本方高热可治，低热能平，尤其对幼儿及老年体弱者，往往能增强体质，运用本方时可根据体质不同选择性地使用，气虚不固者可合玉屏风散；血虚者加补血之当归、熟地黄；纳食不旺者，加健胃之麦芽、谷芽、神曲；食滞者加行气消滞之厚朴、山楂、陈皮。药随证变，权衡加减，尤以治疗虚人之感冒，功效喜人。

16. 麻子仁丸治疗便秘（老年习惯性便秘）

治验：张某，女，75岁，患习惯性便秘多年，12天前因心绞痛发作，心电图示心肌梗死。住平顶山某医院抢救治疗，并通知病危。经用硝酸甘油、极化液、吸氧等治疗10余天，心绞痛不缓解，邀余会诊。症见患者精神萎靡，汗出肢凉，语声低微，不能进食，腹胀，脉沉细结代，舌质暗，苔黄燥。询及患者已10余日未解大便，经灌肠无效，家属曾用手掏出燥矢若干。余辨证为心阳虚衰，阳明燥结。

证候：心阳虚衰，阳明燥结。

治法：温补心阳，消积导滞。

处方：先服生脉散：西洋参、麦冬、五味子各10 g，急煎服，以益气固脱。继进炙甘草汤合麻子仁丸加减：川芎15 g，丹参30 g，麦冬10 g，炙甘草10 g，砂仁10 g，芦荟6 g，厚朴10 g，枳实10 g，火麻仁30 g，郁李仁30 g，当归15 g，大黄10 g。每日1剂，水煎服。

二诊：服1剂，解出燥矢多枚，腹胀减轻。

三诊：继进2剂，大便稀软，胸闷及心绞痛明显减轻。

四诊：守上方连进10余剂，心绞痛缓解。后追访多年，无复发。

【按语】王自敏认为常法治疗胸痹、真心痛、厥心痛所分别采用的理气、活血、温通、化痰诸法不尽完备，还应有消积导滞的攻下法。因脾胃之气通于心也。冠心病乃渐积之病，由宿食停滞所诱发的心绞痛，临床上不难发现。凡遇此证，不可墨守成规，当果断应用消积导滞、攻下里热法，急治其标，祛邪安正。

17. 小柴胡汤治疗血淋证

治验：唐某，男，45岁。1978年2月19日初诊：患者于昨天下午感恶寒发热无汗，尿频，尿急，尿痛，10多分钟即小便1次，肉眼可见尿液中有血丝，甚则呈纯紫红色血尿，少腹坠胀，排尿时有中断现象，无明显腰痛。现症见：心烦口苦，干呕不欲饮食，今晨呕吐少许苦水。尿色红，混浊，形胖，舌质淡、苔薄白、脉弦数。体温37.9 ℃；血常规：白细胞9.3×10^9/L，中性粒细胞0.82×10^9/L；尿常规：蛋白（＋），红细胞（＋＋＋）。按急性尿路感染收入院。中医证属六淫之邪入犯人体，引起内之湿热而发为血淋之证。治疗当以肾虚为本，膀胱湿热为标。当先治其标，后培其本。

证候：外邪入侵，血热狂行。

治法：清热滋阴，健脾补肾。

处方：柴胡30 g，黄芩12 g，半夏10 g，猪苓12 g，茯苓12 g，泽泻15 g，滑石25 g，甘草3 g，忍冬藤30 g，车前草30 g，白茅根30 g，黄柏12 g，黄连3 g。急煎，每天2剂，日夜分6次温服。

二诊：服药第3天，体温36.8 ℃；尿道症状已减，尚食欲欠佳。上方去黄连、黄柏，加泡参25 g，炒麦芽和炒谷芽各12 g，以复胃气增食欲。水煎服，每天1剂。

三诊：服上方1周，食纳佳，精神好，尿道症状完全消失，白细胞计数分类及尿常规化验均正常。改用知柏地黄汤，服药5天痊愈出院。出院时给知柏地黄丸、补中益气丸各2瓶，嘱其每天早服补中益气丸9 g，晚服知柏地黄丸9 g。随访1年，未复发。

【按语】本例血淋，起因于内素有湿，加之邪犯少阳，湿热蕴结膀胱，损及膀胱血络，血溢于尿液中而发为血淋之证。正如《诸病源候论》所说"血淋者，热淋之甚者"是也。其证之治，首当分清标本。《素问·标本病传论》云："知标本者，万举万当，不知标本者，是谓妄行。"此案肾虚为本，膀胱湿热为标，标急当先治其标，方用柴苓汤加味，解少阳之郁邪，疏化三焦气机，清利膀胱湿热。使气机利，外邪解，湿热清，小便通畅，血淋诸般症状可除矣。标证已解，则当求其本，本为脾肾虚内有湿，故后以补中益气丸健脾除湿，知柏地黄丸滋阴清热补肾，培补其本而收全功。

18. 四逆散治疗呃逆（神经性呃逆）

治验：张某，男，56岁，于2012年7月18日初诊。曾患阵发性呃逆伴胸胁闷痛3年。患者于3年前与他人争吵后出现呃逆，发作频繁，每遇情志不畅或他人触碰身体时发作，每日10～12次，每次发作约20分钟，曾在当地医院诊断为神经性呃逆，服用西药（不详）治疗效果不佳，迁延至今。就诊时，呃逆连声，声音高亢，持续不断，伴胸胁闷痛，腹胀纳减，乏力，大便排出不畅，舌苔薄，脉弦。王自敏辨证为呃逆，属肝胃不和型。治宜疏肝益胃，降逆止呕。予四逆散合旋覆代赭汤加减。

证候：肝郁气滞，横逆犯胃。

治法：疏肝益胃，降逆止呕。

处方：柴胡10 g，枳壳15 g，白芍15 g，旋覆花9 g（包煎），代赭石15 g，半夏10 g，丁香10 g，黄芪25 g，党参20 g，白术12 g，生甘草9 g。5剂，水煎服，每日1剂，分早晚服。

二诊（2012年7月23日）：药后呃逆次数减少，每日2～3次，发作时间减短，每次约10分钟，音调降低，腹胀减轻，食量有所增加，大便稍畅，胸胁闷痛如故。上方加香附10 g，川楝子9 g。7剂。

三诊（2012年7月30日）：诉呃逆偶发，共发作2次，发作时间约5分钟，音调较二诊减低，未诉胸胁闷痛及腹胀，便调，纳可。续服上方5剂。3个月后随访，疗效巩固。

【按语】王自敏依据患者之呃逆发生及加重均与情志不舒有关，并伴胸胁闷痛、腹胀纳差、乏力、大便不爽等肝郁胃弱的症状，分析其应为肝郁气滞，横逆犯胃，胃失和降，气逆动膈而发，肝郁为致病关键。《古今医统大全·咳逆》云："凡有忍气郁结积怒之人，并不得行其志，多有咳逆之证。"治疗当以泻肝为主，和胃降逆为辅，兼补益胃气。故遣四逆散疏肝为主，合用旋覆代赭汤降逆和胃，加黄芪、党参、白术等增补中之效。二诊呃逆虽减，但仍胸胁闷痛，故加香附、川楝子以增疏肝理气之力。

19. 四逆散治疗胆石症

治验：程某，女，56岁，于2012年12月20日初诊。右上腹部间断性胀痛2年余。患者两年前无明显诱因出现右上腹胀痛，牵引肩背，饱食及过食油腻后加重，经某院B超检查提示胆囊结石（+），直径约0.3 cm，曾服消炎利胆片，症状略减。自行停药后，上症反复。现右上腹胀痛如前，拒按，食后加重，厌食油腻，纳差，大便干少，日一行，脉弦。王自敏辨属胆腑郁滞证。拟疏肝利胆，益胃排石为治则。予四逆散加减。

证候：肝郁气滞，胆腑不利。

治法：疏肝利胆，益胃排石。

处方：柴胡10 g，枳壳15 g，白芍15 g，金钱草15 g，鸡内金12 g，白术15 g，焦三仙各15 g，生甘草9 g。5剂，水煎服，每日1剂，分早晚服。

二诊（2012年12月25日）：药后右上腹部胀痛减轻，大便量增，其质正常，纳差如故，脉稍弦。上方加党参20 g，茯苓15 g，山药15 g。续服10剂。

三诊（2013年1月4日）：右上腹胀痛感消失，余症均除，遂经B超复查显示胆囊内结石（-）。

【按语】王自敏认为，此患者结石乃肝郁气滞，胆腑气机不利，胆汁排泄不畅，日久所成，治疗重在疏肝利胆，化坚排石。又因胃的受纳腐熟，胃气顺降均赖于肝胆疏泄功能正常与否。故当少阳阳明同治，取四逆散中柴胡以疏肝理气，枳壳以畅胃肠气机；白芍、生甘草缓急止痛；金钱草、鸡内金以化坚排石。现代药理研究表明：金钱草可促进胆汁分泌，降低胆汁中游离胆红素和钙离子，提高总胆汁酸的含量，从而抑制胆红素结石产生，还可调节脂质代谢起到防治结石的作用。鸡内金可提高胃液分泌量、酸度、消化力及胃动力机能，促进胃的消化功能，辅助排石。因患者胃虚较重，故二诊时，加党参、茯苓、山药补中益胃，扶土抑木，冀收良效。

20. 四逆散治疗便秘

治验：牛某，男，38岁，于2009年7月9日初诊。患者大便困难6年余。6年前患者因工作压力大出现排便不畅，二三日一行，便质不燥，排便后仍有便意，情绪不畅则加重，曾服用麻子仁丸及疏肝解郁颗粒疗效不显。现便秘依旧，腹胀，矢气频频，双乳胀痛，善叹息，情志抑郁，食后胃脘胀满，纳差，乏力，腰困，睡眠欠佳，舌苔厚腻，脉弦滑。王自敏辨证为气秘，属肝旺胃气虚弱型。以疏肝解郁、畅腑通便为治则。予四逆散加减。

证候：肝气不舒，气机壅滞。

治法：疏肝解郁，畅腑通便。

处方：柴胡10 g，枳实12 g，白芍15 g，佛手12 g，白术10 g，生山药12 g，焦三仙各15 g，炒鸡内金10 g，肉苁蓉12 g，生甘草9 g。共5剂，水煎服，每日1剂，分早晚服。

二诊（2009年7月14日）：大便不爽，乳痛及胃脘胀满稍有改善，睡眠好转，食欲增加，但仍腹胀，脉略数。上方更枳实为枳壳20 g，加炒莱菔子15 g，共5剂。

三诊（2009年7月19日）：大便通畅，已无胃胀、腹胀、乳痛等症，睡眠、饮食均正常。续服上方5剂，以巩固疗效。电话随访，大便不爽未再出现。

【按语】《黄帝内经》言："大肠者，传道之官，变化出焉。"若肠失传导，糟粕内停，便秘则生。王自敏据患者便质不干，有便不净感断定并非燥屎，情绪不畅则加重，双乳胀痛，腹胀，纳差，食后胃胀，认定便秘乃肝郁及胃气虚弱所致。肝气不舒，气机壅滞，肠腑失于通畅；胃气虚弱，通降乏力，不能助肠道气机下行。故治疗应疏肝畅腑，益胃调肠。睡眠欠佳系胃肠不通而为，胃腑健运，肠道通畅，睡眠自会好转。方用四逆散疏肝解郁，枳实、佛手行气畅腑消胀，助通便，白术、生山药、生甘草补益胃气，焦三仙、炒鸡内金消食化滞；肉苁蓉既润肠助通便，又补肾阳，益精血，治肾虚腰困。二诊中患者仍腹胀，遂将枳实改枳壳，加炒莱菔子增行气消胀之力，枳壳较枳实性缓，不伤正，虚证、实证均可用，且长于宽中行气，既助柴胡疏肝理气，又可避免胃气损伤。

21.四逆散治疗泄泻

治验：章某，男，48岁，于2008年8月27日初诊。腹泻3年余。患者3年前无明显诱因出现腹泻，一日4～5次，便质稀薄，时轻时重，曾自行服用健脾养胃丸症状略减，但病情反复。现腹泻一日3～4次，发时腹痛肠鸣，泻下急迫，泻后痛减，情绪紧张，恼怒时加重，纳差，乏力，胸闷胃脘胀满，咽部有异物感，眼睛干涩，鼻内干燥，头晕，目周略青，舌质淡、苔白腻，脉弦缓。王自敏辨证为泄泻，属肝郁脾虚型。治疗应疏肝健脾，升阳止泻。予四逆散合痛泻要方化裁。

证候：肝气郁结，脾虚不固。

治法：疏肝健脾，升阳止泻。

处方：柴胡12 g，枳壳15 g，白芍20 g，陈皮15 g，白术10 g，防风9 g，佛手12 g，台乌12 g，焦三仙各15 g，山药15 g，黄芪50 g，党参30 g，生甘草9 g，生姜6 g，大枣5枚。共3剂，水煎服，每日1剂，分早晚服。

二诊（2008年8月30日）：药后大便日行两次，便质溏薄，胃胀稍减，胸闷胁胀，眼睛干涩，鼻内干燥，头晕好转，舌质略淡、苔略黄，脉弦数。上方加肉豆蔻12 g，厚朴10 g，大枣改为10枚，共7剂。

三诊（2008年9月6日）：诸症悉除，续服上方5剂，以固疗效。随访3个月未复发。

【**按语**】泄泻病位在肠，主责在脾。患者腹痛即泻，泻后痛减，情志不畅则加重，伴胸闷胁胀，咽有异物感，推断其泄泻乃肝气不舒，克伐脾土，使得脾虚失运，泌别清浊功能失司所致。《张聿青医案·泄泻》言："上则嗳噫，下则便泄，厥气不和，克制脾土。"脾虚津液不布，清阳不升，致眼鼻干燥，头晕。郭诚杰认为咽部之异物感乃梅核气，主因在肝，木旺克脾，使得脾虚痰湿不化，上阻于咽喉所致。故治疗重在柔肝实脾。拟四逆散疏肝理气止痛，痛泻要方抑肝补脾，枳壳、佛手、台乌行气除满，黄芪、党参、山药、大枣补益脾气。方中王自敏重用黄芪50 g，意在升补脾气。二诊时，加肉豆蔻、厚朴以增消胀止泻之效。大枣由5枚改为10枚，以增补脾胃之气。

22.四逆散治疗淋证

治验：朱某，女，51岁，于2012年5月19日初诊。患者小便频数半月余。半个月前与家人争吵后出现尿频，白天8～10次，夜晚3～4次，尿清量少，无尿急、尿痛，尿后似尽未尽，少腹胀痛，曾于2012年2月15日因子宫内膜肥厚行刮宫术，1个月前又因崩漏住院治疗好转出院。就诊时面色萎黄，神情欠佳，常自感体虚乏力，舌淡苔薄少津，脉沉弦细。王自敏辨证为淋证，属肝郁气滞兼气血两虚。以疏肝利尿，补气养血为治则。予四逆散加减。

证候：肝郁气滞，气血两虚。

治法：疏肝利尿，补气养血。

处方：柴胡10 g，枳壳15 g，白芍15 g，茯苓15 g，泽泻9 g，黄芪15 g，西洋参10 g（另包），当归15 g，山药15 g，熟地黄15 g，制首乌15 g，大枣3枚。5剂，水煎服，每日1剂，分早晚服。

二诊（2012年5月24日）：药后小便次数白天5~6次，夜晚1~2次，少腹胀满减轻，乏力，腰背酸困感好转，舌淡苔稍厚，脉沉，守上方续服7剂。2个月后，其家人告知疾病痊愈，未再复发。

【按语】此患者虽行刮宫术及出现崩漏不久，又伴腰背酸困、周身乏力等症，但其尿频因生气而发，且尿少不尽，少腹胀痛，据此判定本病并非虚证，而是肝郁气滞，膀胱气化不利所致之气淋。《医学入门》言："内因七情，心肾气郁，小肠膀胱不利，或忿怒……干于肝经，廷孔郁结。"治疗气淋，采用四逆散疏肝理气止痛，调畅膀胱气机，茯苓、泽泻通因通用，达利尿通淋之效，黄芪、西洋参、山药、熟地黄、当归、白芍、制首乌补益气血。王自敏在临证中，依据其疏肝理气之功随症加减治疗六腑病，疗效显著。六腑以通为贵，以降为顺。她认为气机之通降要借肝脏之疏泄调节。若肝失疏泄，气机失常，六腑失于通降，疾病乃生。王自敏提出六腑病应以调肝为先导，只要病证结合，辨证准确，凡与肝失疏泄相关的六腑病均可应用四逆散治之。王自敏对四逆散的运用广泛而灵活，积极应用于六腑病的治疗，扩大了四逆散的适用范围。她的经验值得总结，腑病治肝的学术思想值得发扬。

23.五苓散治疗砂石

治验：宋某，男，39岁。1983年5月11日初诊：右侧下腹部坠胀，疼痛月余。5月8日在某医院行腹部B超示：右肾结石并积水，胆囊炎。现症见：右下腹坠胀、疼痛，右胁肋部发紧，伴有针刺样疼痛窜及后背，纳差，排气少，大便干而不畅，舌偏暗、苔薄白腻，脉沉滑细。证属砂石秽浊内停，水停致膀胱气化失宣，水道受阻。治宜温通行气，主膀胱气化，佐以化石疏利气机。应用五苓散加减治疗。

证候：浊停膀胱，气化失宣。

治法：温通行气，疏利气机。

处方：茯苓30 g，桂枝9 g，白术15 g，甘草6 g，泽泻20 g，猪苓20 g，柴胡10 g，丹参20 g，延胡索15 g，川楝子15 g，厚朴20 g，枳实20 g，姜黄15 g，槟榔20 g，鸡内金20 g，海金沙20 g。每日1剂，水煎服。

二诊：患者服药4剂后，右下腹部坠胀疼痛减轻；继服3剂腹胀痛消失，大便通畅，右胁部疼痛间断发作；服药12剂后复查腹部B超示：右肾盂肾盏积水已消失，未见原强光团。方改以疏肝理气，佐以益肾，调其胆囊疾患。

【按语】该患者出现右下腹部坠胀疼痛，辨证分析，参考B超所见，治以五苓散加化石利气之品，使膀胱得以气化，再加（鸡内金、海金沙）化石，使结石消，水道得以温通，气化则水行，上下结合佐以疏利气机，只服12剂药结石排出，积水消失而疾除。

24. 竹叶石膏汤治疗暑温感冒

治验：关某，女，47岁，工人。1986年9月9日诊治。患者因脑出血致半身不遂、失语，不能自理已近1年，暑天住院期间因感受外邪，引起发热头痛，咽喉干痛，全身酸困，腹胀纳差。住院医生给予感冒清片、安乃近片、安痛定针、青霉素针、氢化可的松针等治疗7天，体温降而复升，持续在38～40 ℃，邀余会诊。诊见患者T：39.31 ℃，P：110次/分，R：20次/分，BP：140/87 mmHg。神志清，重病容，口角右斜，失语流涎，口有异味，咽喉充血，左侧肢体瘫痪，心肺听诊无病理性杂音，肝脾不大，腹部胀满，叩诊呈鼓音。小便黄，询及大便7日未解。舌质红、苔黄燥，脉弦数有力。诊断为暑温感冒（感冒），辨证为暑热伤气，邪入阳明。治以清暑泄热，以竹叶石膏汤合小承气汤加减。

证候：暑热伤气，邪入阳明。

治法：清暑益气，解热透气。

处方：生石膏120 g，生白芍30 g，知母、生大黄各15 g，枳实、厚朴、丹皮、钩藤、黄芩、薄荷、僵蚕、甘草各9 g，淡竹叶6 g。3剂，水煎服。

二诊（1986年9月12日）：患者服上方后，大便下燥矢数次，今大便已软，腹部变软，头痛缓解，体温降至正常，咽喉仍红，小便黄，舌质红、苔黄，脉微数有力。证属积热已下，表证亦解，唯余热未清。再拟清热消导法善后。处方：生白芍30g，浙贝母20g，炒麦芽、石韦各15g，黄连、黄芩、厚朴、陈皮、知母、竹茹、砂仁、甘草各9g。3剂，水煎服。

三诊（1986年9月15日）：患者家属来述，热退神安。

【按语】该患者系因感受暑湿之邪所致发热。治疗宜清暑泄热法治疗。但若仅用解表法不愈者，须审有无内热。因肺与大肠相表里，若胃肠内有积热，则肺热壅遏，表证难解。治疗该患者，用竹叶石膏汤合小承气汤加减以解表清里。里热清，热邪无所留恋，则表证易解。

25. 麻黄连翘赤小豆汤治疗湿毒偏盛证

治验：牛某，8岁。1992年6月15日初诊。患儿于1990年9月中旬，因肌肤发出湿疹，色红而痒，伴有轻度浮肿，而到当地医院治疗。检查小便常规：尿蛋白（++++），管型（0~2个），红细胞（+），脓细胞（0~1个），诊断为急性肾炎。经治疗两个月未见效，后又在当地请中医治疗数月，亦未见效。患儿家属因其肾病已转为慢性，焦虑异常，后经亲友介绍，请王自敏治疗。诊查：时值初夏，患儿肌肤仍现湿疹色赤微痒，肌肤微肿，形瘦乏力，腰酸腿软，食纳不香，小便稍黄，尿检：蛋白（++++），红细胞（0~4个），管型（0~1个），脓细胞（0~1），舌质红、苔薄黄，脉濡小。此乃湿毒偏盛，伤及于肾，须清其湿毒，始能安肾。处方以麻黄连翘赤小豆汤加减治疗。

证候：湿毒偏盛，伤及于肾。

治法：清利湿热，消肿祛痒。

处方：麻黄5g，连翘12g，赤小豆12g，赤茯苓12g，赤芍10g，金银花12g，甘草3g，细生地12g，牡丹皮6g，地肤子10g，白鲜皮10g，白茅根12g。

二诊：上方药连服10剂，湿疹消退，浮肿不显。尿检蛋白（+），红细胞0~1个/HP，管型0~1个/HP，脓细胞0~1个/HP。小儿纯阳之体，阴常不足，肾虚精微不能固摄，方药改用滋肾淡化。处方：地黄12g，牡丹皮6g，怀山药12g，茯苓12g，泽泻12g，女贞子10g，赤芍10g，白茅根12g，连翘12g，金银花12g，玉米须12g。

三诊：又服上方药10剂，尿检蛋白微量，余阴性，继续服上方药。

四诊：续服药10剂后，湿疹一直未起，尿检3次均属正常，病已治愈。

【按语】中医学认为本病之发生是由于"外邪侵袭，内伤脾肾"。其主要原因是由于脾肾功能失调，易受邪侵。小儿患此病者较多，多因患化脓性扁桃体炎，或湿毒内攻而引起肾炎。王自敏喜用经方麻黄连翘赤小豆汤加减，以清利湿热而安肾，每多奏效。

26. 麻黄加术汤治风水风寒证

治验：刘某，女，44岁。1987年11月初诊：因外出于途中受寒，归哈尔滨后周身不适，关节沉重，发热恶寒。3日后发现眼睑浮肿，继而颜面周身浮肿，经市某医院检查，诊断为急性肾炎，请中医诊治。现症见发热恶寒，关节酸痛沉重，颜面及周身浮肿，小便不利，舌苔薄白，脉浮紧。证属风水风寒证。治宜宣肺解表，利水渗湿，表里兼顾。方用麻黄加术汤合五皮饮加减。

证候：风水风寒证。

治法：宣肺解表，利水渗湿。

处方：麻黄15 g，桂枝15 g，炒杏仁10 g，苍术15 g，橘皮20 g，茯苓皮25 g，桑白皮20 g，大腹皮20 g，生姜皮15 g，地肤子20 g，紫背浮萍20 g。水煎服。

二诊：服药3剂，遍身得微汗，小便通利，浮肿顿消，表证已解，尚倦怠无力，苔腻脉缓，为湿邪未尽，改为甘淡渗湿之法。药用：茯苓皮15 g，桑白皮20 g，车前子20 g（包煎），石韦10 g，白茅根25 g，陈皮15 g，苦竹叶10 g。水煎服，每日1剂。

三诊：服药3剂后，舌苔腻已退，湿邪已除。除自觉倦怠无力外，他无所苦。改用善后调理之方，服约1周。经市医院复查痊愈。追访至1988年5月，该人此病愈后未再复发。

【按语】风水风寒证，予以麻黄加术汤合五皮饮加减治疗，宣肺解表，利水渗湿，表里兼顾而获效。

27. 桂枝茯苓丸治疗气滞血瘀水停证（慢性肾炎）

治验：任某，女，33岁。1996年外感后，下肢浮肿，查尿常规蛋白（++），住院诊治，具体诊治不详，诊断为"慢性肾炎"。此后病情反复，尿常规蛋白波动（+~+++），曾用少量"雷公藤多苷"半个月，因无效停用，近期外感，水肿加重。现症见周身高度浮肿，腰痛，乏力，面色晦暗，唇色暗黑，舌质紧暗，脉细。查尿常规：蛋白（+++），可见红细胞、白细胞。血尿素氮、肌酐、尿酸（－），血胆固醇8.4 mmol/L，三酰甘油3.6 mmol/L，考虑水停气滞血瘀所致，治则为化瘀利水。中医诊断：水肿；西医诊断：慢性肾炎。方选桂枝茯苓丸加减治疗。

证候：水停气滞，血瘀所致。

治法：疏肝理气，活血化瘀。

处方：桂枝10 g，茯苓15 g，赤芍15 g，牡丹皮15 g，桃仁15 g，桑白皮15 g，大腹皮15 g，陈皮15 g，生姜皮6 g，生芪15 g，水煎服。

二诊（2000年4月25日）：周身肿明显减轻，仍腰痛乏力，面色晦暗，舌脉同前，上方加入墨旱莲5 g，女贞子15 g。

三诊（2000年5月20日）：小便量增多，周身微肿，仍腰痛乏力，舌质暗淡薄白，脉细，查尿常规：蛋白（+），血胆固醇6.0 mmol/L，三酰甘油1.9 mmol/L。上方加炒白术15 g，芡实15 g。

四诊（2000年6月15日）：临床症状明显减轻，腰痛乏力，舌脉同前。上方减去生姜皮、牡丹皮、陈皮，加入仙茅15 g，仙灵脾15 g。

五诊（2000年7月12日）：偶感乏力，余无不适主诉，查尿常规：蛋白（±），血胆固醇4.5 mmol/L，三酰甘油1.8 mmol/L。上方巩固治疗。

【按语】桂枝茯苓丸是《金匮要略·妇人妊娠病脉证并治》中的方剂，用于"妇人宿有癥病"者，本方妙在"疏通"。两侧少腹为肝经循行之处，肝主疏泄，能调畅气机，肝郁气滞，气不行血，可导致气滞血瘀而成癥块。故用桂枝茯苓丸直入血分，活血化瘀，缓消癥块。同时配疏肝理气之药疏导肝经，两者共济，相得益彰，推陈致新，使气血流通，以促使炎症消散吸收。桂枝茯苓丸是由桂枝、茯苓、牡丹皮、白芍、桃仁药物组成。《本经疏证》云："桂枝利关节，温经通脉……其用之道有六：曰和营，曰通阳，曰利水，曰下气，曰行瘀，曰补中。其功最大，施之最广，无如桂枝汤，则和营其首功也。"所谓桂枝能温通经脉，即是和营、通阳、行瘀等功能的体现。据现代药理学研究，桂枝有缓解血管、平滑肌痉挛的作用。可见，调和气血就是通过桂枝扩张血管，调节血液循环的功能，以促进炎症的消散吸收。

28.小柴胡汤治疗痰火郁结证

治验： 刘某，女，28岁。患系统性红斑狼疮4年多，用西药后，发热浮肿已经基本得到控制，但激素一直维持在一定量或减量时，即出现发热身痛。近两月余，又出现心跳加速，下肢浮肿，心烦喜哭，经化验尿蛋白（++），红细胞2～6个/HPF，白细胞2～7个/HPF。虽然继续增加激素用量及中药益气养阴、除湿清热之剂，仍然效果不够明显。症见：心胸烦乱，纳食不香，头晕头痛，下肢浮肿，舌苔白，脉滑而沉。证属痰火郁结，治宜疏肝理气，化痰泻火。方选小柴胡汤加减治疗。

证候： 肝郁气滞，痰火郁结。

治法： 疏肝理气，化痰泻火。

处方： 柴胡15 g，栝楼30 g，生姜10 g，甘草10 g，大枣12枚，黄芩10 g。水煎服，每日1剂。同时配合肾康灵，每次4粒，每日3次，空腹服。

二诊： 服药12剂，心烦、心悸、浮肿均减，面色正常，红斑消失，化验尿蛋白（+），红细胞1～3个/HPF，白细胞阴性。继服上方1个月，诸症消失，尿常规化验阴性，肝功正常，心电图正常，临床缓解。

【按语】小柴胡汤加减治疗红斑性狼疮的心肝肾损害，微妙在脉，不可不察。察阴阳，察脏腑，察先后。今脉沉而滑，说明本病乃痰火在先。仲景《伤寒论》云："若胸中烦而不呕者，去半夏、人参，加栝楼实一枚。"故而以理气化痰之剂，即小柴胡汤加减而取得良效。

29.小承气汤治疗湿热浊邪阻滞证

治验： 孙某，女，70岁。1999年5月10日初诊：患者患痛风已40余年，1年半前曾因痛风肾病而住院，此次再次加重，现症见：面色少华，泛恶纳呆，口苦腻，腹胀满，大便秘结，小便短赤，头晕乏力，舌质淡暗、苔黄腻，脉弦。查体肝大，四肢有痛风结节。血化验：血红蛋白87 g/L；血沉50 mm/h；尿素氮46 mmol/L，血肌酐742 μmol/L，尿酸690 μmol/L；尿化验：蛋白（+），白细胞0～2个/HPF；24小时尿蛋白定量0.8 g。证属湿热浊邪阻滞。治宜清化湿热，通腑泄浊。方选小承气汤加减治疗。

证候： 湿热浊邪阻滞。

治法： 清化湿热，通腑泄浊。

处方：生大黄15 g，厚朴10 g，枳实10 g，制半夏10 g，陈皮10 g，黄连5 g，制苍术30 g，土茯苓30 g，徐长卿30 g，留行子30 g，白茅根30 g，甘草4 g。水煎服，每日1剂。另用生大黄15 g，蒲公英30 g，六月雪30 g，生牡蛎30 g，煎汤保留灌肠。另用茵栀黄15 mL加入10%葡萄糖注射液中静脉滴注。两肾区用消增膏外敷。并服卡托普利片、硝苯地平缓释片、别嘌呤醇片。

二诊：经灌肠后大便解，量多，腹胀减，小便量亦增多。治疗1周后情况好转，泛恶除，纳较多。复查血尿素氮36.4 mmol/L，肌酐605 μmol/L。继续以前法治疗，一般情况渐好，腹中适，纳增，大便通畅，小便爽利，舌苔黄腻化，脉弦，血压150/90 mmHg。仍按上述方法用药。

三诊：复查血肌酐降至452 μmol/L，尿素氮17.2 mmol/L，血尿酸440 μmol/L。继续治以清化，口服汤药：黄连3 g，陈皮10 g，制半夏10 g，土茯苓30 g，留行子30 g，徐长卿30 g，枳实10 g，厚朴6 g，制苍术30 g，生大黄10 g（后下），甘草4 g。水煎服，每日1剂。停保留灌肠，于1999年5月31日出院，尿蛋白（＋），隔2个月随访，情况尚可。

【按语】该病例为尿酸性肾病引起的肾衰竭，按辨证属于肝肾阴亏，肝阳上亢，湿热瘀毒蕴结，以湿热瘀滞明显，与尿酸体内郁积有关，因此治疗大法以祛邪为主，内治和外治相结合，故能取得良好的临床疗效。

30. 防己黄芪汤治疗水停瘀阻证（糖尿病）

治验：钱某，女，68岁，退休工人。1998年3月16日初诊。主诉：双下肢麻木，疼痛4年，下肢水肿明显1个月。患者有高血压病史多年，4年前因双下肢麻木，血糖增高诊断为糖尿病。一直口服优降糖、降糖灵治疗，麻木逐渐加重，并出现下肢疼痛无力，行走困难，曾服某医院中药百余剂无效。近1个月双下肢水肿明显，检查尿蛋白（＋＋＋～＋＋＋＋），尿糖（－）。血压175/100 mmHg。现症见身体消瘦，乏力神疲，站立困难，举步维艰，由家人背负和扶持来诊。双下肢麻木，疼痛无力，重度指凹性水肿，尤以双踝明显，腰膝酸痛，畏寒肢冷，夜尿频多，大便干燥，舌淡红，脉沉迟。辨证属于阴阳两虚，水湿泛滥，瘀血阻络。治宜培补脾肾，益气利水，活血通络，方用防己黄芪汤合四藤一仙汤、五苓散加减治疗。

证候：阴阳两虚，水湿泛滥，瘀血阻络。

治法：培补脾肾，益气利水，活血通络。

处方：防己10 g，生黄芪30 g，桂枝10 g，苍白术各12 g，茯苓20 g，川草薢15 g，石韦15 g，车前草30 g，墨旱莲15 g，鸡血藤30 g，络石藤15 g，海风藤15 g，钩藤15 g，威灵仙15 g，桑寄生20 g，川牛膝10 g，葛根15 g，夏枯草10 g，白茅根30 g。每日1剂，水煎服。

治疗经过：服药1个月，双下肢水肿消失，已不怕冷，麻木疼痛大为减轻，较前有力，能在室内步行，查尿蛋白微量，血压同前。但仍下肢疼痛，不耐久行。舌暗红，脉沉弦。守方去白茅根，加大蜈蚣两条，再服1个月。

二诊（1998年5月22日）：诸症平稳。空腹血糖11.10mmol/L，尿蛋白（±），仍以降糖对药方合防己黄芪汤、四藤一仙汤为主继续治疗。

【按语】本案系糖尿病合并肾病、高血压、周围神经病变的晚期患者，乃阴阳俱虚，五脏受累，本虚标实之证。虽证情复杂，治疗棘手，但只要把握久病以脾肾亏损为本之病机，用防己黄芪汤、五苓散、四藤一仙汤化裁，短期内可使患者水肿消退，尿蛋白转阴，体力增强，麻木疼痛明显减轻，确实不易。

31. 大黄黄连泻心汤治疗迫血妄行证

治验：司某，女，8岁。患衄血、便血、紫斑半年，确诊为过敏性紫癜。先用西药治疗4个月不见效，继又配合中药清热凉血、凉血养阴治疗2个多月亦不见效。现症见：鼻衄，齿衄，便血，尿血，全身紫斑，面色青黄，舌苔黄燥，脉数有力。血红蛋白化验50 g/L。证属心胃实火，迫血妄行。治宜清心泻火。方用泻心汤。药用：黄连6 g，黄芩6 g，大黄4 g。每日1剂，水煎服。

二诊：服药2剂，衄血、便血、尿血俱减；继服4剂，衄血、便血、尿血全止，精神、食欲大增，血红蛋白升至70 g/L；又服20剂，诸症全失，血红蛋白120 g/L。之后果然治愈。

【按语】如此重症竟敢用三黄，且又停用其他药物而取效，甚不解也。师曰：大黄、黄连、黄芩者，仲景之泻心汤也。其所用者"心气不足，吐血，衄血"证也。心气不足，不足者何？泻心汤者何？既云心气不足，为何又用泻心之药？经过数十年的研究，始知当心气不足而又心胃火旺者，但用微量之泻火药即可效如桴鼓也。今所治者，血红蛋白仅50 g/L，可谓之虚，然又有心胃之火炽，故予三黄即可取效。前医为何不晓？因不查舌脉，不思病位，但以成方，以实作虚，以气作血，终非其治。因血红蛋白低当见脉虚大或沉细而今反见滑数有力者，实火也；热入血分者，舌当见舌质红绛少苔而今反见黄燥者，病在气分，心胃实火，迫血妄行也。故取泻心汤清心泻火，故而能有良效也。

32. 射干麻黄汤治疗哮喘（过敏性支气管哮喘）

治验： 王某，5岁。1985年9月23日初诊。患儿因暑天进食冰棍后引起咳嗽闷喘，前来诊治。症见患儿呼吸急迫，喉中如水鸡鸣声，张口抬肩，腹部胀满，不发热，脉滑数，舌苔白。诊断为喘证（过敏性支气管哮喘）。辨证为正气不足，饮冷伤肺，肺气不宣，故治以温肺化痰，平喘止咳，方选射干麻黄汤加减治疗。

证候： 正气不足，饮冷伤肺，肺气不宣。

治法： 温肺化痰，平喘止咳。

处方： 射干、麻黄、杏仁、威灵仙各6 g，细辛1 g，生姜2片，红糖10 g。3剂，水煎服。

二诊（1985年9月26日）： 患儿咳嗽闷喘明显减轻。效不更法，守上方继进3剂，诸症若失。痊愈停药。

【按语】 方中麻黄宣肺散寒，射干开结消痰，杏仁降气止咳平喘，威灵仙祛风湿，消痰涎，细辛祛风散寒行水，生姜散寒行水，红糖益气补血、健脾暖胃。诸药相配，共奏宣肺散寒、化饮平喘止咳之功。

33. 薏苡附子败酱散治疗肺痈（肺脓肿）

治验： 张某，女，21岁。1965年3月2日初诊。患者因感受风寒，引起发热咳嗽，某医以感冒治疗不效，病反加重，出现胸痛、高热不退、咳嗽痰多。邀余诊治。症见患者重病容，面色无华，高热不退，胸闷胸痛，频频咳嗽，咯吐脓痰，气味腥臭，舌质红、苔黄腻，脉虚大而数。诊断：肺痈（肺脓肿）。辨证：外感风热病毒，熏蒸于肺，热壅血败，郁结成痈。治以解毒化瘀，排脓解毒。方选薏苡附子败酱散加减治疗。

证候： 外感风热，郁结成痈。

治法： 解毒化瘀，排脓解毒。

处方： 薏苡仁、败酱草、金银花、蒲公英、冬瓜仁各30 g，制附子、桔梗、浙贝母、杏仁、大黄、黄芩、栝楼仁、甘草各9 g。3剂，水煎服。

二诊（1965年3月5日）：患者体温已降，咳痰略有减少，余症同前，守上法加连翘15 g，继进6剂，水煎服。

三诊（1965年3月11日）：患者咳嗽明显缓解，咯痰清稀，已无臭味，呼吸顺畅，胸已不痛，舌质红、苔白，脉沉细。证属肺热已退，余邪未清，守上法继进3剂，善后治疗。

【按语】肺脓肿类属中医学之肺痈。其病机多因外感风热病毒，熏蒸于肺，肺受热灼，气失清肃，热壅血瘀，血败化脓，郁结成痈所致。若能早期发现肺脓肿，以银翘散为主，加杏仁、川贝母、栝楼仁之类，清肺散邪；成脓期常用《千金》苇茎汤加金银花、连翘、黄芩、栀子、栝楼仁、鱼腥草、葶苈子等，亦可配合用西黄丸，解毒化瘀，泻肺去壅。本例肺脓痈，已进入溃脓期，故用薏苡附子败酱散加金银花、连翘、桔梗、栝楼仁、浙贝母、等排脓解毒。若肺热壅盛，伴大便干结者，常加大黄釜底抽薪，以清泄肺热；若胸痛加炒乳香以活血通络；若咯血者，为热伤肺络，可加茜草炭、白茅根、大黄炭凉血止血。

34. 大承气汤治疗食厥证（食物中毒性脑病）

治验：孙某，男，18岁。1980年10月17晚急会诊。患者因吃生柿子数个，夜半忽感腹部剧痛，呕吐腹泻，大便时腹痛而坠如下痢状，但无脓血，肛门坠胀灼热，口干烦渴，继而出现视力减退，不能识人，阵发性抽搐，急送某医院治疗，诊断为"急性胃肠炎"予四环素、红霉素等抗生素及输液治疗，病情不见缓解，日趋加重，通知病危，邀余急会诊。症见患者体温37.3 ℃，面容憔悴，神志昏迷，两目上视，烦躁不安，小便失禁，腹满胀痛拒按，大便下有少量黏液。舌苔黄厚腻，脉象沉细弦。诊断：食厥（食物中毒性脑病）。辨证：食伤脾胃，湿热蕴结，升降失调，上扰清宫，下迫大肠。

证候：食伤脾胃，湿热蕴结。

治法：疏通肠胃，清泻秽浊。方选大承气汤加减治疗。

处方：大黄15 g，芒硝10 g（冲），枳实11 g，厚朴15 g，生白芍30 g，莱菔子30 g，三棱10 g，莪术10 g，牡丹皮10 g，广木香9 g，黄连9 g，甘草6 g。2剂，急煎服。

二诊：患者当夜10时服药，至清晨5时许解出很多棕黑色胶状黏液大便，腹满痛胀均轻，服两剂中药后又解黏胶样大便1次，已能安静入睡。次日晚又服中药1

剂，排出黏胶样大便数次，神志已清醒，自诉腹部微痛，并思饮食，给予稀面粥半碗，仍入睡，病情趋于稳定。

三诊： 患者神志清，精神疲惫，自诉腹部微痛，舌苔白，脉象沉细。证属湿热已祛，脾胃盛弱，改拟健脾和胃法。处方：生白芍30g，当归15g，乌梅15g，元胡9g，炮姜6g，党参15g，炙甘草9g。1剂，水煎服。

四诊： 患者精神已恢复，自诉腹痛缓解，言语自如，仍感困倦，舌苔白，脉象沉细。因病初愈，脾胃尚弱，再拟扶中健脾、消导和胃法善后。处方：生白芍15g，当归12g，乌梅9g，山药30g，白术9g，薏苡仁30g，陈皮9g，厚朴9g，甘草9g，神曲9g，元胡7.5g，生姜2片。1剂，水煎服。

五诊： 患者精神饮食均已完全恢复，痊愈出院。

【按语】 该患者系因食生柿子后致病，因柿子味甘而性涩，致积滞内停，损伤脾胃，湿热蕴结大肠，升降失调，热毒炽盛，上扰清宫，下迫大肠，损伤血络而成，病势重焉。其脉沉无力乃邪热内闭，阳失运行之象。其呕吐腹泻乃机体对宿食向外排泄的本能反应，此时不可止吐止泻，以免闭门留寇。故舍脉从症，治用通因通用法，祛邪安正。

35. 乌梅汤治疗蛔厥（胆道蛔虫）

治验： 马某，女，15岁，1980年5月2日诊治。患者9天前因右上腹突然发生钻顶样绞痛，伴有恶心呕吐，急至某部队医院检查，诊断为胆道蛔虫，住院急诊手术，从胆管中取出蛔虫1条。手术切口愈合后准备出院时，患者夜间再次出现右上腹绞痛，恶心呕吐，注射数次哌替啶腹痛仍反复发作。该医院请数家医院医生会诊，再次X线拍片示：胆囊内有1条蛔虫，另有一条蛔虫已钻进胆囊一半。外科意见：若二次手术，会遗留胆囊收缩功能不良。邀余会诊。症见患者表情痛苦，精神疲惫，恶心欲吐，全身有汗，四肢不温，右上腹墨菲氏点疼痛拒按，大便不解，脉弦紧而数。诊断：蛔厥（胆道蛔虫）。辨证：饮食不洁，胃有湿热，肠中虫积，运化失调。治法：安蛔驱虫。方选乌梅汤加减治疗。

证候： 胃肠积热，运化失调。

治法： 安蛔驱虫。

处方： 乌梅30g，党参9g，黄连9g，黄芩9g，黄柏9g，川椒9g，干姜9g，制附子9g，细辛3g，大黄15g，使君子9g，雷丸9g。1剂，水煎服。至夜间，患者大便3次，解下蛔虫10余条，腹痛缓解，痊愈出院。追访20余年，未再发作。

【按语】该患者以右上腹钻顶样绞痛，常以伴有恶心呕吐为特征。显系胆道蛔虫病。其病机因饮食不洁，脾胃受伤，湿滞不化，肠中气滞不和，传导失于通畅所致。仿张仲景《伤寒论》中所创乌梅丸方，拟辛苦酸杀虫止痛之法治疗，使患者免受二次手术之苦。乌梅丸治胆道蛔虫疗效确切，屡试不爽，真乃千金不易之经方。

36. 大柴胡汤治疗结胸证（急性胰腺炎）

治验：牛某，女，56岁，1992年5月21日初诊。患者5日前饮酒后突然出现腹部剧痛、恶心呕吐，曾来我医院检查，某医生诊断为胃痉挛，给颠茄片等口服治疗4天不效。今请余诊治。症见患者急性痛苦病容，面色苍白，恶心呕吐，腹部胀满疼痛，大便3日未解，小便短少。检查T 37.2℃，P 74次/分，R 18次/分，BP 120/75 mmHg。心肺听诊无异常，肝脾不大，腹部叩诊呈鼓音，满腹疼痛拒按，腹膜刺激征阳性。血常规：白细胞18.4×10^9/L，中性粒细胞0.81×10^9/L，淋巴细胞0.17×10^9/L，红细胞4.43×10^{12}/L；尿淀粉酶540 U/L。脉沉弦紧，舌苔黄燥。诊断：结胸症（急性胰腺炎）。辨证：嗜食辛辣，湿热蕴结肝胆，疏泄不利，腑气不通，升降失调。治法：疏肝利胆，清泄湿热。处方：大柴胡汤加减。

证候：湿热蕴结，升降失调。

治法：疏肝利胆，清泄湿热。

处方：大黄、柴胡、郁金、枳实、厚朴、黄芩、半夏各10 g，白芍15 g，生姜3片，大枣5枚。3剂，水煎服。医嘱：忌酒、肉类，宜清淡饮食。

二诊（1992年5月24日）：患者服上方后，大便每日2～3次、质溏，腹胀腹痛明显减轻，恶心呕吐缓解，已能进食。守上方继进3剂，诸症若失，痊愈。

【按语】该患者所患急性胰腺炎，前医误诊为"胃痉挛"，是其未认真做腹诊检查所致。胰腺炎类属中医之结胸。其病机多因嗜食酒肉，积久化热，蕴结肝胆，疏泄不利所致。西医治疗急性胰腺炎多采用禁食、抗感染、全静脉营养疗法，而中医多采用攻下疗法，疗效要比西医疗效好。治疗急性胰腺炎以下法为主，用大柴胡汤加减，疏利肝胆，通腑泻热法，以祛邪安正。使胰液排泄通畅，胰腺不再被自我消化，炎症消退，则腹痛自止。

37. 大黄牡丹皮汤治疗肠痈（急性阑尾炎）

治验：温某，男，39岁，1980年7月14日初诊。患者因患风湿性心脏病，二尖瓣狭窄，心功能不全住我院治疗。在住院治疗期间因饮食生冷，引起呕吐、腹泻，两天后突感右下腹剧痛，右腿不能伸，并伴有发热恶寒。检查T 39.2 ℃，P 100次/分，R 20次/分，BP 110/70 mmHg。叩诊心浊音界向两侧扩大，听诊心律齐，二尖瓣听诊区可闻及收缩期吹风样杂音Ⅳ级，两肺呼吸音清晰，肝大右肋下2 cm，肝颈静脉回流试验阳性；麦氏点有明显压痛与反跳痛，下肢轻度水肿。血常规：白细胞16.0×10⁹/L，中性粒细胞0.80×10⁹/L，淋巴细胞0.20×10⁹/L。诊断为急性阑尾炎。因患者心脏病病情较重，其家属拒绝手术，要求保守治疗。诊断：肠痈（急性阑尾炎），风湿性心脏病，心功能不全。辨证：湿热积滞，阻于肠道，气血凝聚，肠络不通。治法：清里攻下，化湿祛瘀。针灸：取右足三里穴针刺，强刺激，并留针30分钟。处方：大黄牡丹皮汤加减。

证候：湿热积滞，阻于肠道。

治法：清里攻下，化湿祛瘀。

处方：大黄9 g，牡丹皮9 g，金银花30 g，蒲公英30 g，黄连3 g，败酱草30 g，白芍15 g，甘草3 g。1剂，急煎服。

二诊（1980年7月15日）：患者服上药后，大便解下2次，体温渐退，腹痛减轻，脉缓，舌质红，苔薄。病已减轻，守上法加减继进。处方：大黄9 g，牡丹皮12 g，金银花30 g，蒲公英30 g，冬瓜仁30 g，薏苡仁30 g，败酱草30 g，白芍15 g，桃仁9 g，甘草3 g。2剂，急煎服。

三诊（1980年7月17日）：患者腹痛消失，饮食正常，病痛痊愈。

【按语】急性阑尾炎属中医学肠痈的范畴。《金匮要略》中张仲景说："肠痈者，少腹肿痞，按之即痛如淋，小便自调，时时发热，自汗出，复恶寒；其脉迟紧者，脓未成，可下之，当有血；脉洪数者，脓已成，不可下也，大黄牡丹皮汤主之。"该患者虽患有风湿性心脏病伴有心功能不全，但并发急性阑尾炎，权衡两病之轻重，心气不足为本虚，湿热积滞，阻于肠道，气血凝聚为邪实，故遵《黄帝内经》"急则治其标"之旨，果断用大黄牡丹皮汤加减，清里攻下，化湿祛瘀，祛邪安正。湿热祛，肠道通，再议心脏病的治疗。

第二节 时方治验

1. 二至丸加减治疗水肿（慢性肾小球肾炎）

治验： 皇某，女，30岁，职工，1995年11月8日初诊。无明显诱因发现双下肢浮肿1个月。查尿：蛋白（++），在当地医院诊为慢性肾炎，曾服中药治疗，病时轻时重。症见头晕痛，目暗干涩，五心烦热，腰酸困，纳可，双下肢轻度浮肿。舌质暗红，舌苔薄，脉沉细。查尿常规：潜血（+++），蛋白（++），红细胞（++），管型0~1个/HPF。血压：140/90 mmHg。中医诊断为水肿。西医诊断为慢性肾炎。

证候： 肝肾阴虚，肾失固摄。

治法： 滋补肝肾，平肝潜阳。

处方： 二至丸加减。生地黄15 g，牡丹皮12 g，白芍20 g，龟板15 g，夏枯草30 g，钩藤30 g，山茱萸30 g，枸杞子30 g，菟丝子30 g，覆盆子30 g，芡实20 g，莲子肉20 g，白茅根30 g，墨旱莲30 g。

雷公藤多苷片（泰州），每次30mg，每日3次，口服。

二诊（1995年11月21日）： 上方服10剂，查尿检：蛋白（－），潜血（++），红细胞（+）。头不痛，腰酸困减轻，舌质淡，舌苔薄润，脉沉细。上方去莲子肉，加茜草30 g，予10剂。

三诊（1995年12月6日）： 症状均减，血压130/80 mmHg。尿检：蛋白（－），红细胞（+），潜血（+）。舌质淡，舌苔薄润，脉象沉细，近两日下肢略感浮肿。今改用滋阴凉血，健脾渗湿。

处方： 生地黄15 g，牡丹皮12 g，白芍20 g，莲子肉20 g，白茅根30 g，墨旱莲30 g，女贞子30 g，茜草30 g，生山药15 g，茯苓30 g，薏苡仁30g，藕节30 g，地榆炭30 g。

雷公藤多苷片，每次10 mg，每日3次，口服。

四诊（1995年12月24日）： 上方服10剂。尿检：潜血（+），红细胞0~2个/HPF。血压：120/80 mmHg。前几日因劳累，左侧腰痛，上方加炒杜仲15 g。效不更方，继续调理两个月。雷公藤多苷片停服。

【按语】 本案为慢性肾炎患者，肝肾阴虚为主证，阴虚不能制阳，阳亢于上则发头晕，头痛，血压偏高，从肝肾论治，应用二至丸加减。原方加白芍、龟板、山茱萸、枸杞子、菟丝子、覆盆子等大队药滋补肝肾，再取生地黄、牡丹皮、夏枯草、钩藤等药清肝经火邪，平抑肝阳，果然旬日收效，头已不痛，诸症亦减，尿检蛋白转阴，血压亦已平复。肝肾阴虚日久，阴损及阳，必然兼有气阴两虚，水湿渐生，故在调补肝肾基础上加生山药、茯苓、薏苡仁等益气渗湿之品以收全效。

2. 二仙汤加减治疗水肿（慢性肾小球肾炎）

治验：甘某，男，54岁，1996年2月14日初诊。两年前外感后出现腰酸困、怕冷、浮肿，至某中医院就诊，服中药治疗，症状缓解，近日又感腰困加重。症见：腰酸困，怕冷，乏力，饮食正常，入眠佳，小便泡沫多，大便不畅，双下肢水肿。腰部无叩击痛。血压：110/90 mmHg。查血生化：肝肾功能、血脂均在正常范围。尿检：蛋白（++），红细胞0～3个/HPF，白细胞0～1个/HPF，黏液丝：（＋）。舌暗红、苔薄白，脉沉细。中医诊断为水肿，西医诊断为慢性肾小球肾炎。病属寒湿侵袭，肾阳亏虚，而致腰困，阳虚不能温化水气，阻滞三焦而发水肿。

证候： 寒湿侵袭，肾阳亏虚。

治法： 温肾活瘀利水。

处方： 二仙汤加减。当归15 g，山茱萸30 g，枸杞子30 g，菟丝子30 g，覆盆子30 g，丹参20 g，鸡血藤30 g，茯苓皮30 g，淫羊藿15 g，仙茅15 g，补骨脂15 g，金樱子30 g，芡实20 g，白茅根30 g。水煎服。

二诊（1996年3月14日）： 上方服20剂。查尿常规：蛋白微量。腰酸困及乏力症状缓解，下肢浮肿减轻，腰部仍怕冷，大便日行1～2次。守上方加巴戟天20 g。

三诊（1996年4月26日）： 因感冒数日病情又复发，怕冷，腰痛，食欲不振。尿常规：蛋白（++），颗粒管型0～2个/HPF。舌质淡，舌苔薄润，脉沉细。乃卫气不固，肾阳亏虚。拟用益气固表，温肾活瘀。

处方： 防风10 g，黄芪30 g，白术15 g，当归15 g，山茱萸30 g，枸杞子30 g，菟丝子30 g，覆盆子30 g，丹参20 g，鸡血藤30 g，淫羊藿15 g，仙茅15 g，金樱子30 g，桑椹子30 g，巴戟天20 g，甘草6 g。水煎服。

四诊（1996年5月6日）：上方服10剂。尿检：红细胞0～1个/HPF，蛋白转阴。水肿消退，诸症均愈。继服30剂以防复发。追踪观察1年，体健，病情稳定。

【按语】本案患者反复外感，腰困、水肿。由此而见，虽脾肾虚损为慢性肾炎发病之本因，然外感对于本病的发生、发展甚则预后都有密切关联。《素问·气厥论》云："肺移寒于肾，为涌水。"分析此因寒湿袭肺，日久则损肾阳，命门之火衰少，则不能温煦水气，三焦决渎受阻，则发浮肿，肾体受损，肾用失司则发腰痛，故本病主治在于温肾活瘀。运用二仙汤加减，淫羊藿、仙茅为君，巴戟天为臣，同时取补骨脂、丹参、鸡血藤等温肾活瘀祛寒湿之效。症状缓解，蛋白消退。20天后又因感冒病情复发，卫阳不足，体虚感冒，方用玉屏风散固护卫气，兼以活血固肾之品，温肾化气，以使三焦水气血瘀通畅而水肿消，肾命之火充足则寒湿去，腰痛减，诸症轻。并叮嘱患者切切注意防寒保暖，增强体质，避免外感风寒邪气而使病情复发。

3. 五皮饮治疗水肿（慢性肾小球肾炎）

治验：赵某，女，34岁，工人，1997年1月2日初诊。患者于1996年11月出现全身水肿，在当地服中药治疗症状缓解，1996年年底因感寒又出现眼睑浮肿，赴省级某医院检查确诊为慢性肾小球肾炎。患者想服中药治疗，故来余门诊诊治。症见眼睑浮肿，怕冷，全身乏力，恶心，纳差。尿常规检查：蛋白（++）。血生化检查：尿素氮9.80 mmol/L，血肌酐124μmol/L。肝功能、血脂正常。B超结果回示：双肾实质弥漫性损伤；双肾小结石；盆腔积液；脾大。舌质淡，舌苔白腻微黄，脉沉细。中医诊断为水肿，西医诊断为：①慢性肾小球肾炎；②脾大原因待查。

证候：风寒侵袭肺卫，脾失健运，肾虚不固。

治法：宣肺利水，健脾补肾。

处方：五皮饮汤加减。茯苓皮30 g，陈皮10 g，桑白皮15 g，大腹皮30 g，苏叶15 g，防风12 g，荆芥12 g，泽泻15 g，清半夏10 g，白豆蔻10 g，鸡内金15 g，枸杞子30 g，覆盆子30 g，丹参30 g，赤芍15 g，白茅根30 g。

二诊（1997年1月9日）：服上方6剂后症状减轻，眼睑不肿。现感头晕，眼前发黑，不欲食，口苦，牙龈肿痛，午后低热，夜寐差，双下肢浮胀。舌淡红苔黄腻，脉沉细数。尿常规：上皮细胞（++），蛋白（+）。此因肝胆蕴热，上炎犯胃。治拟疏泄肝胆，理气和胃。

处方：柴胡10 g，黄芩6 g，白芍15 g，茯苓皮30 g，泽泻15 g，丹参30 g，赤芍15 g，陈皮10 g，广木香6 g，鸡内金15 g，枸杞子30 g，覆盆子30 g，白茅根30 g，甘草6 g，大枣3枚。

三诊（1997年3月27日）：上方服半个月，无不适。患者近1周来易汗出，全身燥热，腰酸痛，夜寐差，夜尿5~6次，低热（37.2 ℃），尿路不适。尿常规：白细胞3~4个/HPF，蛋白（±），上皮细胞（+）。舌质淡，舌苔白腻，脉稍数。此为中下焦湿热。治拟清热利湿。

处方：炒杏仁10 g，白豆蔻10 g，薏苡仁30 g，茯苓15 g，金银花30 g，蒲公英30 g，土茯苓20 g，黄柏12 g，金钱草30 g，海金沙30 g，石韦30 g，夜交藤30 g，鱼腥草30 g，甘草6 g。

半个月后复查尿常规尿蛋白转阴。白细胞0~2个/HPF。血生化检查：血尿素氮、血肌酐均在正常范围。B超示：①双肾实质轻度弥漫性损伤；②脾大。

【按语】本案素患水肿，未加重视，初诊时因外感风寒后出现眼睑浮肿、全身乏力、恶心、纳差症状，已属慢性肾炎急性发作。外感风寒是诱发本病急性发作的重要因素，首拟宣肺散寒利水、健脾补肾之法，待肺得宣化、肿渐消退，显现脾肾两虚，湿热蕴结于中下焦，再及时调整治法，改用小柴胡汤加减疏肝理气和胃，再用三仁汤加减清热利湿。

4.荆防败毒散加减治疗水肿（IgA肾病）

治验：赵某，男，49岁，2004年4月8日初诊。4年前因感冒咽痛，出现尿泡沫增多，经尿检查：蛋白（++），红细胞（+），在当地间断服药，未系统检查治疗。近1个月来病情加重，在某省级医院行肾穿刺，结果回示：IgA肾病（局灶性节段性肾小球肾炎）。症见面部浮肿，晨起加重，恶风流涕，咳嗽，纳可，全身酸困，大便正常，小便色黄，泡沫较多。舌质暗红有瘀点，舌苔薄白，脉沉细，口唇发绀。尿常规检查：蛋白（++），红细胞（++），潜血（++）。根据脉、舌、症及化验检查，认为患者反复外感风邪，致肺气郁闭，肺失于宣降，内扰肾关，固摄失司，而现蛋白尿、血尿。又病久失治，耗伤气血，气血双虚，运化受阻，血黏而聚，形成血瘀，故现舌质暗红、有瘀点，舌唇发绀。

证候：肺气郁闭，兼有血瘀。

治法：疏风宣肺，活血化瘀。

处方：荆防败毒散加减。荆芥10 g，防风10 g，白芷10 g，金银花30 g，桔梗10 g，炙桑白皮12 g，炙冬花15 g，丹参30 g，赤芍15 g，红花10 g，鸡血藤30 g，益母草20 g，白花蛇舌草30 g，白茅根30 g，甘草6 g。

雷公藤多苷片，每次30 mg，每日3次。

二诊（2004年4月22日）：服上方14剂后，恶风轻，流涕、咳嗽已愈，尿泡沫减少，仍全身酸困，腰痛，尿色较黄。尿常规检查：蛋白（＋），潜血（＋＋＋），红细胞（＋）。尿放免检查：白蛋白426 μg/mL，免疫球蛋白G 12.6 μg/mL，β₂微球蛋白87 μg/mL。上方去桔梗、炙桑白皮、炙冬花，加补骨脂15 g，山茱萸20 g，枸杞子15 g，墨旱莲30 g，继服15剂。

三诊（2004年5月10日）：舌质暗红，舌苔薄白，脉沉细，瘀点消退，口唇发绀。全身酸困，腰痛症状均减。尿放免检查：白蛋白103.1 μg/mL，免疫球蛋白G 6.8 μg/mL，β₂微球蛋白90 μg/mL。服药有效，守方治疗。

四诊（2004年5月29日）：上方服10剂，前几日右侧腰部出现带状疱疹，疼痒难忍，尿常规检查：蛋白（＋），红细胞（＋），潜血（＋＋）。此为病毒感染，湿热毒盛，气血凝滞。治宜清热解毒，凉血活血。

处方：金银花30 g，蒲公英20 g，连翘15 g，白花蛇舌草30 g，紫花地丁15 g，红藤30 g，大青叶20 g，板蓝根30 g，生地黄20 g，牡丹皮15 g，半枝莲30 g，丹参30 g，赤芍15 g，红花10 g，茜草20 g，石韦30 g，甘草6 g。

雷公藤多苷片继服。

五诊（2004年6月24日）：上方服20剂，腰部带状疱疹消退，痛痒已止。原有结肠炎3年，近因过食生冷，结肠炎复发，每日大便2～3次、质溏薄，腹部不适。尿常规检查：蛋白（±），潜血（＋＋）。舌质偏红，舌苔薄白，脉沉细。此为脾肾两虚，治宜健脾补肾法。

处方：黄芪30 g，党参15 g，白术12 g，生山药20 g，莲子肉20 g，炒薏苡仁30 g，山茱萸20 g，枸杞子20 g，菟丝子30 g，覆盆子20 g，女贞子20 g，墨旱莲30 g，茜草20 g，丹参30 g，赤芍15 g，白茅根30 g。水煎服。

雷公藤多苷片，每次20 mg，每日3次。

六诊（2004年7月19日）：上方服15剂，腹部舒畅，大便溏薄，每日2次，尿常规检查：蛋白（－），潜血（＋）。尿放免检查：白蛋白41.6 μg/mL，免疫球蛋白 G 8.9 μg/mL, β₂微球蛋白87 μg/mL。舌质偏红，舌苔薄白，脉沉细，口唇已不发绀。今再拟上方加诃子肉20 g，继服15剂。

嘱患者半个月后，雷公藤多苷片减为每次10mg，每日3次。

七诊（2004年8月21日）：尿常规检查：蛋白（－），潜血（±），诸症悉平，大便成形，每日1次，为巩固疗效，再进15剂，雷公藤多苷片改为每日10 mg，半个月后停药。

【按语】本案IgA肾病患者就诊时已反复发作多年，且多因感冒使病情逐渐趋向复杂缠绵，秉守急则治标的原则，先予疏风宣肺，肺气得宣，肾水得化。然由于患者免疫调节功能障碍，其发生感染的概率增大，带状疱疹、结肠炎等病的发生，既与肾病的发生相关，又导致肾病病情的反复加重。因此，在治疗肾病的同时，如遇此类感染疾患，应及时果断处理，防止其加重肾病。另外，在长期诊疗实践中发现，IgA肾病多兼瘀证，故在辨治过程中始终兼以活血祛瘀通络，可以取得预期的效果。

5. 玉屏风散治疗水肿（IgA肾病）

治验：李某，女，35岁，农民，2006年9月12日初诊。间发浮肿，尿泡沫多5个月，于2006年4月10日在北京某医院行肾穿，结果回示：轻度系膜增生性IgA肾病。该医院随即给予强的松每日10片早晨顿服治疗，两个月后减量，现服强的松每日6片，顿服，尿蛋白仍未转阴，效不佳。故来诊尝试中医药治疗。症见满月脸，乏力，食欲尚可，双下肢轻度浮肿，大便每日1次，尿量正常。素日易感冒，舌质偏暗紫，舌苔薄腻，脉沉细。尿检：蛋白（++），红细胞（+），潜血（++）。查血生化：白蛋白41 g/L，球蛋白27 g/L，血肌酐68 μmol/L，尿素氮5.3mmol/L，总胆固醇8.88mmol/L，三酰甘油3.67mmol/L。中医诊断为水肿，西医诊断为IgA肾病。此属卫气不固，风邪水湿侵入，导致脾肾两虚，久之络脉受阻，精微不循常道而外漏。

证候：脾肾亏虚，络脉瘀阻。

治法：益气固表，活瘀补肾。

处方：玉屏风散加减。黄芪30 g，防风12 g，白术10 g，当归15 g，生山药20 g，茯苓30 g，山茱萸30 g，枸杞子30 g，菟丝子30 g，覆盆子30 g，鸡血藤30 g，金银花30 g，蒲公英30 g，甘草6 g。水煎服。

二诊（2006年9月16日）：上方服4剂，患者服药后无不适，查尿放免：白蛋白1509μg/mL，免疫球蛋白9.0μg/mL，β₂微球蛋白126μg/mL。24小时尿蛋白定量：1.29 g。守上方去蒲公英，加芡实20 g，金樱子30 g，再进30剂。

三诊（2006年10月12日）：上方服30剂。近因操劳过度，感全身乏力，口干，手心发热，尿泡沫增多。查尿常规：蛋白（+++），潜血（++），红细胞（+）。舌质偏暗，舌苔薄黄，脉沉细。患者因劳累病情出现反复，强的松每晨服5片。脉症分析，此为肾阴不足，肾失固摄。拟用益气汤滋阴补肾，佐以活瘀。处方：黄芪30 g，生地黄15 g，牡丹皮12 g，丹参30 g，赤芍15 g，生山药20 g，山茱萸30 g，枸杞子30 g，菟丝子30 g，覆盆子30 g，桑椹子30 g，金樱子30 g，白茅根30 g。水煎服。

四诊（2007年4月19日）：上方服50剂，患者身无不适，纳食正常，大便调，尿色清淡，舌质稍红，舌苔薄润，脉沉细。尿常规检查：蛋白（–），红细胞0～4个/HPF，潜血（+）。24小时尿蛋白定量0.17 g。查尿放免：白蛋白8.6μg/mL，免疫球蛋白1.7μg/mL，β₂微球蛋白28μg/mL。查血生化：总胆固醇5.8 mmol/L，三酰甘油2.1 mmol/L。肝肾功能均在正常范围。根据化验检查，服补肾固摄中药尿蛋白转阴，尿放免白蛋白及24小时尿蛋白定量均在正常范围，但尿红细胞仍存在，未见好转，嘱患者继服上方30剂。尿红细胞消失，病情稳定，临床痊愈。

【按语】IgA肾病是指肾组织免疫荧光检查，有大量IgA或IgA为主的循环免疫复合物在肾小球系膜区沉积的一种原发性肾小球疾病，临床症状以镜下或肉眼复发性血尿，可伴有轻度蛋白尿，少数患者出现肾病综合征。辨识此病，多以本虚标实立纲，以调整正邪虚实为法。本案患者经肾活检确定为轻度系膜增生性IgA肾病，且服用糖皮质激素无效后，故来就诊。根据其病程较长、反复发作的特点，再结合其舌、脉、症之表现，认为该患者初为脾肾气虚，后因久服激素，表现为以气阴两虚为本，以湿热瘀毒为标，依此调整虚实之治，乃从健脾益肾、清热解毒、利湿活瘀入手。方以玉屏风散、生山药益气健脾；山茱萸、枸杞子、菟丝子、覆盆子补肾养阴；金银花、蒲公英清热解毒；茯苓利湿，鸡血藤活瘀，三诊后以益气滋阴，补肾活瘀为治，组方严谨，标本兼顾，以使正盛邪却，疾病乃愈。

6.犀角地黄汤加减治疗水肿（肾病综合征）

治验：赵某，女，19岁，学生，2006年10月28日初诊。间断尿泡沫多4年。始起发热后浮肿，查尿蛋白（+++），赴外地某省级医院肾穿示：局灶节段硬化性肾小球肾炎。服强的松12片，尿蛋白未转阴。并口服吗替麦考酚酯（骁悉）1年，效仍不佳（已停服）。现服强的松片，隔日7片，已4个月。症见满月脸，面部有红丝缕，乏力，口干，手心发热，上肢发痒，双下肢轻度浮肿。实验室检查：尿检：蛋白（+++），血红蛋白：150g/L；肝肾功及血脂均在正常范围。舌质暗红，舌苔薄黄，脉沉细。中医诊断为水肿，西医诊断为肾病综合征。脉、舌、症合参，王师认为长期服用激素，致阴虚血热，血络不畅。

证候： 阴虚血热，血络不畅。

治法： 滋阴清热，活瘀补肾。

处方： 犀角地黄汤加减。生地黄15g，牡丹皮12g，白芍15g，丹参30g，赤芍15g，红花10g，山茱萸30g，枸杞子30g，菟丝子30g，覆盆子30g，金樱子30g，蝉蜕10g，桑椹子30g，金银花30g，白花蛇舌草30g，甘草6g。水煎服。

雷公藤多苷片，每次30mg，每日3次，口服。

二诊（2006年11月4日）： 服上方10剂，上肢痒减轻，纳可，睡眠佳，下肢浮肿消退。强的松改为6片，隔日服。尿检：蛋白（+++），红细胞3～4个/HPF。尿放免：白蛋白1017μg/mL，β₂微球蛋白226μg/mL。血流变中度异常。守方治疗。

三诊（2006年11月18日）： 服上方10剂后出现腹泻，日解大便2～5次。尿检：蛋白（+），余均正常。改为益气健脾补肾法。

处方： 黄芪30g，太子参15g，白术10g，生山药20g，茯苓30g，薏苡仁30g，莲子肉20g，山茱萸30g，枸杞子30g，菟丝子30g，覆盆子30g，桑椹子30g，半枝莲30g，墨旱莲30g，甘草6g。

四诊（2006年12月21日）： 上方服30剂。舌质暗红，舌苔薄，脉沉细。尿蛋白转阴。面部及胸部散在丘疹，瘙痒。拟用凉血化瘀祛风止痒。

处方： 当归15g，丹参20g，赤芍15g，生地黄12g，牡丹皮10g，地骨皮15g，土茯苓20g，薏苡仁30g，地肤子30g，蛇床子30g，白鲜皮15g，潼蒺藜15g，防风12g，枸杞子30g，甘草6g，金银花30g。水煎服。

雷公藤多苷片继服。

五诊（2007年5月15日）： 病情稳定，守上方在当地服药治疗4个月。查24小时尿蛋白定量0.44g。尿检：蛋白（±）。面部又有痒疹，上方去桑椹子加徐长卿

15 g，继服30剂。

六诊（2007年6月14日）：查血生化肝功正常，白蛋白39.5 g/L，球蛋白21.9 g/L，血脂及转氨酶均在正常范围。尿检（–）。查尿放免均在正常范围。血常规：红细胞5.82×10^{12}/L，血红蛋白169 g/L，白细胞4.5×10^{9}/L。四肢痒疹已止，月经量少，二便正常。强的松逐渐减量并于1个月前停药。雷公藤多苷片日服2片。拟用滋阴凉血，清化湿热。

处方：黄芪30 g，生地黄15 g，牡丹皮12 g，丹参30 g，赤芍15 g，金银花30 g，蒲公英30 g，白花蛇舌草30 g，徐长卿15 g，枸杞子30 g，菟丝子30 g，覆盆子30 g，桑椹子30 g，白茅根30 g，蝉蜕10 g。水煎服。30剂以收功。并嘱雷公藤多苷片减量，再服两个月停药。

【按语】本案患者病程日久，且久服激素，辨证属气阴两虚兼血瘀。阴水之证，常以脾肾阳虚型居多，但在实际辨治中，常常兼证丛生，甚则机转证变，肾上腺皮质激素乃属阳刚之品，久服致气阴两虚，损伤正气，气虚日久则血行不畅，阴虚日久则津亏血热，由此而致血瘀，血燥生风，患者出现满月脸，口干，手足心热，身有丘疹，瘙痒。在治疗中除用益气滋阴活瘀药外，方方不离生地黄、牡丹皮、金银花、蒲公英、白花蛇舌草、防风、蝉蜕、徐长卿等清热凉血，祛风止痒药。可见，方证合拍，贵在守方守药，对于慢性疑难病，尤须如此。

7.苏叶汤加减治疗水肿（肾病综合征）

治验：薛某，女，40岁，工人，2007年8月28日初诊。间断眼睑及双下肢浮肿两月余。始起感冒咳嗽后出现浮肿，在某医院查尿常规：尿蛋白（+++）。血生化提示：低蛋白血症并血脂偏高。诊为肾病综合征，给予强的松每日12片，顿服，1个月后减为7片，再服半个月后开始出现失眠、头痛、幻觉、手足抽搐。将强的松减为每日5片，症状缓解。现服强的松，每日3片。患者欲求中医药治疗，遂来诊。症见眼睑浮肿，纳差，头晕，失眠胆怯，下肢微肿。舌质偏红，舌苔白腻，脉沉细，舌底静脉暗紫。查尿常规：蛋白（+++），潜血（+++），镜检：红细胞3~5个/HPF，颗粒管型2~3个/HPF。血生化检查：总蛋白63.4 g/L，白蛋白30.6 g/L，球蛋白32.8 g/L，谷丙转氨酶24 IU/L，谷草转氨酶25 IU/L，尿素氮6.8 mmol/L，血肌酐86 μmol/L，血糖6.5 mmol/L，胆固醇8.19 mmol/L，三酰甘油3.22 mmol/L。查抗核抗体（ANA）阴性，双链脱氧核糖核酸抗体（ANA–ds–DNA）阴性。综合分析，乃属风邪袭肺，肺气不宣，湿邪郁遏，水液泛滥。

证候： 肺气不宣，湿邪阻遏。

治法： 疏风宣肺，健脾利湿。

处方： 苏叶汤加减。苏叶15 g，防风12 g，荆芥12 g，茯苓皮30 g，泽泻15 g，陈皮10 g，鸡内金10 g，生山药20 g，薏苡仁30 g，丹参20 g，鸡血藤30 g，白茅根30 g。水煎服。

二诊（2007年9月4日）： 上方服6剂，尿量增多，双下肢浮肿消退，眼睑仍肿，守方再进6剂。

三诊（2007年9月11日）： 眼睑浮肿减轻，不胆怯，时感胸闷不适，头昏身重，小便黄赤。舌质偏红，舌苔白腻，脉沉细。内有湿热，湿重于热，阻遏三焦气化功能。

处方： 拟用三仁汤化裁。薏苡仁30 g，白豆蔻12 g，杏仁9 g，滑石30 g，厚朴10 g，半夏9 g，竹叶10 g，生山药20 g，茯苓30 g，杞果20 g，菟丝子30 g，丹参20 g，赤芍15 g，白茅根30 g，白通草10 g。水煎服。

雷公藤多苷片（江苏美通），每次30 mg，每日3次，口服。

四诊（2007年9月27日）： 上方服15剂，诸症缓解，自感腰痛，尿泡沫多，尿常规检查：蛋白（++），潜血（+++），镜检：红细胞（+）。尿放免检查：白蛋白1300 μg/mL，免疫球蛋白G 112.5 μg/mL，β_2微球蛋白57 μg/mL。舌质稍红、苔薄腻，脉沉细。投宣畅气机，清热化湿之品，脾气渐复，湿热有下趋之势，但肾气虚弱，虚不固摄，精微外漏。治以健脾益肾，佐以活瘀。

处方： 生山药20 g，白术10 g，茯苓30 g，薏苡仁30 g，泽泻15 g，陈皮10 g，清半夏9 g，山茱萸30 g，枸杞子20 g，菟丝子30 g，覆盆子20 g，金樱子30 g，桑椹子20 g，丹参30 g，赤芍15 g，白茅根30 g。水煎服。

五诊（2007年11月8日）： 间服上方1个月，精神振作，腰部舒展，尿泡沫减少。尿检：蛋白（+），潜血（+），镜检：红细胞2~5个/HPF。近两天感冒咳嗽，咳痰不利，微有喘气。改用宣肺祛痰，止咳平喘。

处方： 炙麻黄10 g，细辛3 g，射干10 g，炙冬花15 g，炙紫菀15 g，桑白皮15 g，川贝母10 g，桔梗10 g，清半夏9 g，甘草6 g，生姜3片，大枣3枚。水煎服。

雷公藤多苷片继服。强的松停服。

六诊（2007年11月16日）： 服上方6剂，感冒咳嗽喘息已止。素日体弱，易感风寒。"邪之所凑，其气必虚。"故在补肾基础上加入益气固表药物以复肺肾两虚之证。

处方：黄芪30g，白术12g，防风10g，桑白皮12g，清半夏9g，生山药20g，山茱萸30g，枸杞子30g，菟丝子30g，覆盆子30g，金樱子30g，桑椹子20g，茯苓20g，白茅根30g。水煎服。

七诊（2007年12月20日）：上方随证加减服用30剂，未再发感冒，体格健壮，纳眠正常，二便调畅。尿常规检查：蛋白微量，潜血（＋）。尿放免复查：白蛋白56μg/mL，免疫球蛋白G 12μg/mL，β_2微球蛋白20μg/mL。查血生化：肝肾功能均在正常范围。配制丸药，以善其后。

【**按语**】本案肾病综合征患者，因激素副作用显著，且疗效不佳来诊。肾病综合征的治疗，西医首选激素，然激素副作用较大且病情易反复，使不少患者望而却步。此案患者口服足量激素后出现神经精神症状，属于交感神经兴奋性增强的表现，经及时撤减方才缓解。经四诊合参得知该患者证属风邪犯肺，肺不宣降，先拟疏风宣肺为主治之，方选苏叶汤加减。该方载自清代梁廉夫《不知医必要》卷一，组成为苏叶一钱五分，防风一钱五分，川芎一钱五分，陈皮一钱，甘草六分，加生姜2片，水煎服。由于肺属上焦，中医认为治上焦如羽，当用轻浮之品，肺主行水，通调水道，推动水液的输布和排泄。肺气肃降，将机体代谢后的水液下行到肾，经肾和膀胱的作用生成尿液排出体外。如果肺功能失常，行水失职，则水道不通，小便不出，因此本方取提壶揭盖之意，6剂而使浮肿消退。此时，患者出现胸闷不饥、头昏身重、小便黄赤、舌苔白腻、质红等症，湿热并存，湿重于热，其证符《温病条辨》三仁汤之方意，遂投以三仁汤加减，宣畅气机，清热化湿，15剂而诸症解。然此病之调治过程远未停止，湿为重浊有质之邪，湿热久羁中焦，必有下趋之势，加之病家身体素虚，精微外泄，极易引邪而至，故在健运脾胃同时加入补肾固肾之品，脾肾通调，则病邪无匿身之所。平素极易外感风寒，此为卫表不固，待诸症俱解之时，选用玉屏风散合自拟补肾五子汤加减益气实卫固表，肺肾同治，病体复安。

8. 实脾饮加减治疗水肿（乙肝病毒相关性肾炎，IgA肾病）

治验：任某，女，37岁，工人，2001年4月12日初诊。间发浮肿，尿泡沫多1月余。2000年12月15日于北京某医院肾活检提示：乙肝病毒相关性肾炎，重度系膜增生IgA肾病。曾在当地医院住院治疗，给予强的松口服12片/日治疗，两个月后减量，现服6片/日，效不佳。尿检：蛋白（+++），红细胞（+）。查血：胆固醇7.68 mmol/L，三酰甘油2.67 mmol/L，载脂蛋白A 11.6 mmol/L，载脂蛋白B 1.3 mmol/L，高密度脂蛋白2.17 mmol/L，低密度脂蛋白5.77 mmol/L。乙肝检查：HBsAg（+），HBeAg（+），HBeAb（+），肝功能检查正常。症见：面黄，乏力，畏寒，气短，小便黄浑，双下肢水肿，舌质暗红，舌苔薄腻，脉沉细。中医诊断为水肿，西医诊断为乙肝病毒相关性肾病、IgA肾病。

证候： 脾肾气虚，水湿内蕴。

治法： 健脾祛湿，温阳利水。

处方： 实脾饮加减。黄芪30g，党参15g，白术20g，薏苡仁30g，茯苓20g，木瓜15g，淫羊藿30g，仙茅10g，厚朴12g，木香15g，大腹皮15g，白花蛇舌草30g，丹参30g，赤芍15g，甘草6g。水煎服。

二诊（2001年4月28日）：服上方15剂，面黄退，乏力、畏寒等症均减轻。查尿放免：白蛋白1351μg/mL，免疫球蛋白G 9.0μg/mL，β_2微球蛋白80.8μg/mL，24小时尿蛋白定量1.24g。仍拟前方加强活血祛瘀之力。

处方： 黄芪30g，当归15g，丹参30g，鸡血藤30g，牡丹皮15g 赤芍15g，茯苓30g，山茱萸30g，枸杞子30g，菟丝子30g，覆盆子30g，芡实20g，金樱子30g，墨旱莲30g，金银花30g，蒲公英20g，甘草6g。水煎服。

三诊（2001年5月18日）：上方服20剂。尿检：蛋白（+），潜血（+）。尿放免：白蛋白223μg/mL，免疫球蛋白13.5μg/mL。口干，手心发热，下肢浮肿消退。舌质暗红，舌苔薄，脉沉细。此为气阴两虚为主，改用益气滋阴，补肾凉血。

处方： 黄芪30g，生地黄15g，牡丹皮12g，丹参30g，赤芍15g，生山药20g，山茱萸30g，枸杞子30g，菟丝子30g，覆盆子30g，桑椹子30g，金樱子30g，金银花30g，蒲公英20g，茯苓30g，甘草6g。水煎服。

四诊（2001年10月20日）：上方服用两个月，强的松于6月已停服。查尿放免：白蛋白7.6μg/mL，免疫球蛋白1.1μg/mL，β_2微球蛋白25μg/mL。血生化：胆固醇5.16mmol/L，三酰甘油2.47mmol/L。肝功能正常。24小时尿蛋白定量：总蛋白定量0.16g；尿检：蛋白（-），潜血（+），红细胞（+）。时发腰痛，舌质红，舌苔薄，脉沉细数。守方治疗略有加减。

处方： 黄芪30g，生地黄15g，牡丹皮12g，丹参30g，赤芍15g，女贞子20g，墨旱莲30 g，茜草30 g，小蓟30 g，藕节30 g，枸杞子30 g，菟丝子30 g，茯苓30 g，金银花30 g，蒲公英20 g，甘草30 g。50剂水煎服以巩固疗效。

【按语】乙型肝炎病毒相关性肾炎，简称乙肝肾病，其临床表现多见于中医学中的"水肿""鼓胀""黄疸"等疾病。本案患者经肾活检确定为乙肝病毒相关性肾炎，重度系膜增生性IgA肾病，且服用糖皮质激素无效后来就诊。辨识此病，多以本虚标实立纲，以调整正邪虚实为法。初始患者水肿较甚，其为湿邪侵及脾胃，致使脾不健运行水，给予健脾温肾、利水解毒治之，方用实脾饮合四君子汤加减，先使脾肾同调，水气退却。然因其病程较长、反复发作的特点，湿热疫毒蕴结于肝、脾、肾，加之连服激素，久后必伤气耗阴，故后期表现为本虚以气阴两虚为主，故此调整虚实之治，乃从益气养阴、清解疫毒、利湿活瘀入手，方中以黄芪、生山药益气健脾，山茱萸、枸杞子、菟丝子、覆盆子补肾养阴，金银花、蒲公英清热解毒，茯苓利湿，丹参、赤芍、鸡血藤活瘀，法药严谨，标本兼顾，以使正盛邪却，疾病乃缓。

9. 三仁汤加减治疗腰痛（IgA肾病）

治验：陈某，男，22岁，工人，2005年5月10日初诊。间发腰痛1年，于2004年5月10日体检发现尿蛋白（+++），红细胞（+）。间断服用中成药治疗，病情未见好转。于2004年8月12日在某医院行肾活检：诊为IgA肾病（局灶硬化型），给予强的松治疗，初始每日9片，共服8周后逐渐减量，现隔日1片已服1周。患者欲配服中药治疗，故来诊。症见体形较胖，面色欠华，眼睑无浮肿，咽部不适，时感有痰，胸闷不饥，腰痛沉困，阴部潮湿，下肢轻度水肿，大便日解2～3次，舌质淡红，边有齿痕，舌苔厚腻，脉沉缓。尿常规检查：尿蛋白（+++），红细胞（+），潜血（++）。24小时尿蛋白定量：3.1 g。中医诊为腰痛。辨证为脾虚湿停，湿邪阻遏气机，三焦气化功能失司，致使精微精血不循常道而漏出、溢出，故现腰痛、蛋白尿、血尿。

证候：脾虚湿停，阻遏气机。

治法：健脾利湿，宣畅益肾。

处方：三仁汤加减。薏苡仁30 g，白豆蔻12g，炒杏仁9 g，滑石30 g，陈皮10 g，清半夏9 g，生山药20 g，莲子肉20 g，川贝母10 g，桔梗10 g，枸杞子20 g，菟丝子30 g，覆盆子20 g，丹参20 g，赤芍15 g，甘草6 g。水煎服。

二诊（2005年5月27日）：上方服12剂，有食欲，纳食增多，下肢浮肿消退，大便日解1次，成形。仍感咽中有痰，似有异物，虚烦不宁，腰痛，阴囊潮湿。舌质偏红，边有齿痕，舌苔微黄腻，脉沉细。尿检：蛋白（++），潜血（++）。此为脾虚失运，痰热内扰，改用温胆汤加减。

处方：陈皮10 g，清半夏9g，茯苓15 g，竹茹10 g，枳实10 g，川贝母10 g，桔梗10 g，射干12 g，重楼15 g，木蝴蝶10 g，枸杞子20 g，菟丝子30 g，覆盆子20 g，小蓟30 g，白茅根30 g，甘草6 g。水煎服。

三诊（2005年6月10日）：上方服10剂，咽部清爽，心静眠安，时感腰困，阴囊潮湿，舌质淡红，舌苔薄腻，脉沉细。尿常规检查：蛋白（+），潜血（++）。激素已停。下焦仍有湿热未除，困遏脾肾。治宜清热利湿，健脾补肾。

处方：薏苡仁30 g，生山药20 g，苍术10 g，茯苓20 g，陈皮10 g，清半夏9 g，滑石20 g，黄柏12 g，白花蛇舌草30 g，补骨脂15 g，枸杞子20 g，菟丝子30 g，覆盆子20 g，金樱子20 g，甘草6 g。水煎服。

四诊（2005年7月5日）：上方服15剂，诸症悉平。尿检：蛋白（-），潜血（±），24小时尿蛋白定量300 mg。嘱患者再服10剂，定期复查。

【按语】本案患者气化失司，清浊不分，湿困三焦，精微物质溢于体外，恰为三仁汤所治。结合时令处于湿热丛生之际，重用三仁（薏苡仁、白豆蔻、杏仁）合滑石、二陈等祛除湿邪之品，湿热去，肾乃安。患者体形肥胖，辨为痰湿体质，上扰咽喉，下损肾气，故应用清咽益肾，和胃除湿化痰方药调养之，收效极妙。近来有医家提出"体质辨证"之说，然究其本质，亦不离整体观念左右。

10. 藿香正气散加减治疗紫斑（过敏性紫癜性肾炎）

治验：李某，男，24岁，学生，2006年2月26日初诊。患者于1个月前感冒，1周后出现双下肢散在紫斑，经某医院检查，初步诊为过敏性紫癜，予抗过敏药物治疗，皮疹消退，20天后查尿常规：蛋白（++），潜血（++），镜检：红细胞1～3个/HPF。患者欲服中药治疗，故前来就诊。症见面部红润，眼睑无浮肿，双下肢有少许散在浅红紫点，无凹陷性水肿，时有腰痛，口干黏，纳差不欲食，身重不适，大便偏干，小便色黄。尿常规检查：蛋白（+++），潜血（++），尿胆原（+），胆红素（+），镜检：红细胞（+）。舌质偏红，舌苔黄厚腻，脉沉细。此属内有湿热，热重于湿，湿热蕴结于肾，浊邪阻遏气机，精微不循常道而漏出，故现蛋白尿、血尿。

证候：湿热蕴结，阻滞气机。

治法：芳香化浊，清热益肾。

处方：藿香正气散加减。藿香15 g，佩兰15 g，茵陈20 g，黄芩12 g，陈皮10 g，清半夏9 g，白豆蔻10 g，薏苡仁20 g，砂仁12 g，枸杞子20 g，菟丝子30 g，覆盆子20 g，生槐花30 g，肉苁蓉15 g，白茅根20 g。水煎服。

二诊（2006年3月18日）：上方服20剂，口干黏好转，食欲增进，大便每日1次、食不干，尿色转清，小便通畅，黄厚苔已退，脉沉缓。尿常规检查：蛋白微量，潜血（＋），红细胞（＋），尿胆原（＋）。素易感冒，今又微感风寒，身体不适，拟用益肾固护卫气之法，方选玉屏风散加味。

处方：黄芪30 g，防风15 g，白术15 g，山茱萸30 g，枸杞子20 g，菟丝子30 g，覆盆子20 g，女贞子20 g，墨旱莲30 g，茜草20 g，藕节30 g，丹参20 g，赤芍15 g，石韦30 g，甘草6 g。水煎服。

三诊（2006年4月10日）：上方服10剂，感冒已愈。服上方后全身感轻松，时有腰酸困，下肢无力。尿常规检查：蛋白微量，潜血（＋＋），红细胞0~5个/HPF，上方加独活继服15剂。

四诊（2006年7月19日）：患者停服汤药2月余，近因饮食不当，饮水少，感身重疼痛，胸闷，纳呆，小便灼热，尿频，睡眠正常。舌质红，舌苔薄黄腻，脉沉细。尿常规：蛋白（－），潜血（±）。此湿热又起，阻遏三焦气化功能，热重于湿，但舌虽是薄黄苔，较初诊时浊热之邪较轻，故拟三仁汤加清热之药。

处方：薏苡仁20 g，白豆蔻10 g，炒杏仁9 g，滑石20 g，清半夏9 g，竹叶10 g，陈皮10 g，厚朴10 g，黄芩10 g，栀子10 g，砂仁12 g，丹参15 g，赤芍15 g，石韦20 g。水煎服。

嘱服汤药10剂后改用百令胶囊，以提高自身免疫功能。

【按语】《素问·灵兰秘典论》谓："三焦者，决渎之官，水道出焉。"三焦气化功能的利否对于慢性肾病的发生、发展及转归有着非常重要的影响，人体水液代谢与三焦气化功能至关密切，若欲小溲通利必赖三焦气化正常，气化一日不畅，水道必然一日不通。故辨治慢性肾脏病，不可离乎三焦气化功能，治疗总以畅通气机为要。《沈氏尊生书·海藏》云："上焦如雾，雾不散则为喘满；中焦如沤，沤不利则留饮不散，久为中满；下焦如渎，渎不利则为肿满。"这种三焦同病的现象多与湿邪的存在密不可分。湿为阴邪，重着腻滞，蕴蒸不化，胶着难解，常弥漫三焦。《太平惠民和剂局方》藿香正气散应为慢性肾病湿郁三焦证的辨治核心之一。具体施治时，要注意以下几点。①湿热轻重程度的不同：湿重于热多选三仁汤治之，热重于湿或湿热并见多用黄芩滑石汤。②如兼表证，应先解表为要，以免引邪入里，酿生他患。③是否兼有夹证：区别兼虚、兼瘀、兼痰的不同，并给予分治。④注意顾护脾胃：脾者，易为湿邪所困，在辨治慢性肾病的过程中，时时注意顾护脾胃正气，遣方用药应平和轻灵，存一分胃气，则留一分生机。

11. 沙参麦冬汤加减治疗紫斑（过敏性紫癜性肾炎、支气管炎）

治验： 李某，女，58岁，农民，2006年12月27日初诊。2个月前食"多宝鱼"后，双下肢出现散在紫斑，伴两腿疼痛及腹痛，当地医生给予强的松治疗，每日12片，共服8周，尿蛋白未转阴。素日易感冒咳嗽，近1周来患者感冒咳嗽加重，伴有闷喘，前来就诊。症见乏力，面部浮胀，咳嗽，闷喘，吐黄痰，口干苦，腹胀，双下肢未发现新紫斑，可见有陈旧的紫癜，尿泡沫较多，尿色黄，大便日一次。舌质暗红，舌苔薄腻，脉沉细。尿常规检查：蛋白（++），红细胞（+）。尿红细胞形态：正常红细胞占22%，异常红细胞占78%。血常规：白细胞8.5×10^9/L，中性粒细胞占75%，淋巴细胞14%，血小板106×10^9/L。血生化检查：白蛋白41 g/L，球蛋白22 g/L，尿素氮6.8 mmol/L，血肌酐83 μmol/L，尿酸380 μmol/L。总胆固醇4.71 mmol/L，三酰甘油1.6 mmol/L。B超示双肾实质性弥漫性改变，肾脏大小形态正常。初诊为：①过敏性紫癜性肾炎；②支气管炎。此为风热犯肺，肺阴不足，阴虚火旺，灼津为痰，肺失濡润，肃降无权，气逆作咳。遵"急则治标，缓则治本"的原则治疗。

证候： 肺失濡润，肃降无权。

治法： 滋阴润肺，止咳平喘。

处方： 沙参麦冬汤加减。北沙参15 g，麦冬15 g，石斛15 g，黄芩10 g，重楼9 g，桔梗10 g，川贝母10 g，炒杏仁9 g，炙桑白皮15 g，炙紫菀15 g，炙冬花15 g，徐长卿15 g，丹参20 g，赤芍15 g，甘草6 g。水煎服。

二诊（2006年12月29日）： 服上方3剂，患者咳喘减轻，痰少、色转清，食量略增，腿痛轻，走路有力，鼻涕带有血丝。尿常规检查：蛋白（++），潜血（+++），红细胞（+）。心电图检查：窦性心律。肺部CT示：肺部未发现明显病変。舌质暗红，舌苔薄黄，脉沉细。此仍肺经有热，津液不足，肾气亏虚，拟用润肺益肾之法。

处方：北沙参15 g，麦冬12 g，石斛12 g，白花蛇舌草30 g，川贝母10 g，桑白皮15 g，黄芩10 g，丹参20 g，赤芍15 g，山茱萸30 g，枸杞子30 g，菟丝子30 g，金樱子30 g，墨旱莲30 g，小蓟30 g，甘草6 g。水煎服。

三诊（2007年1月12日）：上方服10剂，咳喘已愈，已无恶心呕吐，时有口苦腹胀，尿有热感，色深黄，大便日两次。尿常规：蛋白（+），潜血（+++），红细胞（++++），白细胞2~4个/HPF，颗粒管型2~4个/HPF。舌质暗红，舌苔薄黄，脉细数。此为阴虚内热，肾阴亏虚，改用滋阴补肾，清热凉血。

处方：生地黄15 g，牡丹皮12 g，枸杞子30 g，女贞子30 g，墨旱莲30 g，茜草20 g，菟丝子20 g，覆盆子20 g，小蓟30 g，砂仁12 g，仙鹤草30 g，白花蛇舌草30 g，金银花30 g，黄柏12 g，竹叶12 g，石韦30 g。水煎服。

四诊（2007年3月8日）：随证略有加减，服30剂。尿常规检查：蛋白（-），潜血（++），红细胞（+++），腹胀减，无尿热。舌质暗红，舌下络脉瘀紫，舌苔薄黄，脉沉细。此为久病致瘀，上方去砂仁、竹叶，加地龙10 g，水蛭3 g。

五诊（2007年3月25日）：上方服12剂，精神好转，面部浮胀消退，食量增多，时感腰痛，尿色清，尿流通畅无热感，大便正常。尿常规检查：潜血（++），红细胞5~8个/HPF。尿检大有好转，查血生化：肝肾功能均正常。再拟上方服30剂。

六诊（2007年5月10日）：尿常规检查：蛋白（-），红细胞（-），潜血（+），临床已基本治愈。嘱患者将上方配制成丸药服用，以巩固疗效。嘱患者防止感冒感染，饮食有节，定期复查。

【按语】本案紫斑患者为老年女性，且伴有缠绵难愈的感冒咳喘，病情较为复杂，须抓住主要矛盾，紧扣关键病机进行辨治，否则稍有不慎，极有可能使病情更趋复杂。感冒咳喘病机在于风热犯肺，伤及肺阴，阴虚火旺，灼津为痰，肺失濡润，肃降无权，气逆作咳。"肺为肾之母""金水相生"，若肺阴虚不治，日久必损及肾，导致肾阴亦亏，病邪入里。肺阴虚为此时辨证之关键，应以滋养肺阴，止咳平喘为当务之急，方用沙参麦冬汤加减，然待咳喘渐轻之际，逐渐酌加益肾固肾之品，根据病证发展规律，形成从治肺为主到肺肾同调，再到调肾并凉血活血为主的辨治策略路线。本案病情充分提示了感冒与饮食是影响该病发生、发展的两大因素，因此防感冒、慎饮食则是防止该病病情复发的两大前提。

12. 血府逐瘀汤加减治疗尿血（慢性肾小球肾炎）

治验： 刘某，女，29岁，农民，已婚，2007年2月21日初诊。近1个月来，持续腰痛且逐渐加重，尿色黄赤，在某省级医院做尿常规检查：蛋白（++），潜血（+++），红细胞计数941个/μL（参考值：0~25），细菌计数3424个/μL（参考值：0~4000）。病家不愿服西药治疗，故前来就诊。患者3年前患肛脓肿行手术治疗，两个月后时感腰痛，阴部不适，未引起重视。近来尿色加深，口干纳差，阴部发热，月经量少，色暗有小血块。舌质暗红，舌下络脉发紫，舌苔薄黄，脉沉细。根据脉、舌、症、尿检，中医诊为尿血，西医诊断为慢性肾小球肾炎，建议患者行肾活检，进一步确诊。

证候： 阴虚血瘀。

治法： 滋阴清热，活血祛瘀。

处方： 血府逐瘀汤加减。生地黄20 g，牡丹皮15 g，金银花20 g，白花蛇舌草20 g，当归15 g，桃仁10 g，红花10 g，益母草15 g，香附10 g，墨旱莲30 g，茜草20 g，小蓟30 g，川牛膝10 g，水蛭3 g，甘草6 g。水煎服。

二诊（2007年2月24日）： 上方服3剂，无不适感。查尿红细胞位相：正常红细胞20%，环形红细胞占57%，靶形红细胞11%，芽孢形红细胞4%，棘形红细胞8%。尿放免检查：白蛋白412.8 μg/mL，免疫球蛋白G 0.4 μg/mL，β_2微球蛋白15 μg/mL。彩超示：双肾大小形态正常，双肾皮质回声光点略增多、增强，左肾静脉未见明显异常。阴部已不热，腰仍疼痛，上方加补骨脂15 g，继服。

三诊（2007年3月27日）： 上方随证加减服15剂，近来感冒咳嗽，喉中有水鸡声，痰较多，舌质偏红，舌苔薄白，脉沉细。尿常规：蛋白（++），潜血（+++），红细胞计数476个/μL。为外感风寒，痰饮郁肺，上逆而咳，治宜宣肺止咳，祛痰平喘，方用射干麻黄汤加减。

处方： 炙麻黄9 g，细辛3 g，射干10 g，炙桑白皮12 g，炙紫菀15 g，炙冬花15 g，橘红10 g，清半夏9 g，防风10 g，重楼15 g，五味子6 g，甘草6 g，生姜3片，大枣7枚。水煎服。

四诊（2007年4月10日）： 上方服7剂，外感咳嗽已除。尿检：蛋白微量，红细胞计数下降为242.1个/μL。1周前患外感风寒，痰饮郁结，肺气不宣，内陷于肾，故蛋白尿加重，出现尿检蛋白（++），说明蛋白尿轻重与外感风邪有关。患者仍感腰痛，手心发热，晨起小便色深黄，纳眠正常。舌质红，舌下络脉瘀紫，舌苔薄黄，脉沉细。此仍为阴虚血瘀，治宜滋阴益肾、凉血活血。

处方：生地黄20 g，牡丹皮15 g，女贞子20 g，白花蛇舌草30 g，茜草20 g，大小蓟各20 g，金银花30 g，墨旱莲30 g，瞿麦20 g，丹参30 g，赤芍15 g，红花10 g，补骨脂15 g，枸杞子20 g，石韦30 g，甘草6 g。水煎服。

五诊（2007年5月22日）：上方随证加减服用30剂，自感良好，腰不痛，手心不热，尿色清，尿流通畅，月经量增多，无血块。尿常规检查：蛋白微量，潜血（++），红细胞计数29.6个/μL，舌质偏红，舌苔薄润，脉沉细。上方去红花、瞿麦、补骨脂，加仙鹤草20 g，藕节30 g。

六诊（2007年7月1日）：上方间服25剂。尿常规：蛋白（-），潜血（±），红细胞计数11.6个/μL，病情基本缓解，嘱患者再服10剂巩固疗效。

【按语】本案患者属慢性肾炎急性发作，腰痛显著，但仍不愿肾穿刺活检，拒绝西药治疗。从其月经量少，色暗有小血块，舌质暗红，舌下络脉发紫，以及口干纳差，阴部发热识得其病机总属阴虚血瘀，采用血府逐瘀汤加水蛭化裁治之，收效甚佳，腰痛得到迅速缓解。王清任这首用于治疗"胸中血府血瘀"的名方，在《医林改错》中列举了19种病症，但所蕴含的治疗法则及其对应证候绝非19种，至今仍是临床实践和实验研究的热点之一。

13. 养阴清肺汤加减治疗紫斑（过敏性紫癜性肾炎）

治验：李某，女，26岁，干部，1999年5月10日初诊。3个月前到东南亚旅游，双下肢出现紫癜。回国后在某省级医院检查：尿蛋白（+++），红细胞（+++），诊为过敏性紫癜性肾炎，给予维生素C、芦丁、潘生丁、强的松等治疗。治疗1月余紫斑消退，但尿检仍异常。今来王自敏门诊治疗。症见乏力，口干欲饮，右侧腰部酸困痛，双下肢未出现新紫癜，尿色红，大便干，隔日1次。舌质红，舌苔薄黄腻，脉沉细。查尿常规：潜血：（++++），蛋白（+），红细胞（+++），白细胞（+），上皮细胞（+）。尿放免：白蛋白78.4 μg/mL，免疫球蛋白G 1.2 μg/mL，β₂微球蛋白18 μg/mL，α₁微球蛋白0.8 μg/mL。

证候：感受邪毒，胃肠积热，燔灼营血，伤及肾络。

治法：滋阴凉血，通腑泄热。

处方：养阴清肺汤加减。生地黄20 g，牡丹皮10 g，麦冬15 g，石斛15 g，黄芩10 g，白芍20 g，小蓟30 g，墨旱莲30 g，女贞子30 g，生地榆30 g，茜草炭30 g，厚朴12 g，紫草15 g，黄柏10g，制大黄9 g。水煎服。

二诊（1999年7月21日）：上方服1个月。现感冒乏力，腰酸痛，口咽干，咳嗽有淡黄色痰，大便质稀，每日1次，舌质淡红、苔薄黄，脉沉细。尿常规：蛋白（+），潜血（++++）。血常规：白细胞17.4×10^9/L，红细胞5.08×10^{12}/L，血红蛋白176 g/L。此系热毒袭肺，肺失清肃，拟用清热解毒，宣肺止咳。

处方：金银花30 g，蒲公英30 g，连翘10 g，重楼10 g，桑白皮15 g，炙冬花15 g，生地黄15 g，牡丹皮10 g，枸杞子20 g，菟丝子10 g，石韦20 g，白花蛇舌草30 g，紫草15 g，甘草6 g。水煎服。

三诊（1999年11月4日）：上方服15剂。感冒症状已愈。舌质尖红，舌苔薄腻，脉细，少腹痛，白带多。B超示：双侧附件增厚。尿常规：蛋白（+）。查血常规：白细胞12×10^9/L。证归下焦湿热，改用清热利湿法。

处方：金银花30 g，蒲公英30 g，连翘15 g，黄柏10 g，生地黄20 g，牡丹皮10 g，土茯苓30 g，白花蛇舌草30 g，薏苡仁20 g，延胡索10 g，赤芍15 g，石韦30 g，紫草15 g，甘草6 g。水煎服。

四诊（1999年12月2日）：上方服10剂，下焦症状已除。前日双下肢出紫癜，口干，手心发热，大便不畅。尿常规：蛋白（++），红细胞（++），白细胞3~6个/HPF。舌质红，舌苔薄腻，脉沉细。胃有积热，迫血妄行。法拟清热祛风，凉血活血。

处方：生地黄20 g，牡丹皮15 g，地骨皮15 g，生山药15 g，蝉蜕10 g，徐长卿30 g，紫草20 g，女贞子20 g，金银花30g，大黄6 g，墨旱莲30 g，茜草炭30 g，仙鹤草30 g，石韦30 g，丹参20g，赤芍15g。水煎服，服30剂。

嘱忌海鲜、辛辣之物。2000年5月来院复查。尿常规、肝肾功能均正常。2002年12月顺利生一女孩，随访至今身体健壮，病情未复发。

【按语】过敏性紫癜是以皮肤紫癜、出血性胃肠炎、关节炎及肾损害为特点的综合征。过敏性紫癜所引起的肾损害称为过敏性紫癜性肾炎，简称为紫癜性肾炎。依据其临床特征，应类属于中医学的"紫斑""肌衄""尿血""水肿"等范畴。本案患者初始因到异国湿热之地游玩，感受风湿热毒，热迫血行，血溢肌表，故现紫斑。随着病情发展，入里化热，热灼营血，伤及肾络，乃成紫斑、血尿。据此施治，先拟滋阴凉血，通腑泄热，方选《重楼玉钥》养阴清肺汤，取得明显疗效。此类患者因其免疫功能低下，最易感冒，反复外感又可致病情加重。为防病情传变，热毒进一步伤肾及络，须及早给予清热解毒，宣肺止咳之品，需要注意的是，此患病本于肺肾两虚，须防苦寒药物耗伤阴液，在方中加入药对生地黄、牡丹皮清解营分之热以及枸杞子、菟丝子固护肺肾阴液，蛋白尿、血尿基本控制，但内仍有湿热余邪未清，一旦感染或饮食不当，病情反复，湿热加重，又因久病入络致瘀，湿热、血瘀蕴络。故在三诊、四诊治疗中，一面清热利湿，一面则凉血活血止血。

14. 小蓟饮子合二至丸治疗尿血（慢性肾小球肾炎）

治验： 曹某，男，26岁，已婚，干部，2005年6月28日初诊。尿色深黄1个月。1个月前饮酒后出现肉眼血尿，服中药治疗肉眼血尿止，但尿色偏深黄，镜检仍有红细胞，故来诊。尿常规检查：蛋白（－），潜血（＋＋），红细胞（＋＋）。无尿急，尿热，尿痛，舌质红，舌苔薄润，脉沉细。询问病史，患者于2003年体检时发现尿潜血（＋），经治疗潜血消退。2004年4月7日，外出因劳累饮食不当出现咽痛、血尿，在当地医院做红细胞形态检查：多形红细胞大于40%，血清IgA偏高。素日易患咽喉疼痛，口干欲饮，西医诊为咽喉炎、IgA肾病待确诊。余根据病史，患者易患咽痛，又因劳累、饮酒后反复出现肉眼血尿及镜下血尿，说明内有虚热，上扰咽喉，下损肾络，故出现尿异常，中医诊为尿血，西医临床诊为慢性肾小球肾炎（患者不愿行肾穿刺检查）。

证候： 阴虚血热，兼有血瘀。

治法： 滋阴凉血，活血止血。

处方： 小蓟饮子合二至丸加减。生地黄20g，小蓟30g，竹叶12g，藕节30g，女贞子20g，墨旱莲30g，茜草20g，栀子10g，金银花20g，白花蛇舌草30g，石韦20g，丹参20g，赤芍15g，甘草6g。水煎服。

二诊（2005年7月9日）： 上方服7剂，尿色明显转清，昨晨又饮啤酒，咽喉不适，再次出现肉眼血尿，尿常规检查：红细胞（＋＋＋），蛋白微量，潜血（＋＋）。舌质红，舌苔薄黄，脉沉细。上方加重楼15g，仙鹤草20g，生地黄改为30g，继服。

三诊（2005年7月20日）： 上方服10剂，肉眼血尿消退，小便清长，近两日咽部干痛。尿常规检查：红细胞2～4个/HPF。舌质红，舌苔薄黄，脉沉细。此为内热充斥咽喉，治宜滋阴清咽。

处方：生地黄20 g，牡丹皮15 g，玄参15 g，重楼10 g，射干12 g，陈皮10 g，金银花20 g，白花蛇舌草30 g，木蝴蝶12 g，黄芩10 g，小蓟30 g，甘草6 g。水煎服。

四诊（2005年8月10日）：上方服7剂，咽已不痛，口不干。尿常规检查：蛋白（－），红细胞（－）。嘱上方再服10剂，忌烟酒，防劳累。观察半年，尿检正常，未再出现血尿。

【按语】本案患者平素喜饮酒，常发咽喉疼痛。来诊时，以镜下血尿为主，给予滋阴清热、凉血活血之小蓟饮子合二至丸，尿色转清。但患者对医嘱置若罔闻，又饮酒致咽痛发作，出现肉眼血尿，此为湿热搏结，咽肾受损。正如《灵枢·络脉》篇中指出："肾足少阴之脉……从肾上贯肝膈，入肺中，循喉咙，挟舌本……是主肾所生病者，口热舌干，咽肿上气，嗌干及痛。"由此可见，咽喉为肾经循行之所，咽喉病变与肾经密切相关。此案湿热蕴久，生热灼津，而致阴虚火旺，上扰咽喉疼痛，下循经脉直接犯肾，伤及肾气，肾失封藏，精微下泄，可见蛋白尿、血尿。二诊、三诊在滋阴活血凉血基础上，加大清热利咽的力度，选用玄参、重楼、射干、木蝴蝶、黄芩等，病情缓解，尿检正常。

15. 增液汤加减治疗淋证（泌尿系统感染）

治验：巴某，女，42岁，2005年11月29日初诊。患者尿急尿频半年，2005年8月10日在某医院做尿培养为奇异变形杆菌生长。曾服中药症状不减，故来王自敏门诊求治。症见尿热，尿频，腰痛不适，口干欲饮，夜尿5～6次。双下肢无浮肿。舌质红，舌苔薄黄，脉沉细。尿检：白细胞（＋）。既往有支原体感染史。中医诊为淋证，西医诊为泌尿系感染。

证候：肾水不足，阴虚内热。

治法：养阴清热化浊。

处方：增液汤加减。生地黄15 g，牡丹皮12 g，麦冬15 g，石斛15 g，玄参15 g，丹参20 g，赤芍15 g，金银花30 g，蒲公英30 g，白花蛇舌草30 g，黄柏12 g，枸杞子30 g，益智仁30 g，怀牛膝15 g，甘草6 g。水煎服。

二诊（2005年12月3日）：上方服5剂。口干，口渴欲饮减轻，尿频，尿放免检查在正常范围。舌质稍红，舌苔薄黄，脉沉细。上方略有加减。

处方：生地黄15g，牡丹皮12g，麦冬15g，石斛15g，玄参15g，天花粉30g，知母12g，山茱萸20g，枸杞子30g，益智仁30g，桑螵蛸20g，乌药10g，金银花30g，蒲公英20g，甘草6g。水煎服。

三诊（2005年12月24日）：上方服15剂。尿培养：普通菌培养，L型菌培养：均无细菌生长，但仍感尿频，眠差，多梦，怕冷，大便正常，夜尿2～3次。舌苔薄黄，脉沉细。上方加巴戟天20g以助肾阳之气化，药后诸症消退。

【按语】本案系泌尿系感染患者，尿热、尿频为主症，伴随腰痛不适，口干欲饮，舌苔薄黄，舌质红。此因湿热久羁，阴液已伤，加之前医投苦寒燥湿伤阴之品，使阴亏更甚，内热生焉。宜滋养阴液为首要之法，辅以清热化浊，选用玄参、麦冬、生地黄各15g，暗寓增液汤增液润燥之意；金银花、蒲公英、白花蛇舌草、黄柏清热祛湿，5剂后口干见轻，尿频仍著；后守上方，加乌药、桑螵蛸，欲兼以温肾缩泉，止其尿频。后尿频难减，为肾阳不足所致，故加巴戟天以助温阳化气，则尿频、怕冷症状消退。

16. 天麻钩藤饮加减治疗肾衰病（双侧多囊肾、慢性肾衰竭）

治验：朱某，男，40岁，商人，1988年5月16日初诊。患者系江苏某县城人，来郑经商，因劳累后近1周感头痛、腹胀前来就诊。测血压：160/100 mmHg，做彩超检查：诊断为双侧多囊肾。尿常规检查：蛋白（+），红细胞（+），白细胞2～5个/HPF；查血生化：尿素氮10 mmol/L，血肌酐246μmol/L，血尿酸389μmol/L，二氧化碳结合力22 mmol/L，胆固醇6.1 mmol/L，三酰甘油2.5 mmol/L，高密度脂蛋白1.72 mmol/L，低密度脂蛋白3.89 mmol/L。症见头重，头痛，胸胁满闷，腹部胀痛，纳少体倦，腰酸困，午后下肢略有浮肿，大便偏干，小便黄少。舌下络脉瘀紫，舌质偏红，舌苔黄腻，脉弦滑。素日嗜食烟酒，其父患有多囊肾。此属先天禀赋不足，肾虚肝旺，血瘀，痰浊结聚而成本病。

证候：肾虚肝旺，痰浊血瘀。

治法：平肝潜阳，活瘀散结，化痰降浊。

处方：天麻钩藤饮加减。天麻10g，石决明30g，钩藤30g，生龙骨30g，生牡蛎30g，白术10g，陈皮10g，清半夏9g，桃仁10g，红花10g，茯苓30g，鳖甲15g，石韦30g，制大黄6g，甘草6g。水煎服。配服鳖甲煎丸，每次5g，每日3次。

二诊（1988年5月23日）：服6剂后头痛、腹胀减轻，饮食略增，大便不干。外带15剂汤药回家调养。1个月后来诊诉体力增强，头不痛，腹胀消，仍感腰部酸困，二便通畅。测血压：120～140/80～90 mmHg；查血生化：尿素氮8.5 mmol/L，血肌酐190μmol/L，血尿酸372μmol/L，二氧化碳结合力23 mmol/L；尿常规检查：蛋白（+），红细胞少量。守方去石决明、钩藤，加壮腰补肾之炒杜仲15 g，何首乌15 g，枸杞子20 g，继服30剂。半年后复诊，血压稳定，血肌酐、尿素氮仍偏高。因饮食不节，时感胃脘满闷，恶心纳差，口干腰酸，舌质偏红，舌苔薄黄腻，脉滑数，此为脾肾两虚，内有湿热。改用健脾补肾，清热利湿，软坚化瘀法。改服鳖甲煎丸。

处方：陈皮10 g，清半夏9 g，白豆蔻10 g，竹茹12 g，生山药15 g，茯苓20 g，枸杞子20 g，白花蛇舌草30 g，炒杜仲15 g，鳖甲15 g，生槐花30 g，丹参30 g，赤芍15 g，制大黄5 g，甘草6 g。水煎服。

三诊：上方间服三月余，症状基本消失，精神好转，腹软。查血生化：尿素氮7.0 mmol/L，血肌酐：160μmol/L，血尿酸及二氧化碳结合力均在正常范围；尿常规：蛋白（±）。追踪观察3年，身体安康，肾功能检查在正常值高限。

【按语】多囊肾为肾脏先天性畸形，是一种遗传性疾病，属于中医之"癥积""积聚""腰痛""血尿"等的范畴，合并肾衰竭应归属"肾劳""关格"。如《黄帝内经》中即有"肾大则善病腰痛，不可俯仰，易伤于邪"之说。癥积以腹内结块，或胀或痛为主要临床特征。多因先天禀赋不足，正气亏虚，脏腑失和，血瘀，痰浊蕴结腹内而成。此案以肾虚肝旺，头重头痛明显，用明天麻、石决明、钩藤、生龙骨、生牡蛎平肝潜阳；桃仁、红花、鳖甲活瘀散结；白术、陈皮、清半夏、茯苓、石韦、大黄健脾清热，利湿化痰降浊；甘草调和诸药。本病为虚中夹实，在治疗中应先去实，后扶正，待实去大半，再以扶正为主。用健脾补肾，清热利湿，软坚化瘀散结之法治疗，腹中较软，诸症消退，病情稳定。

17. 藿香正气散加减治疗肾衰病（IgA肾病、慢性肾衰竭）

治验：丁某，男，40岁，工人，2005年6月25日初诊。尿中泡沫多伴乏力1个月余。1个月前咽痛后出现尿中泡沫，时感乏力，到当地某医院就诊。肾穿示：局灶节段增生性IgA肾病。曾服分清五苓丸和中药汤药治疗，效不佳，现时感恶心、口黏、纳差。双下肢未见指凹性水肿。舌质淡，舌苔薄黄腻，脉沉细。查血生化：血肌酐226μmol/L，尿素氮6.3 mmol/L；尿常规检查：蛋白（++），红细胞3~5个/HPF。中医诊为肾衰病，西医诊为慢性肾衰竭。

证候：湿浊内阻中焦，脾为湿困。

治法：芳香化浊，清热利湿活瘀。

处方：藿香正气散加减。藿香15 g，佩兰15 g，茯苓20 g，薏苡仁30 g，黄芩12 g，生槐花30 g，六月雪30 g，白花蛇舌草30 g，丹参20 g，赤芍15 g，鸡血藤30 g，鸡内金10 g，石韦30 g。水煎服。

二诊（2005年8月3日）：上方服30剂，肾功能：血肌酐127μmol/L，血尿素氮6.3μmol/L，尿酸351μmol/L，二氧化碳结合力24mmol/L；尿常规：蛋白（−），pH4.5。服上方恶心止，食量增多，现晨起后腰酸困痛，口苦，偶有心慌，眠可，大便每日1~2次，小腹不适，小便灼热，夜尿1次。舌质暗红，边有齿痕，舌苔薄腻，脉沉细。

处方：陈皮10 g，清半夏10 g，茯苓20 g，竹茹10 g，砂仁10 g，薏苡仁30 g，生山药15 g，丹参20 g，鸡血藤30 g，赤芍15 g，生槐花30 g，白花蛇舌草30 g，六月雪30 g，金银花30 g，蒲公英30 g，白茅根30 g。水煎服。

三诊（2005年10月27日）：间服上方30剂，查血生化：尿素氮6.8 mmol/L，血肌酐122μmol/L，尿酸328μmol/L。舌质稍红，舌苔薄黄，脉沉细。喜冷饮，便稍干。

处方：陈皮10 g，清半夏10 g，茯苓20 g，竹茹12 g，黄芩12 g，生地黄15 g，牡丹皮12 g，生槐花30 g，六月雪30 g，白花蛇舌草30 g，茯苓20 g，丹参20 g，鸡血藤30 g，忍冬藤30 g，甘草6 g。水煎服。

四诊（2005年12月6日）：查血生化：尿素氮6.6 mmol/L，血肌酐123μmol/L；尿常规：蛋白（±），红细胞0~1个/HPF。肾功能基本恢复正常，近两天感冒发热，拟用清热解表药服用6剂，嘱患者3个月后来院复查。

处方：金银花30g，蒲公英30g，连翘15g，防风12g，白花蛇舌草30g，黄芩10g，生槐花30g，六月雪30g，天花粉30g，知母12g，玄参15g，陈皮10g，甘草6g。水煎服。

【按语】此例患者起病隐匿，症状不显，但血肌酐较高，此乃体内毒素蓄积，患者乏力显著，舌苔黄腻，据此判断证属湿热内蕴，浊毒瘀阻。先拟芳香化湿之品，如藿香、佩兰等化湿醒脾，脾胃健运，中焦调畅则浊毒自降。芳香类药物具有宣通气机，醒脾化浊，运化水湿之功能，对于湿浊内阻中焦，脾为湿困所致的疾病，甚为对证。对于体内湿浊不甚、中焦阻滞者，王师喜先用芳香化湿醒脾和胃，再行通腑降浊之法，循序渐进，层次分明，实乃愈病之匙矣。

18. 补中益气汤加减治疗关格（慢性肾衰竭）

治验： 杨某，女，43岁，干部，1986年9月3日入院。间发乏力，尿检蛋白（±~+）8年余，从未积极检查治疗。半个月来烦劳感冒后，出现面部浮肿头晕。入院治疗，症见精神萎靡，体倦乏力，卧床不起，面黄头晕，恶心呕吐，心悸气短，腰膝酸软，大便不畅，小便黄少。舌质淡，舌苔薄腻，脉沉细。测血压96/60 mmHg，心率85次/分，呼吸19次/分；血常规：血红蛋白67 g/L；尿常规：蛋白（+），白细胞少许；血生化检查：非蛋白氮97 mg/dL，血肌酐11 mg/dL，二氧化碳结合力38.3 mmol/L，酚红排泌试验14%；放射性同位素检查：两侧肾功能曲线低平。中医诊断为关格。西医诊断为慢性肾衰竭。此属素禀薄弱，多年失治，烦劳感冒，致脾肾气虚，湿热浊毒内蕴。

证候： 脾肾气虚，湿浊内蕴。

治法： 益气健脾，补肾扶正。

处方： 补中益气汤加减。黄芪30 g，党参15 g，当归10 g，白术10 g，升麻10 g，柴胡10 g，陈皮6 g，山茱萸30 g，枸杞子20 g，菟丝子20 g，覆盆子20 g，炒杜仲15 g，砂仁10 g，白豆蔻10 g，车前子20 g（包煎）。水煎服。

二诊（1986年9月10日）： 查房，患者精神好转，已能下床活动，仍感腰膝酸软，畏寒肢冷。上方加淫羊藿15 g，仙茅9 g。输注川芎嗪200 mg共15天，纠正酸中毒，口服维生素。

三诊（1986年9月27日）： 查房，测血压115/75 mmHg，心率70次/分，呼吸18次/分；尿常规：尿蛋白（+）；血常规：血红蛋白95 g/L；血生化检查：非蛋白氮80mg/dL，血肌酐9 mg/dL，二氧化碳结合力40.2 mmol/L。舌质淡紫，舌苔薄腻，脉沉细。纳呆，恶心呕吐，腹胀不舒，便干量少，尿量尚可。拟用黄槐温胆汤加味。即温胆汤去枳实加大黄、生槐花、白花蛇舌草，和胃降浊，通络解毒。

处方： 陈皮10 g，清半夏9 g，茯苓15 g，竹茹10 g，制大黄9 g，生槐花30 g，厚朴12 g，白花蛇舌草30 g，砂仁12 g，鸡内金15 g，六月雪30 g，丹参30 g，川芎

15 g，生姜2片，大枣3枚，甘草6 g。水煎服。

救肾胶囊，每次2粒，每日2次，空腹服用。

四诊（1986年10月5日）： 服上方7剂后，恶心呕吐止，腹部舒适，食欲增进，由每日2~3两增至4~5两，大便溏薄，每日2~3次，小便通畅；查房后随症加减：大便超过3次则去厚朴，制大黄改为6 g，失眠多梦加夜交藤、合欢皮。

五诊（1986年11月8日）： 查房：守方治疗1个月，舌质淡，舌苔薄润，脉沉缓且较前有力。精神乐观，诸症均减。查血生化：尿素氮30 mg/dL，血肌酐1.8 mg/dL，二氧化碳结合力60 mmol/L；血常规：血红蛋白115 g/L；尿常规：尿蛋白（±）；酚红排泄试验48%；B超示：双肾体积略有缩小，双肾实质弥漫性损伤。患者病情缓解，要求出院。嘱带药回家，继服原方，巩固疗效。定期复查。

【按语】 根据患者脉、舌、症综合分析，认为乃属脾肾气虚，内夹湿热，浊毒，方中黄芪、党参、白术益气健脾；陈皮理气；当归补血；升麻、柴胡升举下陷清阳，清升浊降，脾胃调和，水谷精气生化有源，脾胃气虚自复；山茱萸、枸杞子、菟丝子、覆盆子、炒杜仲补肾助阳，固摄肾气；砂仁、白豆蔻化湿行气，开胃止呕；车前子清热利尿。此方为脾肾两图，患者精神状态很快得到恢复。观察20天，查血肌酐、尿素氮仍偏高，而且腹胀、纳呆、恶心、呕吐频频发作，考虑到胃失和降，毒素排出障碍，故改用黄槐温胆汤和胃降浊，兼活血解毒。方中陈皮、半夏理气燥湿，降逆和胃；茯苓健脾渗湿；竹茹清热化痰，止吐除烦；大黄苦寒泻下，通腑降浊，泄热解毒，活血祛瘀。根据现代药理学研究，大黄素、大黄酸、芦荟大黄素可以利尿，改善肾功能，降低残余肾组织的耗氧量，延缓肾衰的发展；生槐花、白花蛇舌草清热利湿，解毒消肿，根据现代药理学研究，白花蛇舌草可以调节免疫，抗菌消炎；六月雪清热解毒，与白花蛇舌草配伍起到协同作用；厚朴、鸡内金合用可以燥湿行气，消胀化积，开胃醒脾，起到运脾健胃作用；丹参、川芎同为活血化瘀之要药，改善微循环，抗纤维化，改善肾功能，修复缺血性肾损伤；生姜、大枣、甘草温中止呕，补中益气，调和诸药。

19. 柴胡疏肝散加减治疗淋证、郁病（慢性尿路感染、自主神经功能紊乱）

治验：张某，女，30岁，干部，已婚，2000年11月4日初诊。少腹疼痛不适4个月，精神抑郁1个月余。4个月来感少腹部不适，时有疼痛，尿流不畅，尿常规检查有少量红细胞、白细胞，于2000年8月初在某医院作膀胱镜检查提示黏膜充血，曾用西药治疗，效不佳，近1个月来思想负担加重，心情抑郁，感胸部满闷，两胁胀痛，烦躁不安，少腹疼痛，尿有余沥；舌质偏暗，舌苔薄黄，脉沉细。尿常规检查：红细胞0～5个/HPF，白细胞0～7个/HPF；肝肾功能检查均在正常范围。此属精神抑郁，心情不舒，肝失条达，气机不畅，而现胸部满闷，两胁胀痛；气郁化火，郁于下焦，影响膀胱气化功能，则少腹胀痛，尿有余沥，形成气淋。气淋与气郁同属肝气郁结，失于条达。

证候： 肝失条达，气机不畅。

治法： 疏肝理气，利尿通淋。

处方： 柴胡疏肝散加减。柴胡10 g，青皮、陈皮各6 g，香附10 g，川芎10 g，白芍15 g，枳壳10 g，郁金10 g，瞿麦20 g，萹蓄20 g，王不留行15 g，白花蛇舌草30 g，延胡索12 g，石韦30 g，甘草6 g。水煎服。

二诊（2000年11月8日）： 上方服3剂，查尿放免：白蛋白82.9 μg/mL，免疫球蛋白G 2.2 μg/mL，β_2微球蛋白146 μg/mL。时感少腹不适，尿痛。今再拟上方加黄柏10 g，再服6剂。

三诊（2000年11月15日）： 上方共服9剂，患者面带笑容，心情舒畅，胸胁无胀痛，少腹痛轻，月经来潮，7天未净，仍有淋漓，大便调。舌质淡红，舌苔微黄，脉沉细。方旨不变，略有加减。

处方： 柴胡10 g，青皮、陈皮各6 g，香附10 g，白芍20 g，丹参20 g，郁金10 g，白花蛇舌草30 g，墨旱莲20 g，茜草15 g，红藤30 g，金银花20 g，黄柏10 g，瞿麦20 g，甘草6 g。水煎服。

四诊（2000年12月2日）： 上方服16剂，精力充沛，诸症渐安，微感少腹痛，尿放免检查均在正常范围。遵上方加玄胡10 g，继服6剂，嘱患者调情志，多饮水，勤排尿。

【按语】 本案患者为青年女性，平素情绪极易波动，易受外界因素干扰。思虑过重，辨识此类患者多以情志疾病类为主，认为情志平，则气机畅，故治疗多以柴胡疏肝散化裁，气机畅则淋自愈；配合言语鼓励，避免言重于病，加重病家思想负担。《千金要方》云："女人嗜欲多于丈夫，感病倍于男子，加以慈恋，爱憎，嫉妒，忧恚，染著坚牢，情不自抑，所以为病根深，疗之难瘥。"故对于此类患者，要叮嘱家人注意顾护患者心理状态，引导其合理宣泄不良情绪，避免情绪刺激。

20. 二冬汤加减治疗消渴（糖尿病）

治验： 朱某，女，40岁，工人，1998年8月2日初诊。患者口干渴欲饮，多食善饥，溲频量多，形体消瘦，已有3个月余。素日喜食辛辣、甘甜、鱼肉。入夏以来工作劳累，出汗多，更加口渴引饮，饮过复渴，尿频量多，倦怠乏力，腰酸肢困，形体逐渐瘦弱。某医院检查确诊为糖尿病。给予口服降糖药，虽血糖有所控制，但整体症状未减，特来诊治。舌质偏红，望舌苔薄黄，按其脉象细数，观体形较瘦，面色少华。查空腹血糖8.2 mmol/L，餐后2小时血糖12.3 mmol/L，尿常规：蛋白（−），尿糖（+++）。中医诊为消渴病，西医诊为2型糖尿病。

证候： 阴津亏损，热伤肺胃。

治法： 养阴润肺，清泻胃热。

处方： 二冬汤加减。北沙参15 g，麦冬15 g，天冬15 g，石斛15 g，天花粉30 g，知母12 g，葛根15 g，生地黄15 g，牡丹皮12 g，黄连5 g，乌梅10 g，甘草6 g。水煎服。

二诊（1998年8月10日）： 服上方6剂，口干欲饮略减十之二三，汗出少，大便3日未行，脉舌同前。服药有效，守上方加玄参15 g，大黄10 g以泻胃火。

三诊（1998年8月15日）： 上方服3剂，大便通畅，自觉胃热已减，控制食量亦不作饥，但仍口干渴，饮水较多。查餐前血糖6.9 mmol/L，餐后2小时血糖8.8 mmol/L，尿糖（+）。守方原意略有加减。

处方： 北沙参15 g，麦冬15 g，天冬15 g，石斛15 g，天花粉30 g，知母12 g，葛根15 g，生地黄15 g，牡丹皮12 g，海蛤粉30 g，黄芩10 g，黄连3 g，乌梅10 g，甘草6 g。水煎服。

四诊（1998年9月19日）： 连服20剂，精神振作，面色转润，饮水量正常，每日约进水1500mL，每餐食量控制在半斤，无饥饿感，小溲量正常，夜尿1～2次，大便日行1次，腰酸肢倦诸症均有好转。唯夜间醒来口干欲饮，体重由53 kg增为55 kg。查血糖空腹4.9 mmol/L，餐后2小时血糖7.9 mmol/L，尿糖转阴。舌质淡红，舌苔薄，脉沉细。嘱患者禁食辛辣甘甜油腻之物，注意劳逸结合。再服养阴清肺益胃方10剂后停药，调摄静养。

处方： 北沙参15 g，麦冬15 g，石斛15 g，天花粉30 g，知母12 g，葛根15 g，生地黄15 g，牡丹皮10 g，玄参15 g，枸杞子20 g，生山药20 g，白术10 g，甘草6 g。水煎服。

【按语】本案属中医学"消渴病",《内经》云"二阳结谓之消",上消主肺,肺热化燥,渴饮无度,是谓消渴;中消主胃,胃热善饥,能食而疲,是谓消谷,经所谓"瘅";下消主肾,虚阳烁阴,引火自救,溺浊如膏,精髓枯竭,是谓肾消。而临床上三消之证并非泾渭分明,是以某一证为疾病的主要矛盾,可兼见余证。本例患者平素过食肥甘辛辣厚味之品,损伤脾胃,致脾胃运化失司,积热内蕴,生火化燥,上熏灼肺,肺胃阴伤。肺主气,肺病则不能管束津液上潮咽喉,故口渴引饮,尿频量多,其精微亦随之而下走溺窍,不能荣养四肢肌肉,故见形体渐瘦,倦怠乏力。治疗当遵程钟龄"治上消者,宜润其肺,兼清其胃,治中消者,宜清其胃,兼滋其肾"之训,用二冬汤加减。沙参、麦冬、天冬、石斛、知母、花粉甘寒清热,养阴润肺;生地黄滋肾,有金水相生之意;葛根升发阳明之气,有生津止渴之效;黄连苦寒,泻火坚阴;牡丹皮为厥阴之药,清血分伏火;乌梅、甘草酸甘化阴,益胃生津。二诊时热象仍著,宗《内经》"热淫于内,治以咸寒,佐以苦甘"之意,用咸寒之玄参清热养阴,大黄苦寒,直折胃火,三诊后燥热之象已退七八,重用养阴润肺、益胃健脾之品以收全功。

21. 二妙散加减治疗膏淋（乳糜尿）

治验:韩某,男,33岁,工人,1974年9月2日初诊。多年从事牲畜屠宰工作,喜食酒肉。近3个月来小溲不畅,尿浊如米泔水,有时呈深黄色,储之有沉淀物。时感腰痛腹胀尿急尿痛。舌质红,舌苔黄腻,脉滑数。尿常规检查:蛋白（+++）,红细胞（+）,白细胞（+）。乳糜尿试验阳性。中医诊为膏淋,西医诊为乳糜尿。

证候:湿热下注,脂液外漏。

治法:清热利湿,补肾固涩。

处方:二妙散加减。苍术10 g,黄柏10 g,茯苓20 g,薏苡仁30 g,滑石30 g,瞿麦30 g,马鞭草30 g,射干30 g,浙贝母10 g,补骨脂15 g,川续断15 g,金樱子30 g,菟丝子30 g,石韦30 g,甘草6 g。水煎服。

二诊（1974年9月10日）:连服6剂,小溲通畅,尿色较清,服药有效,再进10剂。

三诊（1978年6月12日）:3年多来,患者自服前方,诸症悉平,尿常规检查均正常。10天前因追赶牲畜,劳累而旧病复发,尿如泔水,腰痛胸闷心悸,尿色黄赤，尿道热涩赤痛。舌质红，舌苔薄黄，脉滑数。尿常规检查：蛋白（++），红细胞（+++），白细胞（+），乳糜试验阳性。此为湿热下注，伤及肾阴，虚火客于肾络。治宜清热利湿，滋阴凉血止血。

处方：薏苡仁20 g，清半夏10 g，白豆蔻10 g，杏仁10 g，滑石30 g，厚朴6 g，射干30 g，马鞭草30 g，浙贝母10 g，生地黄15 g，牡丹皮12 g，女贞子20 g，墨旱莲30 g，小蓟30 g，石韦30 g，甘草6 g。水煎服。

四诊（1978年6月24日）：服上方10剂，胸闷心悸已减，尿色转清，小便通畅，涩痛减轻。尿常规检查：蛋白（+），红细胞（+），潜血（+），白细胞（-）。自感乏力腰痛，此乃肾气未复，治宜益气补肾，固涩凉血。

处方：黄芪30 g，生地黄15 g，牡丹皮12 g，山茱萸30 g，枸杞子20 g，金樱子30 g，菟丝子30 g，射干30 g，马鞭草30 g，补骨脂15 g，女贞子20 g，墨旱莲30 g，小蓟30 g，竹叶12 g，甘草6 g。水煎服。

五诊（1978年7月8日）：连服10剂，诸症已愈，精神转佳。尿常规检查均正常，乳糜尿试验阴性。守方再进6剂以巩固疗效。

【按语】此患者小便混浊如米泔水，置之沉淀如絮状，故诊为膏淋。证属湿热下注，气化不利，是脂液失于约束所致，故见小便混浊如米泔水；腰痛腹胀，舌质红、苔黄腻，脉沉细数，为湿热下注之象。故用苍术、黄柏以清热利湿；茯苓、薏苡仁健脾除湿；瞿麦、滑石、石韦以利尿通淋；马鞭草、射干、浙贝母以清热降火散结消痛；补骨脂、川断、金樱子、菟丝子以补肾固涩。服6剂后，小便通畅，尿色转清，再进10剂，病愈。3年多后因劳累复发，尿色黄赤涩痛，以血尿为重，伴腰痛、胸闷、心悸，仍辨为湿热下注，伤及肾阴并虚火伤络。用薏苡仁、白豆蔻健脾除湿；清半夏、杏仁、厚朴宽胸理气；生地黄、牡丹皮、女贞子滋补肾阴；墨旱莲、小蓟、石韦、甘草清热凉血止血。服10剂之后，胸闷心悸已减，尿色转清，尿常规检查好转，但仍有乏力、腰痛，考虑为肾气不足未复，治宜益气补肾，固涩凉血，用黄芪、生地黄、牡丹皮以益气滋阴；山茱萸、补骨脂、枸杞子、金樱子、菟丝子以补肾固涩；又同样用射干、马鞭草、竹叶、小蓟以清热泻火、凉血止血。连服10剂后，诸症已愈。患者两次患膏淋，虽为湿热下注，初次为蛋白尿为主，治法以清热利湿、补虚固涩为主；第二次以湿热下注、虚火伤络出现血尿为主，除用清热利湿外，重在滋阴补肾、凉血止血。

22. 小蓟饮子加减治疗淋浊（慢性前列腺炎）

治验：张某，男，34岁，工人，1997年3月11日初诊。患者半年来腰酸困，下腹部不适，会阴部胀痛加重1周。尿道分叉，口干烦躁，尿色深黄混浊，尿道灼热，常有分泌物流出。前列腺液检查：红细胞满视野，白细胞（+++）。舌质红，舌苔薄黄，脉滑数。中医诊为淋浊，西医诊为慢性前列腺炎。

证候：湿热下注，瘀滞肾府。

治法：清热通淋，活瘀凉血。

处方：小蓟饮子加减。生地黄30 g，小蓟30 g，滑石30 g，黑栀子10 g，竹叶15 g，藕节30 g，当归15 g，红花10 g，牡丹皮15 g，墨旱莲30 g，茜草20 g，浙贝母10 g，瞿麦30 g，石韦30 g，甘草6 g。水煎服。

二诊（1997年3月22日）：上方连服10剂，口干烦躁已除，会阴部胀痛减轻，尿色较清，但仍有尿道灼热感，上方去黑栀子、浙贝母，加灯芯草10 g，黄柏10 g，再进10剂。

三诊（1997年4月5日）：患者感下腹部舒适，腰不酸困，尿流清畅，无灼热。前列腺液检查：红细胞（-），白细胞少。病情已愈。

【按语】此患者溺血而痛，前列腺液检查红细胞满视野，为湿热下注膀胱，热邪伤络，迫血妄行所致。故用生地黄、小蓟、藕节、墨旱莲、茜草以凉血止血；滑石、石韦、瞿麦利尿通淋；黑栀子、甘草清热泻火；当归、红花、牡丹皮补血活血；竹叶、浙贝母降火除烦，10剂后口干烦躁已除，小腹胀痛减轻，尿色较清，故去黑栀子、浙贝母，加灯芯草、黄柏加重清热泻火之功，再进10剂后，尿清无灼热，前列腺液检查正常，病乃愈。

23. 三妙丸加减治疗痹证（高尿酸血症）

治验：施某，男，43岁，干部，2005年3月5日初诊。患者有饮酒嗜好，于5天前又大量饮酒，左足踇趾疼痛难忍，在外院服别嘌呤醇，外用扶他林，效不佳。症见左足踇趾局部肿胀疼痛、发紫，不能行走，饮食、二便均正常。血尿酸：517 μmol/L，血糖：6.64 mmol/L，胆固醇：4.74 mmol/L；肾功能检查血肌酐及尿素氮均在正常范围；尿常规检查正常。中医诊为痹证，西医诊断为高尿酸血症。此为湿热侵及于下肢关节，血脉瘀阻，不通则痛。

证候：湿热下注，血脉瘀阻。

治法：清热利湿，活血止痛。

处方：三妙丸加减。知母12 g，黄柏12 g，苍术10 g，土茯苓20 g，萆薢15 g，丹参20 g，鸡血藤30 g，忍冬藤30 g，延胡索12 g，红花15 g，金银花30 g，蒲公英30 g，怀牛膝20 g，木瓜20 g，石韦30 g。水煎服。

另取：大黄20 g，木瓜30 g，红花15 g，延胡索15 g，鸡血藤30 g，苏木30 g。3剂，温水外洗，每日1剂，每日两次。

二诊（2005年3月8日）：服上方4剂及外洗后局部痛减，颜色变浅，步履轻快。守方再服10剂，外洗3剂，以巩固效果。

三诊（2005年4月20日）：患者回当地服用10剂后，自感病情好转，又照原方继服20剂，查血尿酸381μmol/L，血肌酐及尿素氮均正常。嘱忌烟酒、油腻之物。

【按语】苍术散自创立以来，虽几经增补易名，然其药功用的原则始终未变，即清热燥湿。后有于方中加入牛膝、薏苡仁者，改散为丸、为汤，但以苍术、黄柏二药为主的配伍功效未变，至今仍是治下部湿热病变的要方。秦伯未先生在《谦斋医学讲稿》中将二妙散加知母名三妙丸，亦用治下肢痛属湿热下注者。本案患者属饮酒后导致痛风急性发作。该患者平素嗜好饮酒，多食肥甘厚味，损伤脾胃，运化受阻，酿生湿热，气血凝滞，瘀血阻络，湿热瘀血相兼，侵及下肢关节，不通而痛，故病发之。拟法清热祛湿活血，方选知母三妙散加减，辅以清热解毒之金银花、蒲公英，活血化瘀之丹参、鸡血藤、红花，通络止痛之延胡索、木瓜、忍冬藤，值得一提的是，方中选用的土茯苓，《本草纲目》记载：该药可"健脾胃，强筋骨，去风湿，利关节，止泄泻"，治拘挛骨痛、恶疮痈肿。祛湿而不伤脾胃，且能通利关节，与萆薢配伍可降低血尿酸，用于此处，可谓恰到好处。再拟痛风外洗方，选用大黄、木瓜、红花、鸡血藤、苏木、延胡索六味药，全方祛湿活血止痛。内外结合，病痛顿减。另外，该方经随证稍加减用于痛风性关节炎发作，疗效极佳，屡试不爽。

24. 开郁消胀汤加减治疗瘀胀病（围绝经期综合征）

治验：王某，女，47岁，干部，2007年5月22日初诊。患者近半个月来全身不适，双手及双下肢浮肿，尤以下肢瘀胀，沉困明显。时有烦躁，面部潮热，月经紊乱，大便干，每二三日一行。舌质暗红，舌苔薄黄，脉沉细。尿常规检查未见异常。患者47岁，又出现月经紊乱，说明已进入围绝经期，气血瘀滞，肝气不舒，肾气亏虚。中医诊为瘀胀病，西医诊为围绝经期综合征。

证候：气血瘀滞，肾气亏虚。

治法：开郁消胀，调补肾气。

处方：开郁消胀汤加减。郁金10 g，当归15 g，丹参30 g，赤芍15 g，鸡血藤30 g，三棱10 g，莪术10 g，茯苓皮30 g，泽泻15 g，陈皮10 g，益母草20 g，厚朴15 g，肉苁蓉30 g，火麻仁30 g，白茅根30 g，巴戟天15 g。水煎服。

二诊（2007年5月31日）：上方服6剂。患者自诉服上方后下肢浮肿减轻，现晨起自觉眼睑浮肿，大便调，每日一行。查内分泌：促卵泡激素 44.8 mIU/mL，促黄体生成素 25.9 mIU/mL，催乳素 14 ng/mL，雌二醇 44 pg/mL，睾酮T值 25 ng/dL，孕酮P值9 ng/dL。舌质暗红，舌苔薄黄，脉沉细，上方加苏叶12 g，再进6剂以巩固疗效。

三诊（2007年6月10日）：晨起眼睑不肿，全身轻松，诸症悉平，守方继服6剂巩固治疗。

【按语】本案围绝经期综合征患者属瘀胀病范畴。瘀胀病，中医文献无此病名记载，为已故名老中医吕承全教授所创。其主要临床表现为全身瘀胀且肿，晨起颜面及手尤甚，傍晚下肢较重，按之弹性较好，同时，伴有焦虑不安、烦躁易怒等精神症状。多见于中青年女性，且常与体位、情绪、月经、季节、劳累相关。西医多见于特发性水肿、围绝经期综合征等患者。吕老根据本病特点，将其取名为"瘀胀病"，并创立开郁消胀汤，药物组成为郁金15 g，三棱15 g，莪术15 g，丹参30 g，大黄10 g，炒麦芽30 g，肉苁蓉10 g，淫羊藿15 g，巴戟天10 g。王自敏继承先师经验，灵活辨证认识，认为此案病机之关键当属肝郁气滞，瘀血阻络，肾元亏虚，治疗当从疏肝理气，活血开郁，培补肾元入手，方拟开郁消胀汤化裁。首选郁金，散有形之血瘀，行无形之气滞为君；臣以当归、丹参、赤芍、鸡血藤、三棱、莪术、益母草大队活血调经药物，是遵古旨"血不利则为水"之说，以使血行水消，以及陈皮，厚朴行气化滞之品，疏肝理气，气行血亦行；肝肾同源，水木相依，佐用巴戟天、肉苁蓉以温肾培元，肝肾得调；又佐淡渗利湿之泽泻、白茅根缓其标；尤其一味火麻仁为妙，《本草乘雅半偈》称该药："体直类木，仁滑似髓，肝之肾药也。故益精填髓，润发黑须。"配当归、肉苁蓉治血虚肠燥，使大便通畅。王自敏尊师而不唯师，临证用药以病势、病位、病情变化而随机应变，既扬先师之长，又结合本案之特点，堪使我等后学一生受益。

25. 增液汤加减治疗便秘、发热（习惯性便秘、内伤发热）

治验： 李某，男，58岁，工人，2005年1月31日初诊。患者两年来饮食不调，出现便秘，每二三日一解，每次蹲厕难解，解出如羊粪状。近来伴有口干，发热，体温：37.8 ℃，腰痛，舌质淡紫，舌苔薄黄，脉沉细。10年前患过慢性肾炎，经治疗已缓解。

证候： 阴虚血少，兼有瘀象。

治法： 滋阴养血润肠，佐以行气活瘀。

处方： 增液汤加减。生地黄20 g，玄参15 g，麦冬15 g，油当归20 g，牡丹皮15 g，石斛15 g，肉苁蓉30 g，通大海30 g，火麻仁30 g，郁李仁30 g，厚朴15 g，广木香10 g，丹参20 g，赤芍15 g，甘草6 g。水煎服。

二诊（2005年2月5日）： 上方服6剂。舌质红，舌苔薄腻，脉沉细，服上方后已无腹胀，发热亦退，每日解大便1次，色黄，全身轻松。上方继服6剂以调理。

【按语】便秘为临床极为常见病症，盖因其病机多样，有虚实之分、阴阳之别，因而临床诸家治法纷纭，或效或不效，亦皆因此而起。此案患者系老年男性，曾有慢性肾脏病史，病邪久羁，药毒攻伐，阴液已伤，加之近来饮食不节，伤及脾胃，气血不化，乃生便秘，然便秘日久，燥矢内结，非但伤阴劫液，更兼碍气滞血，复使便秘加重，如此往复，病势往沉矣。针对此种情况，药用增液汤之生地黄、麦冬、玄参养阴增液，为主药；臣以当归、牡丹皮、石斛滋阴养血，肉苁蓉、通大海、火麻仁、郁李仁润肠通便；佐以厚朴、木香调气滞；丹参、赤芍调血瘀；甘草调和诸药为使。全方配伍精巧，共奏滋阴养血、润肠通便、行气活瘀之功，仅6剂即使便通热退，然经久之病，不宜便通即停，继予上方调理巩固。《温病条辨》中增液汤虽为温热病后期阴液耗伤所致便秘而设，但在杂病中，凡属阴液不足者皆可配伍用之，然需注意两点：一是对于阴虚便秘，所用养阴药之药味或剂量应加大；二是投养阴药之同时，应配伍行气活血之品，此谓"增水行舟复加鼓风扬帆"之意，临床用之，较单纯养阴润肠效果要好许多。

26. 补中益气汤加减治疗尿频（尿道综合征）

治验： 刘某，女，51岁，工人，2006年11月3日初诊。间发尿频，尿急1年，加重半个月。患者于1年前无明显诱因出现尿急、尿频，用西药抗生素或多饮水症状可缓解，近半个月来上述症状间断出现，尿频、尿急明显，伴尿余沥不尽，白天9次左右，少腹坠胀，乏力，畏寒，夜尿2~3次，大便溏薄。舌质淡，舌苔薄白，脉沉细。尿常规检查无异常。

证候：中气下陷，摄纳无权，脾肾阳虚。

治法：补中益气，温阳通淋。

处方：补中益气汤加减。黄芪30 g，党参15 g，当归12 g，升麻10 g，柴胡10 g，白术10 g，橘皮6 g，车前子10 g，萹蓄10 g，石韦10 g，淫羊藿15 g，仙茅9 g，炙甘草6 g。水煎服。

二诊（2006年11月12日）：上方服用6剂，尿急、尿频明显减少，白天由8~9次减为4~5次，夜尿1次，膀胱功能收缩增强，少腹坠胀好转，唯感畏寒，腰酸困痛，药即有效，守方加入补骨脂15 g，再进10剂以收功。

【按语】本病辨证常责之于肺、脾、肾及膀胱，肺为华盖，其位最高，为水之上源，主宣发肃降，如肺失宣肃则水乱二便，发为尿频；脾居中焦，为气机升降之枢，主运化水谷精微，分清别浊，则清者升，浊者降，若脾气不足则失其升清降浊之能，前为尿频，后为泄泻；肾为先天之本，肾阳为开，肾阴为合，肾气不足，开阖失司，则发为尿频。患者为老年女性，年过半百，阳气渐消，阴气渐长，"阳气者，若天与日，失其所则折寿而不彰；故天运当以日光明"。患者年过八旬阳气渐虚，腐熟水谷，蒸腾津液之力渐衰，以致便溏、乏力、尿频。阳气虚弱，升清无力，则少腹坠胀；阳虚不能温煦肌肤，则畏寒肢冷。证属脾肾阳虚，摄纳无权，治宜健脾补肾，升清降浊，温阳通淋。方用补中益气汤补中益气。升阳举陷，加淫羊藿、仙茅、补骨脂、温肾益土；萹蓄、石韦、车前子通淋降浊，寒温并用，标本兼施，数法共奏清升浊降之功。

27. 人参蛤蚧散加减治疗喘证（慢性阻塞性肺气肿）

治验：高某，女，62岁，1978年3月5日初诊。患喘证已20余年，每遇冬令即发作，近年来发作不分季节，动则喘甚，气不得续，痰稠色黄，时痰中带有血丝，面目浮肿，咳甚时小便失禁，舌质青紫，舌苔薄黄腻，脉沉细弱。胸部X线诊为肺气肿。此为久病虚喘证，当责之于肺、脾、肾三脏。

证候：肺肾两虚。

治法：补肺益肾，滋肾纳气，定喘止咳。

处方：人参蛤蚧散加减。蛤蚧1对，白干参15 g，炒杏仁9 g，茯苓20 g，川贝母15 g，桑白皮15 g，知母15 g，覆盆子15 g，丹参15 g，红花10 g，甘草6 g。水煎服。

二诊（1978年3月16日）：上方服7剂，咳喘大减，痰中未见血丝，面浮消退，仍守原方化裁。

处方：蛤蚧1对，白干参15 g，炒杏仁9 g，茯苓15 g，生山药20 g，川贝母15 g，桔梗10 g，桑白皮15 g，覆盆子15 g，丹参20 g，甘草6 g。水煎服。

三诊（1978年4月10日）：上方服15剂，动则未喘，精神振作。

【按语】《难经·四难》云："呼出心与肺，吸入肾与肝。"《素问·至真要大论》云："诸气膹郁，皆属于肺。"《灵枢·经脉》云："肾足少阴之脉，是动则病……喝喝而喘。"肺为气之主，肾为气之根，病人罹患喘证20余年，久病耗损肺肾之气，"劳则耗气"，故动则喘甚，气不得续。肺气虚则子盗母气，肾气虚则火不生土，脾气亦虚，痰浊内生，郁而化热，伤及血络则痰稠色黄，夹有血丝。肺脾肾三脏亏虚，气化不及，津液不布，则面目浮肿。咳甚小便失禁者，上窍虚则下窍开阖失司也。气不行血，血运涩滞，则舌质青紫。故证属肺脾肾虚，痰热内蕴，治以人参蛤蚧散补益脾肺，滋肾纳气，清热化痰。用人参益元气；蛤蚧补天真；杏仁利肺气；二母清肺金；桑白皮泻喘；甘草、茯苓坐镇中州而益金之母，以绝生痰之源；丹参、红花活血化瘀以助气化；覆盆子补益肾精，固涩溺窍，药证相符，故收效甚捷。

第三节　经验方治验

1. 补气益肾汤加减治疗肾衰病（慢性肾功能不全）

治验：王某，男，47岁，2001年10月17日来诊。诉1年前劳累后出现反复头晕头痛，无恶心呕吐，未重视，20天前感冒后出现眼睑及双下肢浮肿，在当地县医院查血压150/100 mmHg。尿蛋白（++），血肌酐437 μmol/L，尿素氮22.01 mmol/L，诊断为"慢性肾功能不全"，给予降压及利尿消肿等治疗，效差，转请王自敏诊治。现症见面色晦暗，眼睑及双下肢浮肿，头晕头痛，腹胀纳呆，乏力，24小时尿量

1000 mL，大便干。舌质淡黯，苔薄腻，脉细涩，测血压150/95 mmHg；查血常规：血红蛋白97 g/L；尿常规：尿蛋白（++）；肾功能：血肌酐450.6 μmol/L，尿素氮21.1 mmol/L，尿酸495 μmol/L；泌尿系彩超提示：双肾弥漫性损伤。诊断为：肾衰病（慢性肾功能不全）。

证候： 脾肾两虚，血瘀湿阻。

治法： 补脾益肾，化瘀通络。

处方： 补气益肾汤加减。黄芪30 g，党参15 g，白术10 g，牡丹皮15 g，当归15 g，丹参20 g，赤芍20 g，白芍15 g，泽泻20 g，白茅根30 g，徐长卿30 g，枸杞子20 g，山茱萸30 g，大黄6 g。水煎服。

配合降压、调节钙磷代谢等药物。

二诊（2001年10月27日）： 上方服10剂，患者头晕头痛明显减轻，腹胀纳呆稍缓解，乏力无明显减轻，眼睑浮肿及双下肢水肿无减轻，原方加大黄芪用量至40 g，15剂。

三诊（2001年11月11日）： 患者头痛轻微，偶有头晕，乏力明显减轻，腹胀明显好转，食欲增加，眼睑及双下肢水肿明显减轻，小便量增多，24小时尿量1500 mL左右，软便，每日2次。复查血肌酐381.7 μmol/L，尿素氮14.5 mmol/L，二氧化碳结合力16 mmol/L，血红蛋白升至100 g/L，尿常规：尿蛋白（+）。继守原方服用10剂，并配合降压、纠正贫血等药物。

40剂后浮肿明显减轻，头晕头痛基本消失，24小时尿量达到1800 mL以上。60剂后复查肾功能示：血肌酐307.1 μmol/L，尿素氮9.5 mmol/L，尿酸335 mmol/L，血红蛋白升至114 g/L，尿常规：蛋白（+），潜血（-），镜检：（-）。随后患者规律复诊1年余，均随症加减，患者病情逐渐稳定，无明显不适，血红蛋白正常，肾功能长期稳定。

【按语】 王自敏在长期的临床实践过程中，形成了以中医辨证论治为主、西药为辅，辨证与辨病有机结合的诊疗特色。对于肾衰病，王自敏认为其病机无外乎"虚、浊、毒、瘀"，四者既为病理产物又为致病因素，相互影响，互为因果。对于该患者的治疗，首先以益气养血、补脾益肾为基础，补气之药尤以黄芪用重；注重通腑和胃，泄浊解毒。王自敏提出"重视大黄荡涤之功"，合理配伍使用大黄起到通腑导滞、荡涤肠间邪毒之奇功；而在本病的治疗中，不忘活血化瘀、通经活络贯穿始终，以丹参、赤芍、牡丹皮等活血化瘀。在疾病发生、发展的不同阶段，治则各有侧重，选药各有玄妙。

2. 分清五淋丸加减治疗癃闭（尿潴留）

治验： 建某，女，60岁，工人，2006年6月6日来诊。5天前骶骨至外阴部起带状疱疹，痛如火燎，在当地医院西药注射治疗，疱疹未再蔓延，但仍疼痛，小便点滴，尿不尽。B超检查有尿潴留，予以导尿及用抗生素，效差，故来诊。症见烦躁，口干，少腹部膨隆，小腹胀痛，尿急，尿频，尿不尽，尿色暗红，大便干，数日1次；舌质暗红，舌下络脉瘀紫，舌苔黄，脉沉细。尿常规：尿蛋白（－），红细胞（＋＋），潜血（＋＋＋），白细胞（＋＋＋）。B超示：①膀胱壁略厚；②膀胱残余尿量400 mL；③双肾，双输尿管未见异常。诊断为：癃闭（尿潴留、泌尿系感染）。

证候： 湿热蕴积，瘀血阻滞。

治法： 清热解毒，活血化瘀。

处方： 分清五淋丸加减。金银花30 g，车前草15 g，鱼腥草30 g，白花蛇舌草30 g，丹参30 g，赤芍15 g，穿山甲（穿山甲已列入国家野生动物保护名录，医者应用其他药品代替。——编者注）15 g，王不留行30 g，瞿麦30 g，桃仁10 g，红花10 g，厚朴10 g，肉苁蓉30 g，火麻仁30 g，黄柏12 g，甘草6 g。水煎服。

二诊（2006年6月13日）：服上方7剂，烦躁及小腹胀痛好转，尿急、尿频、尿不尽改善，仍不能仰卧，纳差，3日未解大便。复查尿常规：蛋白（－），红细胞（＋），潜血（＋＋），白细胞（＋）。守上方，厚朴改为15g，再进8剂。

三诊（2006年6月28日）：上方共服15剂，口干、烦躁基本消失，纳可，眠尚可，尿急、尿频、尿不尽明显改善，少腹膨隆缓解，已能随意坐卧，大便基本正常。复查尿常规：潜血（＋），白细胞（＋），红细胞（＋）；B超示：①膀胱壁增厚；②尿潴留；③残余尿量86 mL。通过清热活瘀治疗，尿潴留明显好转，残余尿量减少，但湿热蕴积下焦未除，方药改为清热利湿润便。

处方： 金银花30 g，蒲公英30 g，白花蛇舌草30 g，鱼腥草30 g，败酱草30 g，红藤30 g，瞿麦30 g，萹蓄30 g，生槐花30 g，肉苁蓉30 g，火麻仁30 g，郁李仁30 g，厚朴15 g，黄柏12 g，石韦30 g，甘草6 g。

四诊（2006年7月8日）：上方服10剂，精神较好，纳可，眠可，少腹膨隆消失，无尿急、尿频，大便正常；复查尿常规：潜血（＋），白细胞（－），红细胞

（－）。舌质红，舌苔薄，脉沉细。此属热灼伤津，阴虚血瘀，肾气不足，以滋阴清热、益肾活瘀为治则。

处方：生地黄20 g，牡丹皮15 g，玄参15 g，知母12 g，黄芩10 g，金银花30 g，白花蛇舌草30 g，鱼腥草30 g，败酱草30 g，红藤30 g，苦参10 g，枸杞子20 g，覆盆子30 g，菟丝子30 g，怀牛膝15 g，甘草6 g。水煎服。

五诊（2006年7月23日）：上方服15剂，一般情况良好。尿常规检查：潜血（－），白细胞（－）；B超示：膀胱壁增厚，未见残余尿。病情稳定，嘱患者忌食辛辣，多饮水，勤排尿，定期复查。随访半年身体安康，生活自理。

【按语】本案患者，因外阴部带状疱疹诱发尿潴留、泌尿系感染，属中医"癃闭"范畴，辨证当属湿热蕴积，瘀血阻滞。治当清解热毒、活血化瘀为要。方中用穿山甲、王不留行、瞿麦软坚化瘀，行气利水。张锡纯在《医学衷中参西录》中云："穿山甲，味淡性平，气腥而窜，其走窜之性，无微不至，故能宣通脏腑，贯彻经络，透达关窍，凡血凝血聚为病，皆能开之。以治疗痈，放胆用之，立见功效。并能治癥瘕积聚，周身麻痹，二便秘塞，心腹疼痛。若但知其长于治疮，而忘其他长，犹浅之乎视山甲也……至癥瘕积聚，疼痛麻痹，二便闭塞诸证，用药治不效者，皆可加山甲作向导。"鉴于此患者小便闭塞不通，如若不能及时通利，病情必将迅速加重，难以救矣。观其舌质暗红，舌下络脉瘀紫，知其小便不通责于其严重之血络瘀阻，故选大队活血祛瘀药配伍穿山甲、王不留行，活血通络，透达关窍，开其凝聚，其效立见。

3. 黄槐温胆汤治疗肾衰病（慢性肾功能不全）

治验：曹某，女，62岁，退休，2005年3月27日来诊。患者2年前无诱因出现头晕、恶心伴乏力、腰痛，在郑州市第一人民医院查尿常规：蛋白（++），血肌酐116μmol/L，测血压180/100 mmHg，诊断为"慢性肾功能不全、高血压病3级"，给予对症用药，期间未规律治疗及检查。现症见面色萎黄，头晕，乏力，腹胀，纳差，偶见恶心，眠差，尿中泡沫明显增多，大便干；舌质淡暗，有齿痕，苔薄腻，脉细涩。查血常规：血红蛋白100 g/L；尿常规：蛋白（+）；肾功：肌酐352μmol/L，尿素氮18.87mmol/L，尿酸289μmol/L。诊断为：肾衰病（慢性肾功能不全）。

证候：脾肾两虚，湿浊内蕴。

治法：补脾益肾，和胃降浊。

处方：黄槐温胆汤加减。陈皮10 g，半夏10 g，竹茹10 g，黄芪30 g，丹参20 g，茯苓15 g，赤芍 15 g，牡丹皮15 g，当归 20 g，肉苁蓉 30 g，制大黄6 g，生槐花20 g，积雪草30 g，甘草6 g，白花蛇舌草30 g，生姜3片，大枣3枚。水煎服。

同时予以控制血压、纠正肾性贫血、纠酸补钙等治疗。

二诊（2005年4月10日）：上方服用14剂后，患者胃气已复，腹部舒畅，无恶心，纳尚可，稍觉乏力，眠可，尿中泡沫较多，大便正常。测血压：130/70mmHg，睑结膜稍苍白。

处方：守上方，加茯苓20 g，藿香10 g，10剂，水煎服。

同时予以控制血压、纠正肾性贫血、纠酸补钙等治疗。

三诊（2005年4月20日）：上方服用10剂后，患者面色红润，纳可，眠可，尿中泡沫稍多，大便每日2次。测血压：130/70 mmHg；复查肾功能：肌酐262 μmol/L，尿素氮13.87 mmol/L，尿酸329 μmol/L。

处方：守上方，继续服用15剂。

四诊（2005年5月5日）：上方服用15剂后，患者精神较好，纳可，眠可，尿中泡沫较多，大便每日2次。复查肾功能：肌酐210 μmol/L，尿素氮11.87mmol/L，尿酸210 μmol/L。

处方：守上方，继续服用30剂，同时予以控制血压、纠正肾性贫血、纠酸补钙等治疗。

随后患者规律每个月复诊，均按以上治则辨证加减，血肌酐稳定在200 μmol/L左右，血压控制良好。

【按语】本案证属"脾肾气虚，瘀血阻络"。在施治过程中坚持辨证治疗为主、西药（同时予以控制血压、纠正肾性贫血、纠酸补钙等治疗）治疗为辅，辨病与辨证有机结合。肾衰病不仅肾脏受损，而且影响到各个脏器气化功能。根据中医的整体观念和脏腑学说，王自敏以调理脾胃为切入点，脾胃健旺，乃肾气充沛；所拟"黄槐温胆汤"以 "虚、浊、毒、瘀"四大病机为辨证总纲，精心遣方选药，始成经验方药。方中半夏降逆和胃，燥湿化痰；陈皮理气燥湿；茯苓健脾渗湿，脾湿去痰消；竹茹清热化痰，止吐除烦；大黄苦寒泻下，通腑降浊，泻热解毒，活血祛瘀；生槐花清热利湿，解毒消肿；甘草、生姜、大枣益脾和胃，协调诸药。上述药物和胃降浊，清热利湿，清除体内因肾衰而蓄积之毒邪，改善胃肠道症状。此方用于临床，屡获效验。

4.黄槐温胆汤治疗肾衰病（慢性肾功能不全）

治验：李某，男，75岁，退休，2006年10月17日来诊。患者1年前无诱因出现头晕、乏力、腰痛，在开封市淮河医院体检发现肾功能异常，血肌酐102μmol/L，间断口服中草药治疗，具体用药不详，期间未规律监测肾功能。现症见头晕，乏力，恶心呕吐，不思饮食，胸脘胀闷，尿中泡沫增多，24小时尿量1600mL左右，大便不爽。舌质淡，苔白腻，脉沉细。既往高血压病病史20年。测血压：130/80mmHg；查尿常规：蛋白（++），隐血（+++）；肾功能：尿素氮9.8 mmol/L，肌酐198μmol/L，尿酸319μmol/L。诊断为：肾衰病（慢性肾功能不全CKD 2期）。

证候：脾肾气虚，湿浊中阻。

治法：健脾益肾，利湿降浊。

处方：黄槐温胆汤加减。竹茹10g，半夏10g，陈皮10g，茯苓15g，制大黄6g，甘草6g，生槐花20g，生姜3片，大枣3枚，厚朴12g，砂仁12g，鸡内金12g，丹参30g，川芎15g，白花蛇舌草30g。水煎服。

二诊（2006年10月27日）：上方服7剂后，无头晕，稍觉乏力，纳可，眠可，尿中泡沫较多，大便正常。血压：131/78 mmHg；复查尿常规：蛋白（+），隐血（+）；肾功：尿素氮8.7 mmol/L，肌酐162μmol/L，尿酸323μmol/L；守上方，加黄芪30g，地龙12g，同时左旋氨氯地平（施慧达）控制血压。

三诊（2006年11月11日）：上方服用15剂后，乏力除，纳与眠可，尿中泡沫稍多，大便每日2次。查体：BP：120/70 mmHg；复查肾功能：肌酐138μmol/L，尿素氮8.9 mmol/L，尿酸277μmol/L；尿常规：蛋白（+）、隐血（-）。守上方，继续服用15剂，同时控制血压等。

四诊（2006年11月26日）：上方服15剂，患者神志清，精神尚可，纳眠可，尿中泡沫稍增多，未诉明显不适症状。查体：BP：121/79 mmHg；复查肾功能：肌酐113μmol/L，尿素氮7.8 mmol/L，尿酸206μmol/L；尿常规：蛋白（±），隐血（-）。病情好转，守方继服20剂，同时积极控制血压。

患者定期复诊，以上方为基础，辨证加减治疗，血肌酐稳定在110μmol/L左右，血压控制可，病情未反复。

【按语】此案患者属中医"肾衰病"范畴，证属"脾肾气虚、湿浊中阻"。王师认为本病的形成，存在着"虚、浊、瘀、毒"四大病机，其中虚是主要病机，且以肾为中心，而兼及肝、脾、肺；随着病情进展，由于阴损及阳或阳损及阴，出现肾、脾、肺、肝气阴两虚及脾肾阳虚，皆可导致肾阴阳失衡，并波及他脏；亦可由于病程冗长，气机失畅，而致血脉瘀滞，即所谓"久病入络"而络阻血瘀也。由于肾之泄浊、脾之运化功能障碍，导致水湿停积，湿浊蕴滞，阻遏三焦，水道不利而致邪羁酿毒。总之，本病正虚为本，邪实为标，四大病理因素互为因果，形成恶性循环。本案患者表现为恶心呕吐，不思饮食，胸脘胀闷，大便不爽，舌质淡、苔白腻，脉沉细；此为湿浊阻于中焦，脾胃升清降浊功能失常而波及他脏。方用自拟黄槐温胆汤加味，临床疗效奇佳，可有效保护残存肾单位，延缓肾功能进展。

5.活血肾病汤加减治疗肾衰病（慢性肾功能不全）

治验：孙某，男，30岁，个体户，2001年4月9日来诊。患者1年前发现尿中有泡沫且经久不消，不伴关节痛、水肿等不适症状，未予重视，于当地测血压180/110 mmHg，查尿常规示：尿蛋白（++），潜血（+），肌酐456μmol/L，于南阳市人民医院住院，诊断为"肾衰病"，给予降压等对症治疗后好转出院。院外血压控制欠佳，头晕、头胀、头痛反复发作，且日益加重，尿中泡沫持续增多，为求中西医结合治疗来诊，症见面色萎黄，眼睑及双下肢轻度水肿，头晕、头胀、头痛，恶心、干呕，寐欠安，大便干结，2～3日/次，夜尿频，尿中有泡沫；舌质暗淡有瘀斑、苔薄白，脉沉弦；测血压150/95 mmHg；查肾功能：血肌酐607μmol/L，尿素氮22.33 mmol/L，尿酸562μmol/L；血常规：血红蛋白90 g/L，血小板315×10⁹/L。诊断：肾衰病（慢性肾功能不全）。

证候：脾肾亏虚，瘀血阻络。

治法：补脾益肾，祛瘀通络。

处方：活血肾病汤加减。黄芪30 g，党参20 g，牡丹皮15 g，当归20 g，丹参20 g，赤芍30 g，川芎15 g，水蛭10 g，醋莪术15 g，地龙20 g，徐长卿20 g，黄芩20 g，白芍20 g，泽兰20 g，漏芦20 g。7剂，水煎服，每日1剂。

二诊（2001年4月16日）：患者双下肢仍轻度水肿，头晕、头胀痛减轻，偶有恶心，无腰酸痛，尿中有泡沫，舌质暗淡有瘀斑、苔薄白，脉沉弦。测血压135／85 mmHg。中药守方继服14剂。配合中药保留灌肠，使毒素从肠道排出，药物如下：

大黄 30g，蒲公英 60g，槐花30g，丹参 30g，牡蛎 30g。7剂，每剂150mL，保留（30分钟）灌肠，每日1剂。

三诊（2001年4月30日）：双下肢水肿基本消失，无明显头晕、头痛，无恶心、干呕，纳眠一般，昨日保留灌肠后大便4次，无腹痛、便血，夜尿620 mL，尿中泡沫减少；舌质暗有瘀斑、苔薄白，脉沉弦。查尿常规：尿蛋白（++），潜血（－）；肾功能：肌酐515μmol/L，尿素氮27.79 mmol/L，尿酸348μmol/L。中药守方继服，15剂。

四诊（2001年5月16日）：患者面色转润，未诉明显不适，舌质淡暗、散在瘀点，苔薄白，脉弦细。测血压160/110mmHg；肾功能：肌酐309μmol/L，尿素氮16.54 mmol/L，尿酸301μmol/L。晨起及睡前血压波动较大，治疗上加用α受体阻滞剂（盐酸特拉唑嗪片）控制血压，中药去徐长卿、黄芩，加茯苓20 g，药服百余剂，随访病情稳定，血压控制较好，血肌酐控制在230～290μmol/L。

【按语】本案属于中医学"肾衰病"范畴，患者为青年男性，平素饮食不节，脾失健运，水湿不化，郁而化热，导致精微下泄，清浊相混，发为泡沫；郁热伤络，则尿浊伴血；脾为后天之本，脾胃失养而面色萎黄，脾虚则津液运行失常，水停肢体而水肿；久病不愈，精微下泄过多，清窍之府失养，嗜食肥甘，酿湿生浊，上蒙清窍而头晕不适；水湿日久，阻滞气机而血行不畅，发为血瘀，瘀血阻窍，乃属"不通则痛"；脾虚失运，肾精不足，无以输布上冲于脑，是为"不荣则痛"；患者血压波动较大，医者始终坚持以中药辨证治疗为主，配服西药降压药，以此缓解高血压对肾脏的损害。

6.泌尿清汤加减治疗热淋（急性尿路感染）

治验：郑某，女，60岁，退休，2006年7月25日来诊。1周前劳累后出现尿频、尿急、尿痛，未予重视及治疗；2小时前进食辛辣刺激食物后症状加重，尿色深黄，伴发热，体温38.4 ℃，遂至我院就诊，症见尿频、尿急、尿痛、尿不尽，少腹不适，乏力，口干，纳呆，寐安，大便正常；舌质红、苔黄腻，脉沉细。查血常规：白细胞6.85×10⁹/L，中性粒细胞81.50%；尿常规：隐血（+++），蛋白（－），白细胞（++），镜下红细胞76/μL，白细胞61/μL，细菌50/μL；肾脏彩超：未见明显异常。诊断：热淋（急性尿路感染）。

证候：湿热下注。

治法：清热化湿。

处方：泌尿清汤加减。猪苓 10 g，茯苓 10 g，泽泻 30 g，滑石 30 g，石韦 30 g，黄芩 10 g，黄柏 12 g，炒枳实 12 g，冬葵子 9 g，白芍 30 g，薏苡仁 30 g，金银花 30 g，鱼腥草 30 g，白花蛇舌草 20 g，甘草 6 g。6剂，水煎服，每日1剂。

二诊（2006年8月1日）：尿频、尿急、尿痛均消失，小便通畅，腹胀，大便秘结。查尿常规：（－）；尿培养：无细菌生长。上方加生大黄6 g，炒枳实改为生枳实12 g，10剂巩固疗效。

随访3个月，病情无反复，复查尿常规、尿培养均阴性，临床治愈。

【按语】本案属中医学"热淋"范畴，朱丹溪云"淋虽五，皆属于热"，此论虽有失偏颇，但验之临床，淋证属热多实者十居七八，而属寒多虚者仅十之二三矣。本案患者因烦劳过甚，加之饮食失调，致心火暴亢，阴火内生，火胜则乘其土位，脾土受害，不能化精微、别清浊，加之湿热内生，蓄于下焦膀胱而为病。《素问·灵兰秘典论》云："膀胱者，州都之官，津液藏焉，气化则能出矣。"《素问·至真要大论》云："诸呕吐酸，暴注下迫，皆属于热。"热迫津液下趋，故见尿急、尿频；而湿性黏滞，故见尿不尽；湿热阻滞气机，升降失常，故见少腹不适；舌红、苔黄腻亦为湿热之象，而脉沉细为湿热阻滞脉道，气血流行不畅所致，故治疗以清热化湿为主，诸药合用，病情乃愈。

7. 清热活血方加减治疗痛风（高尿酸血症）

治验：张某，男，46岁，职工，2010年5月30日来诊。2个月前无明显诱因出现右侧第一跖趾关节疼痛，尚可忍受，未予治疗。3天前饮酒后上述症状加重，为求中西综合治疗，遂至我院，症见右侧第一跖趾关节热胀、疼痛剧烈，痛不可触，余关节无疼痛，乏力，纳眠可，二便正常，舌质暗、苔黄腻，脉滑。查血常规：（－）；尿常规：蛋白（＋），潜血（＋）；肝功能：（－）；肾功能：尿酸 623 μmol/L，肌酐72 μmol/L，尿素氮5.8 mmol/L；诊断：痛风（高尿酸血症）。

证候：湿阻血瘀。

治法：清热活血利湿。

处方：清热活血方加减。薏苡仁 20 g，川芎 12 g，党参 15 g，白术 12 g，草薢 15 g，鸡血藤 30 g，水牛角 15 g，土茯苓 20 g，泽泻 20 g，苍术 12 g，白芍 12 g，地龙 15 g，海桐皮 20 g，忍冬藤 30 g，白花蛇舌草 30 g。7剂，水煎服，每日1剂。

给予碳酸氢钠片口服以促进尿酸溶解，2片，每日3次；嘱患者清淡饮食，禁食含嘌呤食物。

二诊（2010年6月6日）：关节肿痛明显减轻，复查尿常规：蛋白（-），潜血（-），尿酸501μmol/L。中药守上方继服10剂，碳酸氢钠片继服。

三诊（2010年6月17日）：关节肿痛症状消失，未诉明显不适，复查尿酸367μmol/L，嘱原方继服10剂巩固治疗，碳酸氢钠片停服。

随访3个月，病情无反复，临床治愈。

【按语】高尿酸血症又称痛风，因嘌呤代谢紊乱所致，其临床特点为高尿酸血症及由此而引起的痛风性急性关节炎反复发作、痛风石沉积、痛风石性慢性关节炎和关节畸形，常累及肾脏，引起慢性间质性肾炎和尿酸性肾结石。据报道，长期痛风而有显著性肾损害者占41%，约25%死于慢性肾功能衰竭。中医学无痛风性肾病一名，根据临床特点可归属于"腰痛""痹证""历节风""血尿""石淋""水肿""肾劳"范畴。《景岳全书》曰："外是阴寒水湿，令湿邪袭人皮肉筋脉；内由平素肥甘过度，湿壅下焦，寒与湿邪相结郁而化热，停留肌肤……病变部位红肿潮热，久则骨蚀。"说明先人早就对痛风有所认识。其内因是素禀不足，肺、脾、肾等脏器虚弱，饮食不节，嗜食肥甘厚味，饮酒无度；外因是外受风、寒、湿、热之邪侵袭，肺气不宣，脾失健运，气机升降失调，肾失泌清别浊，致湿热、瘀血、痰浊互结于肾络，形成本虚标实的复杂病机。本案患者以右侧第一跖趾关节肿痛起病，查血尿酸已高达623μmol/L，明确诊断为痛风。王师应用大量清热利湿药物，辅以活瘀利水之品，功效显著。本病要节制饮食，勿食肥甘厚腻及海鲜等高嘌呤食物，避免酗酒，多食青菜，多饮水，对控制病情，减轻病情发展都很重要。本病的预防调护重在饮食控制，做到未病先防、既病防变；嘱患者有所食、有所不食，如低盐饮食，多食蔬菜及碱性含量高的食物，有利于尿酸盐溶解，加快尿酸排泄；低嘌呤饮食，少食或不食肥甘厚腻之品，如动物内脏、鸡鸭鱼肉、海鲜等；多饮水、勤排尿；另外戒烟戒酒必不可少；通过日常生活调护，可有效预防其反复发作，以减少肾脏损害。

8. 清热解毒方治疗紫斑（紫癜性肾炎）

治验：秦某，女，18岁，学生，2005年8月10日来诊。1个月前感冒后出现双下肢散在皮肤紫癜，初起稀发于双踝部，1周后逐渐波及膝关节及腰背部，伴腰酸痛，为求系统诊治，遂来我院。查尿常规示：蛋白（+），红细胞（++），白细胞（−）；血常规：（−）。现症见：面色㿠白，神疲乏力，双眼睑稍浮肿，腰背部及双下肢多发皮肤紫斑，色鲜红，米粒至黄豆大小，对称分布，无腹痛、关节痛，腰痛，咳嗽、咽干、咽痛，肉眼血尿；舌质红、苔薄黄，脉细数。查尿常规：尿蛋白（++），红细胞满视野。诊断：紫斑（紫癜性肾炎）。

证候： 风热搏结，迫血妄行。

治法： 疏风散热，凉血化瘀。

处方： 清热解毒方加减。大小蓟各30 g，犀角（犀角已列入国家野生动物保护名录，医者应用其他药品代替。——编者注）10 g，白术15 g，党参20 g，茯苓15 g，莪术10 g，金银花20 g，连翘10 g，生地黄20 g，薄荷15 g，茜草20 g。10剂，水煎服，每日1剂。

二诊（2005年8月20日）：面色转润，眼睑浮肿消失，无新出皮肤紫癜，紫癜色深红、量减少，腰痛减轻，尿色深黄，偶有干咳痰，无咽干、咽痛；舌质红，苔薄黄，脉沉细。复查尿常规：尿蛋白（+），潜血（+），镜下红细胞81个/HPF。诸症悉减，外邪已祛。上方去薄荷、金银花、连翘，加黄芪30g，车前草30 g、牛膝20 g，以增强益气补肾利水之力。20剂，水煎服，每日1剂。

三诊（2005年9月9日）：面色润泽，紫癜消失，腰痛明显减轻，尿色淡黄；舌质淡红、苔薄白，脉沉细。复查尿常规：尿蛋白（−），潜血（+），镜下红细胞37个/HPF。上方去大小蓟、茜草，加土茯苓30 g，红花20 g。10剂，水煎服，每日1剂。

四诊（2005年9月19日）：无新出皮肤紫癜，未诉明显不适，复查尿常规：尿蛋白（−），潜血（−），白细胞（−），颗粒管型（−）。随症加减治疗，随访6个月，病情未反复，临床治愈。

【按语】 紫癜性肾炎，是指过敏性紫癜引起的肾脏损害，其病因大多为感染后诱发，属中医"紫斑"范畴。临床表现除皮肤紫癜、关节肿痛、腹痛、便血外，可表现为血尿、蛋白尿，还可伴肾功能减退。此病多因"六淫"之邪侵入机体，逐渐影响到肾脏所致。外邪入侵，热毒血瘀，迫血妄行，损伤脉络，血溢脉外而发紫癜、血尿。然血为气之母，失血日久，必兼气虚，故在治疗过程中，在清热凉血、活血止血的同时，独加一味黄芪益气实表，固护脾肺，以防脾肺受损。黄芪为补气摄血之良药，且有补而不腻的特点。本病在其发生演变过程中，常会出现严重的肾脏损害。王自敏能及时抓住"虚、热、瘀、毒"这一病机要害，善用活血解毒、祛邪扶正法，重点顾护胃气。在整个治疗过程中，要审视病情，标本兼顾，注意补而勿凝，泻而勿伤正，方能取得良好的疗效。

9. 清热解毒汤加减治疗尿浊（系膜增生性肾小球肾炎）

治验： 张某，女，30岁，教师，2003年4月15日来诊。10天前感冒后出现咳嗽、咽痛，痰少、质黏、难咯，伴眼睑浮肿，纳差，夜寐欠安，大便干结，小便有泡沫。至当地医院查尿常规：蛋白（+++），红细胞（++），颗粒管型（++）；血常规：白细胞12×10^{12}/L，中性粒细胞85%；血压150/100 mmHg；肾活检病理结果提示：系膜增生性肾小球肾炎；给予对症治疗，效欠佳。现症见咳嗽、咽痛，眼睑浮肿，大便正常，尿中泡沫较多；舌质淡红、苔薄白，脉细弦。查尿常规：蛋白（+），红细胞（++）。诊断：尿浊（系膜增生性肾小球肾炎）。

证候： 风热袭肺。

治法： 疏风宣肺，清热解毒。

处方： 清热解毒汤加减。黄芪20 g，党参12 g，当归20 g，炙麻黄9 g，连翘10 g，杏仁10 g，姜半夏10 g，赤小豆20 g，益母草15 g，石韦20 g，白茅根20 g，车前子20 g，泽泻15 g。7剂，水煎服，每日1剂。

二诊（2003年4月22日）：外感诸症悉除，眼睑浮肿明显减轻，小便量增多，纳食可，夜寐欠安，大便干，仍感腰酸乏力；舌质淡红、苔薄白，脉细弦。血压140/90 mmHg；复查尿常规：蛋白（++），潜血（-），镜检无异常；血常规正常。上方加芡实15 g，蝉蜕20 g，菟丝子15 g，穿山龙30 g，水蛭10 g，莪术15 g，赤芍20 g。14剂，水煎服，每日1剂。

三诊（2003年5月7日）：眼睑轻度浮肿，腰酸、乏力明显减轻，时有心悸，纳可，寐欠佳；舌质淡红、苔薄白，脉细弦。血压138/85 mmHg；复查尿常规：蛋白（++），潜血（-），镜检无异常；血常规正常。上方去白茅根、车前子、泽泻，加红景天30 g，酸枣仁20 g。15剂，水煎服，每日1剂。

四诊（2003年5月22日）：眼睑无浮肿，无明显心悸，纳可，寐转安；舌质淡红，苔薄白，脉细弦。血压130/75 mmHg；复查尿常规：蛋白（-），潜血（-），镜检无异常；血常规正常。上方去酸枣仁，加墨旱莲20 g，山药30 g，枸杞子20 g，黄芪加至40 g。21剂，水煎服，每日1剂。3周后复查尿常规：蛋白

（－），潜血（－），镜检无异常；血常规正常。

临证加减，继服30剂，并辅以糖皮质激素、血管紧张素转换酶抑制剂（ACEI）及双嘧达莫片等相关西药，随诊1年，病情未反复。

【按语】系膜增生性肾小球肾炎是慢性肾炎常见的一种病理类型，在不同阶段有不同的治法，所谓"理法方药，各有立论"。该患者病初风热袭肺，热盛伤津，下焦血络被灼，故尿中可见红细胞，进而导致真阴亏虚，水火失济，火炎烁金，金水滋生乏源。另咽喉为肺之门户，肺病必涉及咽喉，故初起治以疏风宣肺、清热解毒，待外邪尽除，再以健脾补肾、通经活络及益气养心为主，此举体现了王自敏辨证论治的临床思维。

10. 三黄解毒汤加减治疗红蝴蝶斑（系统性红斑狼疮性肾炎）

治验： 赵某，男，20岁，学生，2007年3月6日来诊。6年前无明显诱因出现颜面红斑，就诊于郑州大学第一附属医院，诊断为"系统性红斑狼疮"（未行肾脏病理穿刺），经治病情控制尚可。2天前受凉后发热，最高体温39 ℃，口服退热药后体温下降不明显，至我院就诊，症见满月脸，颜面红斑，发热，体温38.6 ℃，腰痛，左侧髋关节疼痛，全身肌肉酸痛，纳少，寐安，二便调；舌质红、苔黄腻，脉滑。查血常规：白细胞5.33×10^9/L，红细胞4.95×10^{12}/L，血红蛋白141 g/L，中性细胞比率74.54%，淋巴细胞比率16.52%；尿常规：尿蛋白（＋），潜血（－）；C反应蛋白60 mg/L；血沉40 mm/h；风湿及类风湿因子阴性；PCT正常；肾功能正常；抗核抗体（ANA）1：100；抗双链DNA抗体阴性；补体C3、C4正常；免疫球蛋白正常。诊断：红蝴蝶斑（系统性红斑狼疮性肾炎）。

证候： 热毒炽盛证。

治法： 清热凉血，化斑解毒。

处方： 三黄解毒汤加减。黄芩15 g，黄连10 g，黄柏15 g，葛根30 g，犀角30 g，生地黄20 g，白芍20 g，牡丹皮15 g，赤芍15 g，炒白术30 g。10剂，水煎服，每日1剂。配合泼尼松片8片，晨起顿服，羟氯喹片、阿法骨化醇软胶囊、碳酸钙D_3等药物治疗。

二诊（2007年3月16日）： 满月脸，颜面红斑，腰痛，左侧髋关节疼痛，肌肉酸痛，下腹部疼痛，间断发热，纳少，寐安，二便调；舌质红、苔黄腻，脉滑。查血常规：正常；尿常规：尿蛋白（＋），潜血（－）。守方继服15剂，继续联合上述西药治疗。

三诊（2007年4月1日）：满月脸，诸症悉减，舌暗红，可见散在瘀斑，苔黄腻，脉滑。查尿常规：（-）。辨证属"脾肾两虚，瘀血阻络"，当以健脾补肾，活血化瘀为治则，方用加味肾病汤加减，处方：黄芪20g，党参15g，当归15g，川芎10g，丹皮10g，丹参20g，黄芩10g，穿山龙20g，鬼箭羽20g，凤尾草20g，土茯苓20g，紫草12g，赤芍15g，生白芍20g，菊花30g。20剂，水煎服，每日1剂。泼尼松片减至7片，晨起顿服，余药物继服。

四诊（2007年4月21日）：满月脸，颜面少许红斑，纳差，余无其他不适；舌暗红，可见瘀斑，苔黄腻，脉滑。查尿常规：（-）；抗核抗体（ANA）1：100，抗双链DNA抗体阴性；患者症状好转，治疗有效，上方加砂仁6g，焦三仙各30g，10剂，水煎服。

4月1日方服28剂，据病情减量泼尼松片，同服中药方剂巩固，随访半年，病情稳定、未复发。

【按语】系统性红斑狼疮性肾炎，简称为狼疮性肾炎，为一组原因不明的多脏器损害的自身免疫性疾病。临床上以发热、关节炎、皮疹及肾脏损害为主要表现，类属于中医学"阴阳毒""红蝴蝶斑""温毒发斑"等范畴。

本案患者先天禀赋不足，虚火上炎，兼因腠理不密，日光暴晒，外热入侵，热毒入里，二热相搏，瘀阻脉络，内伤于脏腑，外伤于肌肤而发病，热毒蕴结肌肤，上泛头面则颜面红蝴蝶疮；因热毒炽盛，燔灼营血，阻隔经络而发热、肌肉酸楚、关节疼痛。本病前期是热毒炽盛证，多因热毒炽盛血分所致，治疗以清热解毒、凉血化斑为主，方用三黄解毒汤凉血活血，热清血宁则无耗血动血，凉血止血而不留瘀。稳定期证属脾肾两虚、瘀血阻络，治疗以健脾益肾、活血化瘀为主，方用加味肾病汤加减。王自敏认为本病病因复杂，症状表现多样，临床发病率有上升趋势，多发于青中年女性，因此对于女性肾炎患者一定要排除狼疮性肾炎，对于面部无蝶形斑及长期发热患者绝不能忽视，务必检查红斑狼疮相关指标。系统性红斑狼疮中后期出现脾肾亏虚，但热毒标实贯穿于疾病全过程，因此不宜过早应用大温大热药，若过用之，颇易引动内热，使热毒复燃，从而加重病情。若大量使用糖皮质激素，可配合滋阴清热药以减轻激素副作用。

11. 肾水汤加减治疗水肿（肾病综合征）

治验：宋某，女，27岁，职工，2007年4月20日来诊。1个月前足月分娩后双下肢浮肿，肿势由双踝部逐渐波及至双膝关节，遂至当地医院住院，查尿常规：蛋白（+++），红细胞（++），白细胞（+），颗粒管型（++）；血压160/100mmHg，诊断为"肾病综合征"，予西药呋塞米片、泼尼松片、卡托普利片、双嘧达莫片治疗后浮肿稍减轻。为进一步诊治，遂至我院就诊，症见眼睑及双下肢重度水肿，按之凹陷不起，小便不利，乏力，腰膝酸软，纳呆腹胀，大便稀溏，小便有泡沫；舌质淡红、苔薄白，脉沉细。查尿常规：尿蛋白（++++），红细胞（++），颗粒管型（++）；血脂：胆固醇7.07 mmol/L，三酰甘油2.51 mmol/L。

诊断：水肿（肾病综合征）。

证候：脾肾亏虚，瘀血阻络。

治法：补脾益肾，化瘀通络。

处方：肾水汤加减。黄芪30 g，丹参20 g，水蛭10 g，莪术15 g，赤芍20 g，川芎15 g，牡丹皮15 g，地龙10 g，徐长卿20 g，红花20 g，黄芩20 g，白芍15 g，猪苓30 g，车前草30 g。7剂，浓煎，每日1剂。口服足量泼尼松片，12片，晨起顿服。

二诊（2007年4月27日）：双下肢水肿较前减轻，仍呈指凹性，小便量增多，腰膝酸软减轻，纳呆、腹胀减轻，大便稍溏；舌淡红、苔薄白，脉沉细。尿常规：尿蛋白为（+++），红细胞（++），颗粒管型（++）；血脂：胆固醇7.11 mmol/L，三酰甘油2.49 mmol/L。上方加枳壳15 g、茯苓20 g。14剂，水煎服，每日1剂。泼尼松片继服。

三诊（2007年5月11日）：双下肢水肿较前明显减轻，小便量增多，24小时尿量1800 mL，腰膝酸软减轻，纳好转，腹胀明显减轻，大便调；舌淡红、苔薄白，脉沉细。复查尿常规：尿蛋白（++），红细胞（+），颗粒管型（+）；血脂：胆固醇6.80 mmol/L，三酰甘油2.47 mmol/L。上方去猪苓，加穿山龙30g。21剂，水煎服，每日1剂。泼尼松片继服。

四诊（2007年6月1日）：双下肢水肿基本消失，小便量明显增多，24小时尿量2500 mL，偶有腰膝酸软，纳可，轻微腹胀，大便调；舌淡红、苔薄白，脉沉细。复查尿常规：尿蛋白（-），红细胞（-），颗粒管型（-）；血脂：胆固醇5.70 mmol/L，三酰甘油2.40 mmol/L。上方去车前草、枳壳，加黄精、女贞子各

20g。21剂，水煎服，每日1剂。泼尼松片规律减量。2周后于当地复查尿常规：尿蛋白（－），红细胞（－）。继续辨证服用中药汤剂40余剂，诸症皆消。多次查尿常规：尿蛋白（－）、潜血（－），血脂逐渐降至正常。随访1年，病情未复发。

【按语】本案此病起于妊娠时，分娩后诸症未减。肾为先天之本，主生殖；脾为后天之本，为气血生化之源。因产后体虚，脾肾两亏，气化失司，固涩无权，精微下泄，故见尿浊；气虚血行无力而致血瘀，《诸病源候论·水病诸候》谓："水病无不由脾肾虚所为，脾肾虚则水妄行，盈满皮肤而令周身肿满。"王自敏对肾病综合征多从调治脾肾入手，以经验方肾水汤加减治之，多获良效。

12. 生地连栀汤加减治疗热淋一（急性尿路感染）

治验：张某，女，27岁，职工，2001年8月19日来诊。1个月前劳累后尿频、尿急、尿痛，肉眼血尿，至北京市某医院查尿常规：白细胞（+++），蛋白（+++），潜血（+++），门诊给予左氧氟沙星注射液、奥硝唑注射液抗炎治疗3天，复查尿常规：（－）。3天前劳累后再次尿频、尿急、尿痛，伴双侧腰痛，门诊给予奥硝唑抗炎治疗，效欠佳。症见尿频、尿急、尿道灼热感，小便色黄，腹胀，眠欠佳，大便正常，舌质红，苔黄腻，脉沉细。查尿常规：白细胞（+++）、潜血（+）；白细胞350.8/μL，红细胞18.9/μL，细菌103.60/μL；尿培养：大肠杆菌。诊断：热淋（急性尿路感染）。

证候：湿热下注。

治法：清热利湿。

处方：生地连栀汤加减。生地黄30g，黄连9g，炒栀子9g，赤芍12g，瞿麦12g，滑石9g，萹蓄20g，通草9g，淡竹叶15g，败酱草20g，薏苡仁30g，土茯苓20g，牡丹皮12g，鱼腥草30g，甘草6g。7剂，水煎服，每日1剂。

二诊（2001年8月26日）：小便通畅，尿频、尿急、尿道灼热感消失，近感睡眠不安，大便稍干。查尿常规：白细胞（－），尿培养：无细菌生长。上方加酸枣仁30g、厚朴15g、火麻仁30g，继服15剂巩固疗效。

随访3个月，病情无反复，复查尿常规、尿培养均正常，临床治愈。

【按语】本案属于中医学"热淋"范畴，患者喜食辛热肥甘之品（与前面所述"劳累后"不对应），酿生湿热，下注膀胱，发而为淋。《素问·灵兰秘典论》云："膀胱者，州都之官，津液藏焉，气化则能出矣。"热迫津液下趋，故见尿频、尿急；湿热阻滞气机，升降失常，故见腹胀；舌质红、苔黄腻为湿热之象，而脉沉细为湿热阻滞脉道所致；故治疗宜清热利湿为主，药用生地黄、黄连、栀子凉血泻热；赤芍、牡丹皮导瘀热下行；瞿麦、萹蓄、通草通淋祛湿；土茯苓、败酱草、鱼腥草清热解毒；淡竹叶、甘草清心，利小便；薏苡仁健脾利湿，以绝湿邪化生之源，药证相符，故疗效显著；二诊时卧不安，提示湿热化火，耗伤肝血之故，加酸枣仁养肝血，安魂魄；大便干，提示湿热耗伤津液，加厚朴、火麻仁润肠通便兼理气。诸药合用，故收良效。

13. 生地连栀汤加减治疗热淋二（急性尿路感染）

治验： 李某，女，24岁，学生，2004年7月3日来诊。1周前食用火锅辛辣刺激食物后出现尿频、尿急、尿痛，未予重视及治疗；10小时前因劳累后尿频、尿急、尿痛突然加重，尿量逐渐减少，尿色深黄，伴发热，体温最高38.4 ℃，症见尿频、尿急、尿痛、色赤，少腹不适，口干，乏力，纳呆，寐安，大便正常；舌质红，苔黄腻，脉细数。查血常规：白细胞6.85×10^9/L，中性粒细胞81.50%；尿常规：隐血（+++），尿蛋白（±），白细胞（++），红细胞76/μL，细菌50/μL，白细胞61/μL；肾脏彩超：未见明显异常。

诊断为： 热淋（急性尿路感染）。

证候： 阴虚湿热。

治法： 滋阴清热利湿。

处方： 生地连栀汤加减。生地黄 30 g，黄连 12 g，炒栀子9 g，黄柏 10 g，土茯苓 30 g，猪苓 30 g，败酱草20 g，白花蛇舌草 30 g，赤芍20 g，牡丹皮 15 g，滑石30 g，鱼腥草30 g，竹叶30 g，通草9 g，甘草6 g。7剂，水煎服，每日1剂。

二诊（2004年7月10日）：小便通畅，尿频、尿急、尿痛均消失，近感纳差，大便正常。查尿常规：白细胞（−）；尿培养：无细菌生长。上方加焦山楂30 g，炒神曲30 g，继服10剂巩固疗效。

随访3个月，疾病无反复，复查尿常规、尿培养均正常，临床治愈。

【按语】 本案属于中医学"热淋"范畴，患者喜食辛热肥甘之品，酿成湿热，下注膀胱，发而为淋；热迫津液下趋，故见尿频、尿急；湿热阻滞气机，升降失常，可见少腹不适；舌质红、苔黄腻、脉细数，为阴虚湿热之象。故治疗宜滋阴清热利湿为主，药用牡丹皮、黄柏滋阴清热；土茯苓、白花蛇舌草、败酱草、鱼腥草、黄连清热解毒；生地黄、栀子、竹叶、滑石、猪苓清心利湿。药证相符，故疗效显著。

14.生地连栀汤加减治疗热淋三（急性尿路感染）

治验： 张某，女，32岁，职工，2003年4月9日来诊。3天前劳累后尿频、尿急、尿痛伴发热、腰痛，在河南省中医院查尿常规：白细胞（+++），尿蛋白（±），潜血（+++），白细胞848/μL，红细胞1007/μL，细菌1039.8/μL，予左氧氟沙星针、头孢哌酮舒巴坦钠针抗感染治疗后，症状稍有好转，今晨尿频、尿急、尿痛突然加重，尿量减少，尿色鲜红，为求系统治疗来诊，症见：尿频、尿急、尿痛、肉眼血尿，发热，腰部刺痛；舌质红、苔薄黄，脉细涩。查尿常规：白细胞（+++），尿蛋白（±），潜血（+++），白细胞848/μL，红细胞1007/μL，细菌1039.8/μL，诊断：热淋（急性尿路感染）。

证候： 肾虚血瘀。

治法： 补肾滋阴，清热通淋。

处方： 生地连栀汤加减。生地黄20g，栀子10g，黄连9g，赤芍12g，丹参30g，牡丹皮12g，白茅根30g，蒲公英30g，墨旱莲30g，石韦30g，枸杞子30g，山萸肉30g，土茯苓20g，车前草10g，瞿麦10g，滑石9g。7剂，水煎服，每日1剂。

二诊（2003年4月16日）： 尿频、尿急、尿痛稍减轻，腰部刺痛，时有胸闷、乏力、头晕，食欲差，夜寐不安，大便干；舌质红、苔薄黄，脉细涩。测血压120/70 mmHg，体温37.0 ℃；血常规：白细胞$11.72×10^9$/L，红细胞$5.04×10^{12}$/L，血红蛋白160 g/L，中性粒细胞69.3%；尿常规：白细胞（+++），尿蛋白（-），白细胞209/μL，细菌195/μL；肾脏彩超：未见明显异常。上方加卷柏、黄柏各20g，7剂。鼓励患者多饮水、勤排尿，勿憋尿，注意外阴清洁。

三诊（2003年4月23日）： 体温36.8 ℃，轻微尿频，无尿急、尿痛，乏力明显，时有下肢抽掣痛，夜间发作明显，食欲好转，夜寐欠安，大便正常；舌质暗淡、苔薄黄，脉细涩。测血压110/70 mmHg；查尿常规：白细胞（-），尿蛋白（-），细菌3/μL。嘱患者多饮水、勤排尿，切勿憋尿，注意外阴部清洁。中药守上方，续服10剂。

随访2个月，病情无反复，临床治愈。

【按语】本案属于中医学"热淋"范畴，包括现代医学的急慢性前列腺炎、前列腺增生肥大、急慢性肾盂肾炎、膀胱炎、尿道炎等疾患。多因恣食辛热、肥甘；或酗酒太过，酿成湿热；或感受暑邪未及时清解，导致湿热注于下焦；或下阴不洁，秽浊之邪侵入下焦，酿生湿热；或风热风寒之邪乘虚袭表，太阳经气先病，引动膀胱湿热之邪，邪气充斥于足太阳经和腑；或因心火亢盛，下移小肠。以上诸因皆可导致湿热蕴结下焦，膀胱气化不利，而发热淋。吴谦等《医宗金鉴·删补名医方论》卷一云："热伤阳络清窍出血，热伤阴络血从下溢。"王自敏认为此患者因秽浊污垢之邪侵及膀胱，入里化热，热伤肾络，遂发腰痛、尿血等症。方用生地黄、栀子、黄连清热凉血；瞿麦、滑石清热通淋；墨旱莲、枸杞子、山萸肉滋养肾阴；全方重于清热通淋，同时补肾滋阴，能较好地发挥综合疗效。

15. 痛风汤加减治疗痛风（高尿酸血症）

治验：黄某，男，41岁，职工，2005年6月3日来诊。1个月前无明显诱因双侧第一跖趾关节肿痛伴双下肢水肿，至河南省中医院住院治疗，查尿酸580μmol/L，诊断为"痛风"，给予别嘌醇片降尿酸等治疗，症状好转出院；7天前饮酒后双侧第一跖趾关节肿痛伴双下肢水肿加重，症见双侧第一跖趾关节肿痛，乏力，纳差、不欲食，寐差，二便调；舌质淡暗、苔薄腻，脉沉细涩。查尿常规：尿蛋白（＋），潜血（＋）；肾功能：尿素氮5.8 mmol/L，肌酐72μmol/L，尿酸563μmol/L；诊断：痹症（痛风）。

证候：脾肾气虚，湿阻血瘀。

治法：益气健脾，化瘀祛湿。

处方：痛风汤加减。党参15 g，白术12 g，萆薢15 g，鸡血藤30 g，水牛角15 g，土茯苓20 g，泽泻20 g，薏苡仁20 g，地龙15 g，莲子20 g，海桐皮20 g，忍冬藤30 g，白花蛇舌草30 g。7剂，水煎服，每日1剂。配服碳酸氢钠片2片，每日3次。

二诊（2005年6月10日）：患者症状减轻，复查尿常规：蛋白（－），潜血（－），血尿酸440μmol/L。停服碳酸氢钠片，中药守上方继续服用10剂。

三诊（2005年6月22日）：患者症状均消失，复查尿酸380μmol/L，嘱继服10剂巩固治疗。

随访3个月，病情无反复，临床治愈。

【按语】本案属中医"痛风病""痹症"范畴，证属脾肾气虚、湿阻血瘀。患者中年男性，先天气血不足，气虚无力推动血行，血运不畅凝为瘀，脾虚则水湿丛生，湿停日久则聚为痰，再有饮食不善，膏粱厚味，酿生湿热，内外之邪互相搏结，闭阻经脉，深入筋骨，内舍犯肾，则诸症自现。患者纳差不欲食，舌苔薄腻，故从调理中焦着手，中焦运，则气血得生，湿邪自去。选方时应用益气健脾利湿药物，辅以活瘀利水之品，功效显著。但凡致病，重调脾胃，顾护肾气，此为临证一大特色。

16. 王氏三草汤加减治疗气淋（泌尿系感染）

治验：艾某，女，32岁，干部，2003年6月3日来诊。1年前无明显诱因出现尿频，未予正规治疗；每遇情绪不佳时尿频症状反复；近1个月来思想压力较大，尿频加重，伴小腹疼痛，遂至我院就诊。症见心情抑郁，自觉胸部满闷，两胁胀痛，烦躁不安，少腹疼痛，尿频，尿痛，无尿急，大便正常；舌质偏暗、苔薄黄，脉沉细。尿常规检查：潜血（−），蛋白（−），白细胞（−）；肝肾功能：正常。

诊断为：气淋（泌尿系感染）。

证候：肝气郁结。

治法：疏肝理气，利尿通淋。

处方：王氏三草汤加减。青皮6 g，陈皮6 g，香附10 g，郁金10 g，川芎10 g，车前草15 g，益母草30 g，白茅根20 g，白芍20 g，柴胡10 g，枳壳10 g，石韦30 g，瞿麦20 g，延胡索12 g，白花蛇舌草30 g。7剂，水煎服，每日1剂。

二诊（2003年6月10日）：尿频有所好转，偶见尿痛，时感少腹不适，查尿常规：潜血（−），蛋白（−）。上方加黄柏12g，继服7剂。

三诊（2003年6月17日）：患者心情舒畅，无明显尿痛，尿频好转，胸部满闷、两胁胀痛、烦躁不安症状均消失，少腹疼痛明显减轻，大便调，舌质淡红、苔薄黄，脉沉细。治则不变，方药略有加减：车前草15 g，益母草30 g，川芎10 g，白花蛇舌草30 g，白芍20 g，枳壳10 g，青皮6 g，陈皮6 g，香附10 g，郁金10 g，瞿麦20 g，延胡索12 g，旱莲草20 g。10剂，水煎服，每日1剂。

四诊（2003年6月27日）：患者无明显不适，心情舒畅，上方加玄胡10g，继服7剂。嘱患者调情志，多饮水，勤排尿。

【按语】本案属中医学"气淋"范畴；患者为年轻女性，平素情绪波动较大，易受外界因素干扰，思虑过重。王自敏认为情志平，则气机畅，气机畅则淋自愈，故以疏肝理气、利尿通淋为治则，方以王氏三草汤加减，配合言语鼓励，避免言重于病而加重其思想负担。正如《千金要方》所云："女人嗜欲多于丈夫，感病倍于男子，加以慈恋，爱憎，嫉妒，忧恚，染著坚牢，情不自抑，所以为病根深，疗之难瘥。"对此类患者，要叮嘱家人注意患者情绪，避免情绪刺激，多引导其合理宣泄不良情绪，这对病情好转极为紧要。

17. 五淋汤加减治疗劳淋（慢性尿路感染）

治验：刘某，女，50岁，退休，2005年3月9日来诊。1年前患尿路感染，口服少量抗生素等西药，症状减轻后即停药，未彻底治疗，后逐渐转为慢性，西医诊断为"慢性肾盂肾炎"；后每因劳累、情志刺激，病情有不同程度反复。病情发作时，小便淋沥不已，赤涩疼痛。半个月前因劳累再发，小便赤涩淋沥，每日多达20次，口服左氧氟沙星片等效果不明显。患者自觉腰痛如折，喜温喜按，倦怠嗜卧，尿频、尿急、小便赤涩、淋沥不止，一昼夜达10余次；活动后气短、汗出，手足心热，口干不欲饮，舌质红、苔白，脉沉细。查尿常规：尿蛋白（+），白细胞>20个/HPF，红细胞10～20个/HPF；泌尿系彩超：双肾大小基本正常，实质回声稍强。诊断为：劳淋（慢性尿路感染）。

证候：气阴两虚。

治法：益气养阴，利尿通淋。

处方：五淋汤加减。黄芪30 g，党参20 g，莲子15 g，山药20 g，茯苓15 g，猪苓20 g，泽泻15 g，白术15 g，车前子20 g，地骨皮15 g，瞿麦20 g，萹蓄20 g，生地黄15 g，鹿角霜20 g，甘草15 g，白花蛇舌草30 g。7剂，水煎服，每日1剂。

二诊（2005年3月16日）：小便次数明显减少，小便赤涩减轻，一昼夜排尿5次左右，活动后仍有腰痛，气短乏力改善；尿常规：尿蛋白（-），白细胞3～4个/HPF，红细胞（-）。上方去地骨皮，14剂，水煎服，每日1剂。

三诊（2005年3月30日）：无明显小便淋沥涩痛，小便次数如常，劳作后稍有腰痛，乏力减轻。上方继服7剂，嘱其适当劳作，避免劳累，不适随诊。

【按语】本案患者小便淋沥涩痛反复发作，中医诊为劳淋，病久伤及肾气，常因劳累而发。患者腰痛如折，喜温喜按，倦怠无力嗜卧，活动后气短、汗出，手足心热，口干不欲饮；舌质红、苔白，脉沉细，辨为气阴两虚证，其病因病机责之于本虚标实，本为气阴两虚，标乃余毒未清，蕴于精室。治疗以益气养阴为原则，黄芪、党参、莲子、山药、白术健脾益气；茯苓、猪苓、泽泻利水养阴，车前子、瞿麦、萹蓄利尿通淋；生地黄、鹿角霜补益肾阴。现代药理研究提示，生地黄水浸剂对杆菌有抑制作用，且有明显的利尿效果；茯苓有显著利尿作用，对金黄色葡萄球菌、大肠杆菌、变形杆菌均有抑制作用，还能提高小鼠腹腔单核细胞的吞噬功能，对小鼠体液免疫有促进作用；猪苓利尿作用较茯苓更强，对金黄色葡萄球菌、大肠杆菌有抑制作用；泽泻亦有较强的利尿作用；白花蛇舌草能提高血清杀菌作用，增加白细胞吞噬功能，增强肾上腺皮质功能；连翘对大肠杆菌、变形杆菌及溶血性链球菌均有抑制作用。诸药合用，共奏良效。

18. 消斑方加减治疗紫斑（紫癜性肾炎）

治验：朱某，男，8岁，学生，2002年8月17日来诊。半个月前无诱因双下肢紫斑，对称分布，于当地诊所诊断为"过敏性紫癜"，给予对症治疗后双下肢紫斑消退，未继续治疗；1天前无明显诱因腹痛，查尿常规：潜血（+），蛋白（±），症见：乏力，手足心热，双下肢时有皮肤瘙痒，无新出紫斑，轻微腹痛，纳眠尚可，小便泡沫稍多，大便正常；舌质红、苔黄腻，脉沉细。查尿常规：蛋白（±），隐血（+）；血常规：（－）；肝功能：总蛋白56.8 g/L，白蛋白37.6g/L；肾功能：正常；彩超：双肾未见异常；诊断：紫斑（紫癜性肾炎）。

证候：热扰血络，肾阴不足。

治法：滋阴清热凉血。

处方：消斑方加减。生地黄12 g，牡丹皮6 g，丹参6 g，当归10 g，赤芍10 g，白鲜皮10 g，徐长卿10 g，地肤子10 g，水牛角10 g，紫草15 g，枸杞子12 g，菟丝子12 g。7剂，水煎服，每日1剂。

二诊（2002年8月25日）：上述症状均减轻。近日纳呆，上方加生山楂10g、炒神曲10g以健脾和胃。10剂，水煎服，每日1剂。

三诊（2002年9月4日）：上述症状消失，小便正常。查尿常规：蛋白（－）。治则不变，方药略有加减：生地黄12 g，牡丹皮6 g，黄芪12 g，丹参6 g，白芍 10 g，紫草 15 g，枸杞子 12 g，菟丝子 12 g，茜草 20 g，赤芍 12 g，10剂，水煎服，每日1剂。

四诊（2002年9月7日）：尿常规：蛋白（－）。随访3个月，病情无反复，临床治愈。

【按语】过敏性紫癜是以皮肤紫癜、出血性胃肠炎、关节炎及肾损害为特点的综合征。过敏性紫癜所引起的肾损害称为紫癜性肾炎。依据其临床特征，类属于中医学的"紫斑""肌衄""尿血"等范畴。患儿来诊时，手足心热，舌红、苔黄腻，脉沉细，脉证相参，王自敏认为其证属热毒耗精伤阴，阴亏内热，热灼血络，血脉凝滞而血溢脉外，治当以滋阴清热凉血为主，药用生地黄、牡丹皮、紫草清营分热毒；丹参、赤芍、水牛角凉血活血；徐长卿、白鲜皮、地肤子祛风止痒；枸杞子、菟丝子益肾固摄，全方共奏滋阴清热凉血之效，使热去血行。儿童属稚阴稚阳之体，患病易虚易实，因此用药宜慎之又慎，慎防药物再伤渐复之体。

19.益气化瘀补肾汤加减治疗尿浊一（慢性肾小球肾炎）

治验：许某，女，44岁，农民，2002年4月8日来诊。5年前无明显诱因尿中泡沫增多，至中国人民解放军第150中心医院住院，诊断为"慢性肾炎"，行肾穿刺示：局灶节段性肾小球硬化，给予泼尼松片、环磷酰胺、雷公藤多苷片治疗，效欠佳。症见眼睑及双下肢水肿，乏力，口干，纳眠可，尿中有泡沫，大便正常；舌质淡，有瘀斑，苔黄腻，脉细涩。查尿常规：蛋白（+++）；24小时尿蛋白定量：2.1 g；血脂：总胆固醇4.52 mmol/L，甘油三酯2.07 mmol/L；肝功能：总蛋白：59.6 g/L，白蛋白37 g/L；肾功能：正常；肾脏彩超：双肾集合系统回声增强。诊断：尿浊（慢性肾小球肾炎）。

证候：脾肾亏虚，湿热血瘀。

治法：补益脾肾，化瘀利湿。

处方：益气化瘀补肾汤加减。黄芪 30 g，党参 20 g，当归 20 g，川芎 15 g，丹参 30 g，赤芍 20 g，桃仁10 g，水蛭 10 g，茯苓30 g，徐长卿 20 g，蝉蜕 20 g，白芍 30 g，黄芩 20 g，炒牛蒡子 20 g，桑寄生 30 g，牡丹皮 15 g，积雪草30 g。7剂，水煎服，每日1剂。

二诊（2002年4月15日）：患者精神稍差，纳差，水肿减轻，尿量增多，小便泡沫减少，大便正常。查尿常规：蛋白（++），潜血（+）；上方加砂仁12 g、鸡内金12 g以健脾和胃。给予雷公藤多苷片口服（每次30 mg，每日3次）、葡醛内酯片辅助治疗。

三诊（2002年4月25日）：患者精神尚可，纳可，水肿减轻，腹胀，小便泡沫减少，大便正常；查尿常规：蛋白（+），潜血（+）；上方去砂仁、鸡内金，加郁金12g、青皮12g以疏肝理气。继续口服雷公藤多苷片、葡醛内酯片辅助治疗。

四诊（2002年5月25日）：上方服30剂，以上症状均消失，舌淡红、苔薄白，脉沉细。查尿常规：蛋白（±），白细胞（−），红细胞（−）。嘱继服上方30剂后，给予百令胶囊服用2个月以巩固疗效。

随访3个月，病情无复发，复查尿常规：（−），临床治愈。

【按语】本案属于中医学"尿浊"范畴，西医属慢性肾小球肾炎。王自敏认为本案主要表现为脾肾虚弱，脾气亏虚，健运失司，水谷不化，精微难布，故见乏力等症；脾损及肾，精关不固，精微物质流失体外而成蛋白尿，大量蛋白尿丢失，又加重脾肾虚损，故补脾益肾应贯穿全程；气虚日久必兼血瘀，故辅以活血化瘀法，从而构成"补脾益肾，化瘀利湿"这一特色治法，突出中医药治疗慢性肾炎的良好优势。王自敏认为慢性肾炎病机总属"本虚标实"，本虚有脾肾亏虚、气阴两虚、脾肾阳虚、肝肾阴虚之分，又因五脏相关，可涉及心、肺两脏，标实是指外感、水湿、湿热、血瘀、浊毒等。其脾肾亏虚、气阴两虚，夹有湿热、血瘀证较多见，脾肾阳虚型较少；治疗方面，必须认真审因辨治，才能获效。

20. 益气化瘀补肾汤加减治疗尿浊二（慢性肾小球肾炎）

治验：巴某，女，37岁，职工，2009年4月8日来诊。4个月前无明显诱因小便泡沫增多伴双下肢水肿，遂到社区门诊查尿常规：尿蛋白（+++），潜血（+++），未予治疗，1周前水肿加重，遂至我院就诊，症见乏力，眼睑水肿，尿中有泡沫，大便稍干，舌质暗，有瘀斑，苔薄白，脉沉细。查尿常规：蛋白（++）；肾功能、血脂、血糖、肝功能均正常；肾脏彩超：双肾集合系统回声增强，膀胱无异常，双侧输尿管未见明显扩张。诊断：尿浊（慢性肾小球肾炎）。

证候：脾肾气虚，血脉瘀阻。

治法：补益脾肾，活血化瘀。

处方：益气化瘀补肾汤加减。黄芪30g，丹参30g，川芎15g，赤芍20g，益母草30g，牡丹皮15g，肉苁蓉30g，山茱萸30g，当归20g，党参12g，莲子15g，芡实20g，菟丝子30g，覆盆子30g。7剂，水煎服，每日1剂。

二诊（2009年4月15日）：患者眼睑水肿消退，纳可，小便泡沫减少；舌质暗红，舌苔薄白，脉沉细。查尿常规：蛋白（＋）。守上方继服10剂。

三诊（2009年4月25日）：小便泡沫明显减少，大便正常；舌质淡红、苔薄白，脉沉细。查尿常规：蛋白（±），白细胞（－），红细胞（－）。治则不变，方药略有加减：黄芪30g，丹参30g，川芎15g，赤芍20g，水蛭10g，党参20g，当归20g，枸杞20g，肉苁蓉30g，山茱萸30g，生山药15g，砂仁12g，白茅根30g。水煎服。

四诊（2009年5月4日）：以上症状均消失，舌淡红、苔薄白，脉沉细。查尿常规：蛋白（－），白细胞（－），红细胞（－）。嘱患者继服上方30剂后，给予百令胶囊口服2个月以巩固疗效。

随访3个月，疾病无复发，复查尿常规均正常，临床治愈。

【按语】本案属于中医学"尿浊病"范畴，西医属慢性肾小球肾炎。王自敏认为本病缠绵难愈，本案主要表现为脾肾气虚，脾气亏虚，健运失司，水谷不化，精微难布，可见乏力等症；脾损及肾，肾气虚则精关不固，精微物质流失体外而成蛋白尿，大量蛋白尿丢失，又加重脾肾虚损，故本案以补脾益肾、扶助正气贯穿全程，气虚日久必兼血瘀，辅以活血化瘀，从而构成"补益脾肾，活血化瘀"这一扶正祛邪治法，收到较好的临床疗效，显示中医药治疗慢性肾炎的良好优势。

王师认为慢性肾小球肾炎的形成，肺、脾、肾虚损是疾病基础，其在演变过程中起着重要作用，水湿、湿热、瘀血既是病理产物又是致病因素。临床一定要审病机、辨证候，分清虚、实、寒、热，治疗要扶正固本，祛邪治标，标本兼治，孰重孰轻，孰先孰后，认清主要病机，抓住主要矛盾，准确辨证，选方遣药，才能取得较好效果。

21. 益肾活血汤加减治疗肾衰病（慢性肾功能不全）

治验：和某，女，49岁，职工，2003年3月13日来诊。1年前体检发现肾功能不全，辗转多家医院治疗效果均不甚明显，故至我院就诊，症见面色晦暗，倦怠乏力，气短懒言，腰膝酸软，双下肢轻度指凹性水肿；舌质紫暗、苔薄白，脉沉弦。测血压 130/85 mmHg，查血常规：红细胞3.6×10^{12}/L，血红蛋白108 g/L，血小板278×10^9/L；尿常规：蛋白（+），红细胞（+）；肾功能：肌酐471 μmol/L，尿酸279 μmol/L，尿素氮16.58 mmol/L。诊断：肾衰病（慢性肾功能不全）。

证候：脾肾亏虚，瘀血阻络。

治法：补肾健脾，活血化瘀。

处方：益肾活血汤加减。黄芪30 g，丹参10 g，川芎10 g，党参20 g，茯苓20 g，白术30 g，当归20 g，牡丹皮15 g，赤芍10 g，地龙20 g，徐长卿20 g，白芍30 g，六月雪30 g，桑寄生30 g，泽兰30 g。14剂，水煎服，每日1剂。

二诊（2003年3月27日）：诉腰酸减轻，大便成形，仍有乏力气短，下肢无明显浮肿，舌质暗、苔薄，脉弦。复查尿常规：蛋白（+），红细胞（+）；肾功能：肌酐376 μmol/L，尿酸263 μmol/L，尿素氮10.36 mmol/L。上方去白芍，加山药30 g，地龙20 g。15剂，水煎服，每日1剂。

三诊（2003年4月11日）：诉稍有乏力、腰酸，舌质淡、苔薄白，脉弦。尿常规：蛋白（+）；肾功能：肌酐223 μmol/L，尿酸256 μmol/L，尿素氮8.64 mmol/L。上方加积雪草30 g，25剂，水煎服，每日1剂。另口服中成药金水宝胶囊（每次3粒，每日3次）辅助治疗。

四诊（2003年5月7日）：未诉明显不适。尿常规：蛋白（±）；肾功能：肌酐173 μmol/L，尿酸257 μmol/L，尿素氮7.05 mmol/L。上方去地龙，服30剂后继续金水宝胶囊口服巩固疗效。

定期复查，患者血肌酐稳定在140~180 μmol/L。

【按语】此案为中医"肾衰病"。该患者面色晦暗，倦怠乏力，气短懒言，腰膝酸软，双下肢轻度指凹性浮肿，舌质紫暗、苔薄白，脉沉弦，辨证为脾肾亏虚，瘀血阻络证。王自敏认为肾气受损致精津外泄，精气随小便外泄引起蛋白尿，肾脏的水液代谢调节功能失常致身体浮肿，因此治疗以健脾益肾、活血化瘀为主。方中黄芪、党参、茯苓、白术、桑寄生健脾益肾；丹参、赤芍、当归、泽兰、牡丹皮凉血活血。此病易反复发作，应注意休息，避风寒，需定期复查，观察病情变化。王自敏认为本病总属虚实错杂、本虚标实，以正虚为本，邪实为标，故其辨证首当明辨虚实。本病无论早、中、晚期，均具有正虚证候，但有阳虚、阴虚、气虚、气阴两虚之各异；而正虚同时，多挟实邪，当辨外感、痰热、水湿、湿浊、湿热、瘀血、风动之不同。肾衰病是一个不断发展的过程，中医辨证分型是为了便于临床治疗而设。王自敏分型以正虚为主，兼顾邪实，且每种正虚皆可兼夹数种邪实。这样就可以比较灵活地解决正邪之间矛盾的转化。

22. 益肾活血汤加减治疗水肿（IgA肾病）

治验： 徐某，女，20岁，学生，2008年6月3日来诊。4个月前受凉后眼睑水肿，伴泡沫尿，于社区医院查尿常规：尿蛋白（++），潜血（++）；遂就诊于郑州市人民医院，行肾穿刺示：系膜增生性IgA肾病；遂就诊我院，症见乏力、面色萎黄，眼睑及双下肢水肿，尿中多泡沫，久置不消，胃中偶有灼热感，纳可，寐安，舌质淡红、苔薄白，脉滑。查尿常规：尿蛋白（+++），潜血（++）；血常规、肝功能、肾功能均正常；胆固醇4.6 mmol/L，三酰甘油2.36 mmol/L；乙肝五项均阴性，补体C3、补体C4、免疫球蛋白A、免疫球蛋白G、免疫球蛋白M均正常，类风湿因子正常。诊断为：水肿（IgA肾病）。

证候： 脾气亏虚，水湿浸渍。

治法： 健脾益气，利水消肿。

处方： 益肾活血汤加减。黄芪30 g，赤芍20 g，莪术15 g，丹参20 g，党参25 g，水蛭粉10 g，川芎25 g，丹皮15 g，地龙30 g，当归25 g，白芍20 g，黄芩20 g，黄连10 g，草果10 g，大腹皮30 g，炒白术30 g，车前子20 g，茯苓20 g，干姜6 g，炙甘草6 g。水煎服，每日1剂。

二诊（2008年6月10日）： 服药7剂后，眼睑及双下肢水肿明显减轻，尿中多泡沫，纳可，寐安，舌质暗红、苔黄腻，脉滑。测BP：120/70 mmHg，今日于我院门诊查尿常规：尿蛋白（++），潜血（++）；24小时尿蛋白定量1.6 g。上方加牛蒡子20 g，桑寄生25 g，积雪草30 g。14剂，水煎服。

三诊（2008年6月24日）： 眼睑及双下肢水肿已缓解，尿中有少量泡沫，舌质暗、苔白腻，脉沉。查尿常规：蛋白（+），潜血（++）。守方继服15剂。

四诊（2008年7月9日）： 眼睑及双下肢无水肿，尿中无泡沫，舌质淡、苔薄白，脉滑。查尿常规：尿蛋白（-），潜血（+）。治则不变，方药略有加减。处方：黄芪30 g，赤芍20 g，莪术15 g，丹参20 g，党参25 g，水蛭粉10 g，川芎25 g，牡丹皮15 g，地龙30 g，当归25 g，白芍20 g，黄芩20 g，黄连10 g，桃仁25 g，红花20 g，益母草20 g。15剂，水煎服，每日1剂。

尿蛋白转阴后巩固治疗，继服上方30剂，随访1年，病情无反复，临床治愈。

【按语】IgA肾病是我国最常见的肾小球疾病。其发病因素多为体质素弱，外感风邪，内伤饮食，七情劳倦，阴阳失调，构成虚、湿、热、瘀、毒五大病理机制。虚是正虚，主要指肾阴亏虚、脾气亏虚、气阴两虚；湿、热、瘀、毒是邪实标证，湿热之邪又贯穿疾病始终，往往由虚致实，实中夹虚，相互转化，错综复杂。故在治疗中需审证求因，抓住本虚标实，虚实夹杂的特征，调整好正虚邪实的辨证关系，才能恰当用药，获得佳效。本案患者以眼睑水肿为主诉，中医辨病为水肿病，脾失传输，肾失开阖，膀胱气化失常，导致体内水液潴留，泛滥肌肤，形成水肿。水肿的治疗，《素问·汤液醪醴论篇》提出"去菀陈莝""开鬼门""洁净府"三原则，对后世影响颇深，一直沿用至今。水肿日久，瘀血阻滞，其治疗常配合活血化瘀法，取血行水亦行之意，临床上常用益母草、桃仁、红花等，实践证明活血化瘀法可以加强利尿效果。

23. 益肾活血汤加减治疗水肿病（肾病综合征）

治验：栗某，女，23岁，职工，2000年7月12日来诊。2周前因食不洁食物，致吐泻，继之出现眼睑及下肢浮肿，在外院化验尿常规：尿蛋白（+++），中药治疗无效，遂来诊治。症见面色苍白，全身浮肿，恶心，腹胀纳呆，周身困乏，小便量少，大便稀溏，舌质淡暗、苔白厚，脉沉细涩，血压110/50 mmHg。查尿常规：蛋白（+++），潜血（++），镜检：红细胞（+）/HPF，白细胞（+）/HPF，细颗粒管型（++）/HPF，透明管型（+）/HPF；肝功能：谷丙转氨酶14 U/L，谷草转氨酶35U/L，血浆总蛋白40 g/L，白蛋白20.5 g/L，球蛋白19.5 g/L。肾彩超提示：①双肾弥漫性损伤；②少量腹水。诊断为：水肿（肾病综合征）。

证候：脾肾气虚，瘀血阻络。

治法：益气健脾，补肾化瘀。

处方：益肾活血汤加减。黄芪30 g，党参20 g，白术10 g，茯苓皮30 g，当归20 g，丹参20 g，赤芍20 g，蝉蜕20 g，广藿香15 g，白蔻15 g，猪苓15 g，车前草30 g，玉米须15 g，白茅根30 g，赤小豆30 g，白花蛇舌草30 g。7剂，水煎服，每日1剂，泼尼松片（每次20 mg，每日3次）口服，同时补充钙剂。

二诊（2000年7月19日）：上方服7剂，小便量多，浮肿明显减轻，腹胀基本消失，无恶心，进食增加，舌质红、苔薄白，脉沉细。尿常规：蛋白（-），潜血（++），镜检：红细胞（+++）/HPF。患者水肿减轻，血尿增多仍为气虚失摄所致，治以益气健脾，活血化瘀，凉血止血。

处方：黄芪30 g，党参20 g，白术10 g，茯苓20 g，当归 20 g，牡丹皮15 g，丹参20 g，赤芍20 g，水蛭6 g，蝉蜕20g，茜草 20 g，地锦草 30 g。

三诊（2000 年 7月29日）：上方服10剂，水肿完全消失，基本无乏力感，饮食正常，舌质红、苔薄白，脉沉细。尿常规：蛋白（－），潜血（＋），镜检：红细胞4 ~ 6个/HPF，白细胞2 ~ 9个/HPF。守方继服。

四诊（2000 年 8月13日）：上方服15剂，患者精神好，无明显不适症状，舌质红、苔薄白，脉沉细。尿常规：蛋白（－），潜血（±），镜检：红细胞1 ~ 4个/HPF，白细胞4 ~ 9个/HPF，守前法继续治疗。处方：黄芪30 g，党参20 g，白术10 g，云苓30 g，丹参20 g，川芎15 g，赤芍20 g，水蛭6 g，地龙20 g，蝉蜕20 g，徐长卿20 g，地锦草20 g，茜草 20 g，蒲公英20 g，土茯苓20 g。

以后患者数次来诊，均按以上治则随证加减，调服30余剂。泼尼松逐渐减量至停服，患者病情逐渐稳定，镜下血尿消失，故转而以益气健脾、养血补肾、活血化瘀为治则以巩固疗效。处方：黄芪30 g，党参20 g，当归 20 g，白芍20 g，丹参20 g，川芎10 g，黄精20 g，制首乌 20 g，枸杞20 g，淫羊藿20 g，共服2月余，随访1年病情无复发。

【**按语**】肾病综合征是一组由多种原因引起的临床证候群。出现三高一低，即高度水肿、高脂血症、大量蛋白尿（≥3.5g/24h）、低蛋白血症（≤30g/L），以大量蛋白尿为主要特征。临床中部分患者因病程短，低蛋白血症不明显，并未出现高度水肿，只有大量蛋白尿，但亦应该按照肾病综合征来诊断处理。上述病例中由于脾肾气虚，水液代谢障碍，水湿内停，湿瘀阻络，导致高度水肿，大量蛋白尿、血尿，肾脏弥漫性损伤。王自敏以黄芪、党参、白术益气健脾；茯苓皮、猪苓、赤小豆、车前草、玉米须等渗湿利水；藿香、白蔻醒脾化湿；水蛭、地龙、丹参、川芎、赤芍等化瘀通络；配合泼尼松的应用，水肿很快消退，蛋白尿转阴，血尿减少。根据病情继续以益气健脾、养血补肾、活血化瘀法恢复正气，疏通经脉，达到气血双补、预防复发的目的。

24. 益肾利湿方加减治疗尿浊（慢性肾小球肾炎）

治验：郝某，男，46岁，2005年8月16日来诊。1个月前感冒后尿中泡沫增多，呈细小均质状，久置不消，于当地县医院查尿常规示：尿蛋白（++），潜血（+），白细胞（-），颗粒管型（++）；测血压160/90mmHg。诊断为"肾炎综合征"，建议激素治疗，患者欲求中医治疗，遂至我院，症见乏力，双下肢水肿，纳呆，夜寐欠安，小便泡沫较多，大便可；舌淡黯、苔薄白，脉沉细。查尿常规：蛋白（++），镜下红细胞：0~3个/HPF。诊断为：尿浊（慢性肾小球肾炎）。

证候：脾肾阳虚，瘀浊内蕴。

治法：益气温阳，化瘀泄浊。

处方：益肾利湿方加减。黄芪30 g，党参20 g，丹参20 g，赤芍20 g，川芎12 g，当归15 g，炒白术15 g，茯苓15 g，山茱萸15 g，淫羊藿12 g，菟丝子30 g，覆盆子30 g。水煎服，每日1剂。

二诊（2005年8月23日）：上方服7剂，尿中泡沫无明显减少，呈细小均质状，久置不易消失，乏力无明显减轻，但双下肢水肿稍减，纳呆，夜寐不安，大便可。查尿常规：尿蛋白（++），潜血（±），白细胞（-），颗粒管型（+）。血压155/92 mmHg。上方加茯神20 g，穿山甲5 g，石见穿20g。

三诊（2005年9月8日）：上方服15剂，尿中泡沫较前减少，乏力亦减轻，双下肢水肿较前减轻，纳好转，寐可，大便调。复查尿常规：尿蛋白（±），潜血（±），白细胞（-），颗粒管型（-）。血压150/90 mmHg。上方去茯神、淫羊藿，加芡实20 g、天麻片20 g、炙甘草9 g。15剂，水煎服，每日1剂。

其后定期随诊，守方临证加减治疗，并辅以贝那普利（洛汀新）片口服（每日10 mg，早上口服），2005年11月10日复查尿常规：尿蛋白（-），潜血（-），白细胞（-），颗粒管型（-）；血压130/80 mmHg。患者无明显不适，尿中无明显泡沫。

【按语】慢性肾小球肾炎归属于中医"水肿""腰痛""眩晕"等疾病的范畴。起因有多种因素，归纳起来主要有素体虚弱、脾肾虚损、复感外邪和饮食不节、酒色劳倦等而出现水肿及其他临床症状。本例患者脾肾本虚，脾虚则运化无权，精微摄取不利，水液输布困难。兼又复感外邪，致肺气不宣，水液代谢障碍，水湿内停，阻滞气机，瘀血形成，结合舌苔脉象，辨证属脾肾阳虚、瘀浊内蕴，因"水之所制在脾，水之所主在肾"，故确立温补脾肾，化气行水的基本治法。选方王自敏经验益肾利湿方加味，益肾之阳，以消阴翳。然外感对于本病的发生、发展甚则预后都有密切的关联，临证切不能忽视。叮嘱患者切记注意防寒保暖，增强体质，避免外感风寒邪气而使病情复发。

25. 益肾利湿方加减治疗水肿（肾病综合征）

治验： 黄某，女，14岁，学生，2007年3月4日来诊。1年多前无诱因双下肢水肿，就诊于郑州市儿童医院，查尿常规：蛋白（+++），潜血（+++），透明管型3个/LP；24小时尿蛋白定量1.78 g；肝功能：白蛋白21.8g/L；血脂：总胆固醇10.21mmol/L，三酰甘油2.09 mmol/L，诊断为肾病综合征，给予甲泼尼龙片（32mg，每日1次）、碳酸钙D_3片、双嘧达莫片、百令胶囊等治疗，尿蛋白转阴出院；2个月前甲泼尼龙片减至每日2mg时尿蛋白（+），因病情反复，蛋白尿及水肿加重再次就诊于郑州市儿童医院，改甲泼尼龙片为每日12 mg，尿蛋白转阴出院；3天前，受凉后双下肢水肿再次加重，伴双侧眼睑浮肿，门诊查尿常规：蛋白（+++），遂至我院，症见颜面浮肿，乏力，畏寒怕冷，纳呆，眠差，双下肢水肿，尿中泡沫明显增多，大便稀；舌质淡、苔白滑，脉沉细。查血常规：中性细胞比率 88.24%，淋巴细胞比率11.84%，血小板360×10^9/L。尿常规：蛋白（+++），潜血（++）；肝功能：总蛋白59.6 g/L。诊断：水肿（肾病综合征）。

证候： 脾肾阳虚，水湿泛溢。

治法： 温补脾肾，化气行水。

处方： 益肾利湿方加减。党参10 g，当归10 g，生地黄10 g，牡丹皮6 g，地龙8 g，徐长卿6 g，白芍10 g，云苓10 g，炒白术6 g，泽泻12 g，积雪草10 g，桑寄生10 g，山茱萸10 g。7剂，水煎服，每日1剂。

二诊（2007年3月11日）： 上方服7剂，患者精神稍差，纳差，腹胀，小便泡沫减少，尿量增多，水肿减轻，大便正常。查尿常规：蛋白（++），潜血（+）；守上方，加砂仁10 g、鸡内金12 g、生山药12 g以健脾和胃。

三诊（2007年3月26日）： 上方服15剂，患者精神尚可，纳可，腹胀明显减轻，水肿消退，小便泡沫明显减少，大便每日2次；舌质淡红、苔薄，脉沉细。查尿常规：蛋白微量，潜血（－）。水邪已祛，胃气渐复，属脾肾两虚，改用益气养血，健脾补肾治法。

处方： 黄芪12 g，丹参10 g，当归15 g，牡丹皮12 g，枸杞子12 g，生山药12 g，生地黄15 g，芡实12 g，白术6 g，泽泻12 g，党参15 g。

四诊（2007年4月25日）：上方服30剂，以上症状均消失，舌淡红，苔薄白，脉沉细。查尿常规：蛋白（－），白细胞（－），红细胞（－）。守方继服10剂巩固治疗。

随访3个月，病情无反复，复查尿常规均正常，临床治愈。

【按语】本案属于中医学"水肿"范畴。患者发病较长，水肿为其主要症状，因此，水肿辨证为治疗本病之关键，结合舌苔脉象，辨证属脾肾阳虚，水湿泛溢，脾虚则运化无权，精微摄取不利，水液输布困难。因"水之所制在脾，水之所主在肾"，故确立温补脾肾、化气行水的基本治法。选方王自敏经验益肾利湿方加味，益肾之阳，以消阴翳。水肿大减后，改为益气养血、健脾补肾之法，调节机体气血亏虚状况。

26. 益肾利水方加减治疗水肿（慢性肾小球肾炎）

治验：艾某，男，36岁，记者，2004年05月16日来诊。3个月前无明显诱因尿中泡沫增多伴双下肢水肿，遂到我院门诊查尿常规：尿蛋白（+++），潜血（+++）；24小时尿蛋白定量704 mg，未予重视及治疗；3天前劳累后上述症状加重，症见乏力，纳眠一般，双下肢水肿，小便泡沫较多，大便正常；舌质稍红、苔薄黄，脉沉细。查尿常规：蛋白（++），潜血（－）；诊断为：水肿（慢性肾小球肾炎）。

证候：脾肾亏虚，水湿浸渍。

治法：健脾益肾，利水消肿。

处方：益肾利水方加减。黄芪30 g，川芎10 g，丹参30 g，当归10 g，党参20 g，生山药20 g，泽泻15 g，茯苓皮30 g，枸杞子30 g，肉苁蓉30 g，厚朴12 g，白茅根30 g，地龙30 g，积雪草30 g。水煎服，每日1剂。

二诊（2004年5月23日）：上方服7剂，自觉口干，双下肢水肿消退，尿热、尿频、无尿痛，饮食尚可，腰痛基本消失，小便泡沫减少，大便正常；舌质淡红，舌苔薄润，脉沉细。查尿常规：蛋白（+），白细胞（++）。证属阴虚湿热，下注膀胱，治以滋阴清热。

处方：丹参30 g，当归10 g，生地黄15 g，金银花30 g，蒲公英30 g，茯苓12 g，鱼腥草20 g，土茯苓20 g，黄柏12 g，地龙30 g，积雪草30 g，白花蛇舌草30 g。水煎服，每日1剂。配合泌尿宁颗粒冲服，每次1包，每日3次，口服1周。

三诊（2004年5月30日）：上方服7剂，无尿热、尿急症状，双下肢水肿消退，小便泡沫消失；舌质淡红、苔薄，脉沉细。查尿常规：蛋白微量，白细胞（－），红细胞（－）。

处方：黄芪30 g，党参20 g，当归20 g，牡丹皮15 g，徐长卿20 g，枸杞子20 g，生山药15 g，生地黄15 g，白茅根30 g，积雪草30 g，薏苡仁 20 g。水煎服，每日1剂。

四诊（2004年6月9日）：上方服10剂，以上症状均消失，舌淡红，苔薄白，脉沉细。查尿常规：蛋白（－），白细胞（－），红细胞（－）。守上方继服10剂巩固治疗。

随访半年，疾病无复发，复查尿常规均正常，临床治愈。

【按语】本案发病3个月，水肿为其主要症状，故辨病为"水肿"范畴。《内经》云："诸湿肿满，皆属于脾。"脾为先天之本，主运化水谷精微，脾弱则水湿失于运化，不能转输，水湿停聚体内；肾为先天之根，主藏精，主水液，肾气亏虚，气化失常则水湿内停，失于封藏则精微下泄。辨证明确，用药得当，水肿消退，其效自彰。后见患者尿路感染，辨以阴虚湿热，下注膀胱，急则治其标，予以滋阴清热之法，湿热去而未伤阴，再缓图其本。

27. 止痛逐瘀汤加减治疗腰痛（腰肌劳损）

治验：辛某，男，37岁，职员，2005年8月7日来诊。半年前爬山后腰痛，未予重视；近日加重，今日就诊我院，症见腰部刺痛、拒按，无怕凉，活动后加重，休息后减轻，余未诉特殊不适，纳眠可，二便调；舌暗红、有瘀斑、苔白，脉涩。查尿常规：（－）；腰部X线提示未见异常。诊断为：腰痛（腰肌劳损）。

证候：瘀血证。

治法：活血化瘀止痛。

处方：止痛逐瘀汤加减。当归20 g，川芎20 g，红花20 g，桃仁20 g，地龙15 g，没药20 g，五灵脂20 g，香附10 g，牛膝20 g，杜仲20 g，续断20 g，桑寄生20 g。7剂，水煎服，每日1剂。

二诊（2005年8月14日）：腰痛明显减轻，活动后加重，休息后减轻，余未诉特殊不适，纳眠可，二便调，舌暗红、有瘀斑、苔白，脉涩。守上方，14剂，继服。

患者未再就诊，回访得知患者服药后腰痛已痊愈。

【按语】患者爬山后腰部劳作太过，劳损腰膝筋脉气血，久病入络，气血运行不畅，导致腰部气机阻滞，血络瘀阻而生腰痛。方中当归、川芎、红花、桃仁活血化瘀，以疏达经络；配以没药、五灵脂、地龙化瘀消肿止痛；香附理气行血；牛膝强腰补肾，活血化瘀，又能引药下行；杜仲、续断、桑寄生以强壮腰肾。诸药合用，使经络气血畅达而腰痛止。

28. 治肾Ⅱ号方加减治疗血尿（慢性肾炎）

治验：高某，男，29岁，职工，2000年2月27日来诊。3年前受凉后出现肉眼血尿，无尿频、尿急、尿痛，无脱发、关节痛、光过敏，无恶心呕吐，当地查尿常规：尿蛋白（+++），潜血（+++）；24小时尿蛋白定量：824 mg，诊断为"慢性肾小球肾炎"，未正规治疗，尿蛋白波动在（+~+++）；症见双侧眼睑浮肿，咽痛，咳嗽，乏力，口干，纳呆，睡眠欠佳，尿中有泡沫，大便正常；舌质红、苔薄白，脉细数。查尿常规：尿蛋白（++），潜血（+++），白细胞（-），镜下红细胞329/μL；肝功能：谷丙转氨酶36 U/L，谷草转氨酶26.2 U/L，总蛋白59.6 g/L，白蛋白38.0 g/L，球蛋白38.0 g/L；肾功能：尿素氮4.45 mmol/L，肌酐83 mmol/L，尿酸399 μmol/L。诊断：尿浊（慢性肾小球肾炎）。

证候：肝肾阴虚，相火妄动。

治法：滋养肝肾，清热凉血。

处方：治肾Ⅱ号方加减。墨旱莲30 g，茜草20 g，水牛角20 g，女贞子30 g，生地黄12 g，二花30 g，连翘10 g，蒲公英30 g，射干12 g，白茅根20 g，黄芩20 g，积雪草30 g，地榆炭20 g，甘草6 g。水煎服，每日1剂。配合口服雷公藤多苷片，每次30 mg，每日3次。

二诊（2000年3月6日）：上方服7剂，咽痛、咳嗽、乏力、口干、纳呆均消失，眼睑无浮肿，眠可，小便泡沫稍多，舌质红、苔薄白，脉细数。复查尿常规：尿蛋白（+），潜血（+++），镜下红细胞108/μL；血常规、肝功能正常；上方去二花、连翘、射干，加黄芩20 g、炒牛蒡子20 g、白芍20 g。继服雷公藤多苷片（每日20 mg，每日3次）。

三诊（2000年3月22日）：上方服15剂，自觉乏力、口干，小便泡沫明显减少，舌质红、苔薄白，脉细涩。故以益气凉血化瘀为治则。

处方：生地黄 12 g，蒲公英 30 g，水牛角 20 g，地榆炭 20 g，黄芩 20 g，白芍 20 g，牡丹皮 15 g，枸杞子 30 g，白茅根 30 g，墨旱莲 30 g，茜草 30 g，积雪草 30 g。水煎服，每日1剂。继服雷公藤多苷片。

四诊（2000年4月12日）：上方服20剂，复查尿常规：蛋白（－），潜血（－），镜下红细胞：2/μL；血常规、肝功均正常；上方继服30剂以巩固疗效；雷公藤多苷片减量后停服。

嘱患者定期复查尿常规，随访3个月，病情无反复，临床治愈。

【按语】本案辨病属中医"尿血"病范畴。王自敏认为患者初病外感风邪，风热袭络，热盛伤津，下焦血络被灼，可见尿血，长期则致真阴亏损，水火失济，金水资生乏源，咽喉为肺之门户，故病之相连。若纯用清利，则复伤肾阴，病情难减；采用滋养肝肾，清热凉血之法，一面用金银花、连翘、蒲公英、射干清肺热、利咽喉，一面以生地黄、墨旱莲等养肾阴、滋肾水，清热宁血而阴自守，肺肾同调，标本兼顾。王师自拟"治肾Ⅱ号"方中女贞子滋养肝肾、清虚热；墨旱莲养阴益肾、凉血止血，二药相须为用，有滋养肝肾、清虚热、凉血止血之功，滋养不碍胃，清热不苦寒，共为君药。又并用生地黄、水牛角清热凉血、滋阴解毒，地榆炭凉血收敛止血，茜草凉血化瘀止血同助君药凉血止血，共为臣药。甘草护胃安中，缓和诸药苦寒之性，以为佐使药。全方共奏滋养肝肾、清热凉血之功，故尿血止，蛋白消，病可愈。

29. 益气活血汤加减治疗水肿（IgA肾病）

治验：张某，男，37岁，工人，2009年6月3日来诊。5年前体检时发现尿蛋白（＋），潜血（＋＋），就诊于郑州市第一人民医院，肾活检结果提示为IgA肾病，经治疗后好转。此后病情反复，时重时轻。7天前劳累后颜面及双下肢水肿，并逐渐加重。症见颜面及双下肢水肿，腰部刺痛，乏力，口干咽燥，纳可，寐安；舌质暗红、苔稍白，脉弦细。测血压120/80 mmHg，查尿常规：尿蛋白（＋＋），潜血（＋＋＋）；血常规、肝肾功能均正常。诊断：水肿（IgA肾病）。

证候：气阴两虚，瘀血阻络。

治法：益气养阴，活血化瘀。

处方：益气活血汤加减。黄芪 30 g，丹参 30 g，党参 20 g，桃仁 20 g，红花 15 g，川芎 15 g，赤芍 20 g，水蛭 10 g，莪术 10 g，茯苓 20 g，山药 30 g，生地黄

12 g，山萸肉 10 g，牡丹皮 20 g，泽泻 20 g，续断 15 g，杜仲 10 g，黄精 10 g。10剂，水煎服，每日1剂。

二诊（2009年6月13日）：颜面及双下肢水肿明显减轻，乏力、偶觉心慌，腰痛缓解，纳可，寐安，舌质暗红、苔稍白，脉弦细。查尿常规：蛋白（+），潜血（+++）。上方去黄精，加红景天30 g，葛根30 g。15剂，水煎取300 mL，每日1剂。

三诊（2009年6月28日）：已无水肿，无心慌、腰痛，纳可，寐安，舌质暗红、苔白，脉弦细。查尿常规：蛋白（±），潜血（+）。

处方：守二诊方。21剂，水煎取400mL，每日1剂。

四诊（2009年7月20日）：未诉明显不适，查尿常规正常。

处方：黄芪30 g，丹参30 g，党参20 g，桃仁20 g，红花15 g，川芎15 g，赤芍20 g，水蛭10 g，莪术10 g，茯苓20 g，山药30 g，生地黄12 g，山萸肉10 g，牡丹皮20 g，泽泻20 g。7剂，水煎取300 mL，每日1剂。

守方继服20剂，两日1剂。随访1年未复发。

【按语】 IgA肾病是一组多病因引起的具有相同免疫病理学特征的慢性肾小球疾病。本例主症水肿，患者腰部刺痛，乏力，口干咽燥，舌质暗红、苔稍白，脉弦细。中医辨证为气阴两虚，瘀血阻络证。方中以活血之桃仁、红花为主，力主活血化瘀；川芎活血行气，调畅气血，以助活血之功；黄芪、党参补气固本，茯苓、山药、生地黄、山萸肉健脾滋补肾阴，牡丹皮滋阴清热，泽泻利水而不伤阴；水蛭以通络祛瘀。续断、杜仲以补肝肾强筋骨。全方共奏益气养阴、活血化瘀之效。

30. 治肾Ⅰ号方加减治疗尿浊（慢性肾小球肾炎）

治验：冯某，女，40岁，职工，2001年7月3日来诊。5年前无明显诱因尿中泡沫增多，至郑州大学第一附属医院住院，查尿常规（+++），24小时尿蛋白定量：3.72 g，诊断为"隐匿性肾炎"，行肾穿刺病理回示：缺血性肾损伤，给予百令胶囊、雷公藤多苷片等对症治疗，患者未规律服药，不定期监测尿常规：尿蛋白（++~+++），欲求中药调理，故来诊。症见双侧眼睑浮肿，乏力，口干、纳眠尚可，腰痛，双下肢水肿，小便浑浊，尿中有泡沫，静置后泡沫不易消失，大便正常；舌质淡、舌有瘀斑、苔黄腻，脉细涩。查尿常规：蛋白（++），潜血

（＋＋＋），镜下红细胞：55/μL。血常规正常；肝功能：谷丙转氨酶18.0 IU/L，谷草转氨酶27 IU/L。诊断：尿浊（慢性肾小球肾炎）。

证候：脾肾气虚，瘀血阻络。

治法：补脾益肾，活血化瘀。

处方：治肾I号方加减。黄芪30 g，党参20 g，当归20 g，牡丹皮15 g，白术12 g，川芎15 g，茯苓30 g，泽泻15 g，淫羊藿15 g，补骨脂15 g，丹参30 g，地龙30 g，积雪草30 g，徐长卿20 g，蝉蜕20 g，白芍30 g，黄芩20 g，地锦草30 g。7剂，水煎服，每日1剂。

二诊（2001年7月10日）：上方服7剂，双侧眼睑无浮肿，双下肢水肿消退，饮食尚可，腰痛基本消失，小便泡沫减少，大便正常，舌质暗红、苔薄白，脉沉细涩。查尿常规：蛋白（＋）。上方继服7剂。另服用雷公藤多苷片30 mg，每日3次。

三诊（2001年7月24日）：上方服15剂，小便泡沫明显减少，大便正常，舌质淡红、苔薄，脉沉细。查尿常规：蛋白（±），白细胞（－），红细胞（－）。血常规、肝功能无异常。

处方：黄芪30 g，党参20 g，当归20 g，牡丹皮15 g，茯苓30 g，泽泻15 g，徐长卿20 g，枸杞子20 g，生山药15 g，补骨脂15 g，生地黄15 g，积雪草30 g。继服雷公藤多苷片。

四诊（2001年8月14日）：上方服20剂，以上症状均消失；舌淡红、苔薄白，脉沉细。查尿常规：蛋白（－），白细胞（－），红细胞（－）。嘱上方继服30剂（每日1剂），停汤药及雷公藤多苷片，给予金水宝胶囊2个月剂量，巩固疗效。

随访3年，病情无反复，复查尿常规均正常，临床治愈。

【按语】王自敏认为本案患者为中年女性，已过"五七"年龄，天癸已衰，主要表现先后天之本的亏虚。脾气亏虚，运化无权，水谷精微化生有碍，气血生化乏源，可见乏力等症；后天损及先天，肾虚固藏失司，精关不固，精微下泄而成蛋白尿；大量精微物质丢失，又加重脾肾亏虚，故治疗以补脾肾、助正气为治疗的主线。另外气虚日久，推动血液无力而致血瘀，故治疗辅以活血化瘀，最终确定"补脾益肾，活血化瘀"之治法，临床疗效卓著。

31. 益气补肾方加减治疗水肿（慢性肾小球肾炎）

治验： 边某，男，35岁，干部，2001年10月9日来诊。4个月前无诱因尿中泡沫增多，遂到我院门诊查尿常规：蛋白（++），潜血（+++）；24小时尿蛋白定量：675mg，未予重视及治疗；症见颜面浮肿，乏力，纳差，眠一般，尿中有泡沫，大便正常，舌质淡、苔白腻，脉滑。查血常规：正常；尿常规：蛋白（+）、潜血（-）；肝功能、肾功能正常。诊断为：水肿（慢性肾小球肾炎）。

证候： 脾肾亏虚，水湿浸渍。

治法： 健脾益肾，利水消肿。

处方： 益气补肾方加减。白术10 g，茯苓皮30 g，泽泻15 g，党参15 g，丹参20 g，厚朴12 g，生山药15 g，肉苁蓉30 g，地龙30 g，积雪草30 g。7剂，水煎服，每日1剂。

二诊（2001年10月16日）： 上方服7剂，自觉口干，颜面无浮肿，饮食尚可，小便泡沫减少，大便正常，舌质红，舌苔薄润，脉弦。查尿常规：蛋白（+）。辨证属阴虚湿热、下注膀胱，治以滋阴清热。

处方： 丹参20 g，生地黄15 g，党参15 g，牡丹皮15 g，金银花30 g，蒲公英30 g，鱼腥草20 g，茯苓皮15 g，土茯苓20 g，黄柏12 g，石韦30 g，地龙30 g，积雪草30 g，白花蛇舌草30 g。水煎服，每日1剂。

三诊（2001年10月23日）： 上方服7剂，无特殊不适。舌质淡红、苔薄，脉沉细。查尿常规：蛋白微量，白细胞（-），红细胞（-）。

处方： 黄芪30 g，丹参30 g，党参20 g，当归20 g，徐长卿20 g，枸杞子20 g，生山药15 g，生地黄15 g，牡丹皮15 g，白茅根30 g，积雪草30 g，薏苡仁20 g。水煎服，每日1剂。

四诊（2001年11月2日）： 上方服10剂，以上症状均消失，舌淡红、苔薄白，脉沉细。查尿常规：蛋白（-），白细胞（-），红细胞（-）。守方继服10剂巩固治疗。

随访1个月，疾病无复发，复查尿常规均正常，临床治愈。

【按语】 本案患者发病4个月，水肿为其主要症状。因此，水肿为本病之辨证关键。水液的运化，与肺、脾、肾三脏有关，但与肾关系更为密切，以肾为本，以肺为标，以脾为制水之脏。本案为中青年男性，病程4个月，以水肿为主要临床症状，根据舌脉辨证为"脾肾亏虚，水湿浸渍"，治疗以健脾补肾、利水消肿为法，要用"四君子汤"补益脾土，顾护后天之本，使脾健化源充足，肾气得固；

另用山药、肉苁蓉平补脾肾，丹参、地龙、积雪草活血。全方共呈补益脾肾、活血化瘀之功，使水肿蛋白尿消失。是针对"血不利即为水"的具体治法。

32. 滋阴益肾汤加减治疗尿浊（慢性肾小球肾炎）

治验： 李某，男，33岁，职工，2004年7月3日来诊。无明显诱因双下肢水肿1年。当地医院查尿常规：蛋白（+++），诊断为慢性肾小球肾炎，间断治疗，未定期监测尿常规。症见头晕目眩，心烦易怒，腰部困痛，纳眠可，双下肢稍水肿；舌质暗红、苔薄白，脉沉细。查尿常规：蛋白（+++），潜血（++），镜下红细胞（+）。测血压：144/91 mmHg。诊断为：尿浊（慢性肾小球肾炎）。

证候： 肝肾阴虚，肝阳上亢。

治法： 滋补肝肾，平肝潜阳。

处方： 滋阴益肾汤加减。金樱子15 g，生牡蛎30 g，夏枯草30 g，钩藤30 g，生地黄12 g，牡丹皮12 g，白芍20 g，菊花9 g，山茱萸30 g，枸杞子30 g，桑寄生15 g，菟丝子30 g，覆盆子30 g，墨旱莲30 g。7剂，水煎服，每日1剂。

二诊（2004年7月10日）： 上方服7剂，复查尿常规：蛋白（±），潜血（+），镜下红细胞28/μL。测血压130/88 mmHg。无头晕目眩，双下肢无水肿；舌质淡，苔薄白，脉沉细。上方去菊花，加茜草30 g，地榆炭30g，继服15剂。

三诊（2004年7月25日）： 晨起双手瘀胀，余无特殊不适。查尿：蛋白（-），潜血（-）。测血压：125/76 mmHg，舌质淡、苔薄白，脉沉细，上方加茯苓皮30 g。

四诊（2004年8月1日）： 上方服7剂。尿检：蛋白（-），潜血（-）。守方继服15剂以巩固疗效。

【按语】 观本案患者，肝肾阴虚为主证，阴虚不能制阳，阳亢于上则发头晕目眩、血压升高，从肝肾论治，取白芍、山茱萸、菟丝子、覆盆子等药滋补肝肾，再取生地黄、牡丹皮、钩藤等药去肝经火邪，平抑肝阳，诸症亦减，尿蛋白转阴，血压亦已平复，效果显著。

第四节　杂病方选

1. 半夏白术天麻汤加减治疗眩晕（耳源性眩晕病）

治验： 韩某，男，33岁，干部，2007年4月8日初诊。以"头晕半月余"为主诉来诊。来诊时见其体形较胖，诉视物旋转，头重如裹，胸闷欲吐，失眠多梦，二便正常；舌质淡红、边有齿痕、苔白腻，脉弦滑。平素嗜食酒肉肥甘，且起居无常，思其伤及脾胃，水谷不化，聚湿成痰，痰湿上蒙清窍，清阳不升，故时感眩晕。治宜祛湿化痰，健脾和胃。方用半夏白术天麻汤加减。

证候：痰湿中阻，上蒙清窍，清阳不升。

治法：祛湿化痰，健脾和胃，平肝熄风。

处方：半夏白术天麻汤加减。白术12 g，天麻10 g，清半夏9 g，陈皮10 g，薏苡仁15 g，茯苓15 g，藿香10 g，佩兰10 g，甘草6 g，白豆蔻10 g。水煎服，每日1剂。

二诊（2007年4月15日）：上方服6剂，头晕消失，心胸舒展，饮食正常，睡眠好转，但有左耳耳鸣；舌质淡红，白腻舌苔已退却，脉沉缓。效不更方，上方加石菖蒲10 g，丹参15 g，以活瘀开窍。

【按语】患者以头晕为主诉，伴头重如裹，胸闷欲吐，舌苔白腻，脉弦滑。一派痰湿内阻之征，加之其素日嗜食酒肉肥甘，体形较胖，起居无常，考虑脾胃受损，予燥湿化痰、健脾和胃、平肝熄风。方选半夏白术天麻汤加减。另外该患者伴有失眠多梦，舌边有齿痕、质淡红，不仅痰湿显著，且脾胃虚弱、虚实夹杂。治疗使脾胃功能恢复，方能痰湿去，眩晕止。故用药时将健脾燥湿之白术调为主药，与燥湿止呕之半夏及平肝止眩之天麻共为君药，且半夏、天麻两者合用，为治风痰眩晕头痛之要药；薏苡仁、茯苓健脾渗湿，白豆蔻、陈皮燥湿行气，佩兰、藿香芳香化湿，共为臣佐之药；甘草为使，调和诸药。配方主次分明，组方严谨，方证对应，效果明显。

2. 桃红四物汤加减治疗虚劳（慢性疲劳综合征）

治验：刘某，女，38岁，已婚，2003年12月4日初诊，患者以"乏力、月经不调半年余"为主诉。半年前其爱人在外地工作，长期分居，一次过性生活后，因房事过度，感全身极度乏力，此后月经前后错乱，且量少，曾服中药六味地黄丸，效果差，故来诊。症见神疲体倦，面容憔悴，双目无神，口干欲饮，腰膝酸软，性欲淡漠，夜尿频多，饮食尚可，月经色暗量少；舌质偏红，舌下络脉瘀紫，舌苔薄黄，脉象沉细。肝肾功能及尿常规均正常。西医诊断为慢性疲劳综合征，中医诊为虚劳。方用桃红四物汤加减。

证候：肾气亏虚，瘀血内阻。

治法：益气养血，补肾化瘀。

处方：桃红四物汤加减。黄芪30 g，当归15 g，桃仁10 g，红花10 g，熟地黄20 g，牡丹皮15 g，丹参30 g，白芍15 g，枸杞子20 g，补骨脂15 g，川续断15 g，鸡血藤30 g，覆盆子20 g，香附10 g，甘草6 g。6剂，水煎服，每日1剂。

二诊（2003年12月11日）：上方服6剂，腰膝酸软及乏力好转，月经来潮，月经量较前增多，色红无血块，仍感口干欲饮，夜卧不安，失眠，舌质红、苔薄黄，脉沉细。治宜益气滋阴，补肾安神。

处方：黄芪30g，当归15g，熟地黄20g，牡丹皮15g，玄参15g，麦冬15g，石斛15g，女贞子20g，何首乌15g，枸杞子20g，丹参30g，川芎12g，夜交藤30g，合欢皮30g，甘草6g。水煎服。

三诊（2004年1月6日）：上方服14剂，精神大有好转，两目有神，面色转润，两腿有力，已有性欲，舌质偏红，舌下络脉瘀紫现象减轻，舌苔薄润，脉沉细，诸症悉平，再服7剂，巩固疗效。

处方：黄芪30 g，当归15 g，熟地黄20 g，牡丹皮15 g，枸杞子20 g，补骨脂15 g，川续断15 g，覆盆子20 g，玄参15 g，丹参30 g，白芍15 g，鸡血藤30 g，甘草6 g。水煎服。

【按语】《素问·通评虚实论》云"精气夺则虚"，此案属房劳过度伤肾。肾之气阴两损，无力运行，血运不畅，脉络瘀滞，故出现气血双亏、夹有血瘀症状。治宜益气养血，补肾化瘀。房劳伤又称"色欲伤""房劳"等，是因房事过度导致的以肾精亏损为主的一类病症。其临床表现，可因体质强弱、房劳程度、所累及脏腑与病变性质之不同而异。"精气夺则虚"，因其未得到及时正确的治疗，肾虚未愈，久虚则致瘀。方中熟地黄滋养阴血，补肾填精，为补血要药；当归为补血良药，兼具活血作用；白芍养血益阴，加之黄芪补气，共奏补气生血之效；枸杞子、补骨脂、川续断、覆盆子补肾强骨，加桃仁、红花、丹参益肾活血祛瘀，标本同治，病情得缓。

3. 柴胡疏肝散加减治疗瘿瘤（甲状腺腺瘤）

治验：郭某，女，53岁，农民，2010年10月15日初诊。3个月前发现左侧颈部有一包块，且逐渐增大，包块大约有3.5 cm×3 cm，质中等硬，可随吞咽上下活动，且时有心悸出汗，口干欲饮，烦躁；舌质红，舌苔薄黄，脉沉数。某医院诊断为甲状腺腺瘤，建议手术治疗，家人欲求中医药治疗，故来诊。西医诊断为甲状腺腺瘤，中医诊为瘿瘤。方用柴胡疏肝散加减。

证候： 肝郁痰凝，气血瘀结。

治法： 疏肝软坚，化痰散结，活血化瘀。

处方： 柴胡疏肝散加减。柴胡10 g，陈皮10 g，清半夏9 g，夏枯草30 g，煅牡蛎30 g，浙贝母10 g，红花10 g，炙鳖甲片10 g，莪术10 g，三棱10 g，天花粉20 g，粉丹皮15 g，玄参15 g，甘草6 g，川芎9 g，麸炒枳壳9 g，芍药9 g。15剂，水煎服，每日1剂。

二诊（2010年11月15日）： 服上方无不适，感本方平和，间断服用30剂。颈部包块缩小，质软，汗出、心悸已止，感口苦，纳差；舌质偏红，舌苔薄黄，脉细数。上方去炙鳖甲片，加鸡内金12 g，黄芩10 g。

三诊（2010年11月25日）： 上方续服10剂，食欲增加，口苦大减，颈部包块明显缩小，口干欲饮；舌质偏红，舌苔薄黄，脉细数。守上方仍拟软坚化瘀，加重养血生津之药。

处方： 柴胡10 g，陈皮10 g，昆布10 g，海藻10 g，夏枯草30 g，清半夏9 g，当归15 g，红花10 g，生地黄15 g，玄参15 g，牡丹皮15 g，天花粉20 g，煅牡蛎30 g，浙贝母10 g，甘草6 g。30剂，水煎服。

随访两年，颈部瘿瘤未再复发。

【按语】 瘿瘤初期多为气机郁滞，津凝痰聚，痰气搏结颈前所致。日久引起血脉瘀阻，气、痰、瘀三者合而为患。如《外科正宗》曰："夫人生瘿瘤之症，非阴阳正气结肿，乃五脏瘀血、浊气、痰滞而成。"治疗予疏肝软坚、化痰散结、活血化瘀法，方用柴胡疏肝散加减。方中柴胡解郁疏肝清热；陈皮、半夏、贝母、甘草理气化痰散结；夏枯草、玄参、牡丹皮以清热养阴；炙鳖甲片、红花、煅牡蛎、莪术、三棱软坚活血、消瘿散结。服药30剂，颈部肿块明显缩小，仍以化瘀软坚为主，加当归、生地黄以加重养血生津之力；海藻、昆布化痰软坚，散结消瘿，续服30剂后左颈部包块全消。

4. 温胆汤加减治疗癫证（精神分裂症）

治验： 程某，女，24岁，工人，1985年9月12日初诊。两个月前，患者下夜班后，在室内休息时，突然听到室内有异常声响，睁眼看到一只蝙蝠在室内盘旋，受到惊吓，不知所措，从此开始整夜失眠，精神抑郁，多思善感，喜怒无常，家人将其送往精神病医院诊为精神分裂症，并给予西药镇静安神，效不佳，遂来诊。症见两眼直瞪，表情呆滞，双上肢肘部弯曲，两手紧握，时而沉默痴呆，时而出言无序，喜怒无常，且不思饮食，失眠多梦，大便不畅；舌质红、苔白腻，脉弦滑。综合脉症，属中医癫证。方用温胆汤加减。

证候：胆郁痰凝，痰迷心窍。

治法：理气化痰，解郁醒神。

处方：温胆汤加减。清半夏10 g，陈皮10 g，竹茹10 g，枳实10 g，郁金10 g，茯苓15 g，茯神15 g，石菖蒲10 g，胆南星8 g，远志10 g，生龙齿30 g，酸枣仁30 g，甘草6 g。6剂，水煎服，每日1剂。

二诊（1985年9月20日）：上方服6剂，两眼较前灵活，睡眠好转，大便偏干，两三日一次，此为大肠气闭，燥屎内结，上方加生大黄10 g，厚朴12 g，以使升降复常，泄浊开闭，气血调畅，恢复神志。

三诊（1985年10月9日）：上方服12剂，精神好转，言语有序，面带笑容，大便每日1次，较顺畅，心情烦躁减轻，双上肢不强直，纳食好转，夜眠好转。月经两个月未潮，仍用温胆汤加活血调经药，以畅通气血。

处方：陈皮10 g，枳实10 g，竹茹12 g，清半夏9 g，远志10 g，茯神15 g，郁金10 g，丹参30 g，石菖蒲10 g，酸枣仁30 g，胆南星8 g，桃仁10 g，红花12 g，益母草30 g，川芎10 g，甘草6 g。水煎服。

四诊（1985年10月20日）：上方服10剂，月经来潮，精神状态已如常人。又随证加减服药30剂，一切恢复正常。追访至今，未再发作，并结婚生子，生活幸福。

【按语】《素问·举痛论》："惊则心无所倚，神无所归，虑无所定，故气乱矣……思则心有所存，神有所归，正气留而不行，故气结矣。"该患者突受惊吓，胆失疏泄，气郁生痰，上扰清窍，蒙蔽心神，则癫疾作矣。证属痰蒙心神，治以化痰理气，开窍醒神。方用温胆汤以理气化痰，加石菖蒲、郁金、胆南星、远志增其化痰开窍醒神之功；生龙齿、酸枣仁养肝血、安魂魄；厚朴、大黄泻下，使胃气和降则胆郁得舒，胆郁得去则胆无邪扰。后病情好转，唯月经未至，考虑仍为气郁痰凝、阻滞包络所致，加红花、桃仁、丹参、益母草以活血化瘀，且有醒神开窍之功，心主血脉，神明之居也。血脉通利则神明自安矣。

5. 温胆汤加减治疗狂病（精神分裂症）

治验： 李某，女，21岁，小学教师，2007年5月14日初诊。患者因3天前看电影时，一男子突然拉住她的手而受到惊吓，狂躁不安，弃衣而走，哭笑无常，瞪目握拳，骂詈号叫，不避亲疏，不纳不寐，大便3日未行，来诊时家人以绳索束缚；舌质红，舌苔黄，脉弦滑。属中医狂病。方用温胆汤加减治之。

证候： 肝胆气郁，痰浊闭阻，郁而化火，扰乱神机。

治法： 平肝泻火，豁痰定狂。

处方： 温胆汤加减。陈皮10 g，竹茹10 g，清半夏9 g，茯苓10 g，石菖蒲10 g，郁金12 g，黄芩10 g，天竺黄8 g，枳实10 g，厚朴12 g，大黄10 g，芒硝10 g（冲），甘草6 g。水煎服。

二诊（2007年5月16日）： 上方服2剂，大便每日3次，患者较前安静，仍拟平肝泻火，豁痰定狂。

处方： 清半夏9 g，陈皮10 g，茯苓10 g，竹茹10 g，丹参15 g，石菖蒲10 g，郁金12 g，天竺黄8 g，珍珠母30 g，生龙齿30 g，黄芩10 g，龙胆草10 g，夏枯草30 g。水煎服。

三诊（2007年5月27日）： 上方服10剂，患者表情较前自然，狂躁未再发作，纳食增多，言语有序，两目有神，上肢无强直，大便每日1次，尿量正常，但感咽痛心悸，且睡眠不安，舌质偏红，舌苔薄黄，脉沉细数。此为虚火上炎，伤及肺阴，扰乱心神，治宜滋阴清热，养心安神。

处方： 百合15 g，当归10 g，生地黄15 g，白芍10 g，麦冬10 g，知母10 g，桔梗10 g，石斛10 g，大枣10枚，小麦30 g，酸枣仁30 g，甘草9 g。15剂，水煎服，每日1剂。

患者已如常人，纳食有味，精神振奋，夜寐安，二便通畅。两个月后恢复工作，随访1年，狂病未再复发。

【按语】《灵枢·癫狂》云："癫疾始生，先不乐。"本病患者平素内向，心情抑郁，因遇情志不遂或卒受惊恐而出现上述症状。患者突受惊吓，引动肝胆木火上升，横逆犯胃，中焦受损，痰浊内生，火与痰合，扰乱心神，神明失主，则登高而歌，弃衣而走，哭笑无常，打人骂詈不避亲疏，证属肝胆气郁，痰浊闭阻，郁而化火，扰乱神机。治疗以豁痰定狂、平肝泻火为法，方以温胆汤合调胃承气汤加减。温胆汤加天竺黄、黄芩、石菖蒲、郁金清热涤痰开窍，调胃承气汤泄热通腑，釜底抽薪。大便已通，去调胃承气汤，加夏枯草、龙胆草直折火势，珍珠母、龙齿镇心安神。虑火邪为患，阴液必伤，故用酸甘化阴、甘寒清热之剂以善后。

6.葶苈子合三子养亲汤加减治疗肺胀（慢性阻塞性肺疾病）

治验： 尚某，男，68岁，农民，2009年2月10日住院。患者以"咳喘反复发作10余年，再发10天，加重3天"来诊。10天前外感风寒，咳逆喘满，咯痰稀白。于当地服中药治疗效差，近3天来患者出现胸部憋闷如塞，心悸喘息，不能平卧，气不接续，心烦易怒，夜不能眠，故来诊。症见神志清，精神不振，端坐呼吸，张口抬肩，鼻煽唇绀，语声低微，喉中痰鸣，面目浮肿，烦躁不安；舌质暗红，舌下筋脉瘀紫、苔白腻，脉弦滑数。查体：颈部静脉怒张，桶状胸，肋间隙饱满，双肺可闻及干湿性啰音。心电图：窦性心动过速、肺型P波，右心室肥厚及劳损。西医诊断为慢性阻塞性肺病，中医诊断为肺胀。方用葶苈子合三子养亲汤加减。

证候： 内有痰湿，复感外邪，痰瘀阻肺。

治法： 涤痰平喘，利湿化瘀。

处方： 葶苈子合三子养亲汤加减。葶苈子30 g，白芥子10 g，苏子12 g，莱菔子10 g，炒杏仁9 g，车前子20 g，茯苓皮30 g，清半夏9 g，牡丹皮12 g，赤芍15 g，桃仁10 g，大枣3枚，甘草6 g。水煎服，每日1剂。

二诊（2009年2月23日）： 上方服12剂，精神好转，语声有力，呼吸平，腹部不胀，纳食有味，面目及双下肢浮肿消退。颈静脉无怒张，两肺干湿啰音消失，肝颈静脉回流征（－），肝脏触诊较前缩小。活动后仍感心悸喘闷，气不接续，咳吐白痰，倦怠乏力；舌质暗红，舌底筋脉瘀紫，舌苔薄白，脉沉细。病情好转，但宿疾仍未除，辨证为肺肾亏虚、气血瘀阻，遂改用补肺纳气、益肾活瘀药。

处方： 黄芪30 g，茯苓30 g，红参10 g，陈皮10 g，百合15 g，蛤蚧1对，清半夏9 g，五味子6 g，山茱萸30 g，桃仁10 g，枸杞子20 g，赤芍15 g，水蛭3 g（冲），甘草6 g。水煎服。

三诊（2009年3月4日）： 上方服10剂，精神好，咳喘平，胸心舒畅，坐卧自如，口唇发绀减轻，纳食正常，二便调，嘱患者出院，外带中药10剂，巩固效果。适当锻炼身体，耐心调养，避风寒，以免反复。

【按语】本案患者所罹为肺胀，肺胀是多种慢性肺系疾患反复发作，迁延不愈，导致肺气胀满，不能敛降的一种病症。该病有虚实之分：实证多由邪气壅肺、肺气不降；虚证多由肺肾两虚、肾不纳气而肺气上逆。汉代张仲景《金匮要略·肺痿肺痈咳嗽上气病脉证并治》篇指出本病的主症为："咳而上气，此为肺胀，其人喘，目如脱状。"本案患者年龄大，病程迁延日久。该病病机之关键在于内有痰湿，复感外邪，痰瘀阻肺。涤痰平喘、利湿化瘀为该病先期之治疗大法，方选葶苈子合三子养亲汤加味。重用葶苈子为全方君药，葶苈子有利气、定喘、除痰之效；白芥子温肺利气消痰；紫苏子降气行痰，使气降而痰不逆；莱菔子消食导滞，使气行则痰行。待病情稳定后，再治其本，予以补肺纳气，益肾活瘀之方，从本而治，善其预后。

7. 人参蛤蚧散治疗喘证（慢性阻塞性肺气肿）

治验：刘某，女，58岁，2013年7月8日初诊。患者以"间断咳喘20余年，加重3年"为主诉来诊。喘证每至冬季即反复发作，近3年来发作频繁，不分季节，症见动则喘甚，气不得续，痰稠色黄，面目浮肿，咳甚时小便失禁；舌质青紫、苔薄黄腻，脉沉细弱。胸部X线示肺气肿。中医诊断为喘证（肺肾气虚），方用人参蛤蚧散加减。

证候：肺肾俱虚，气失摄纳。

治法：补肺益肾，滋肾纳气，定喘止咳。

处方：人参蛤蚧散加减。人参15 g，蛤蚧1对，炒杏仁9 g，茯苓20 g，川贝母15 g，知母15 g，桑白皮15 g，覆盆子15 g，红花10 g，丹参15 g，甘草6 g。水煎服。

二诊（2013年7月15日）：上方服7剂，咳喘大减，痰中未见血丝，面目浮肿消退，守原方化裁。

处方：蛤蚧1对，白干参15 g，茯苓15 g，炒杏仁9 g，桔梗10 g，川贝母15 g，生山药20 g，桑白皮15 g，丹参20 g，覆盆子15 g，甘草6 g。水煎服。

三诊（2013年8月1日）：服上方15剂，动则未喘，精神振作。

【按语】清代叶天士指出喘"在肺为实，在肾为虚"。前贤云："呼出心与肺，吸入肾与肝，其息深深。"肺为气之主，肾为气之根。患者患喘证20余年，久病耗损肺肾之气，"劳则耗气"，故动则喘甚，气不得续。肺气虚则子盗母气，肾气虚则火不生土，脾气亦虚，痰浊内生，郁而化热。肺脾肾三脏亏虚，气化不利，津液不布，则面目浮肿。咳甚小便失禁者，上窍虚则下窍开阖失司也。气不行血，血运涩滞，则舌质青紫。故证属肺脾肾俱虚，痰热内蕴。治以人参蛤蚧散滋肾纳气、补益脾肺、清热化痰。用人参补肺脾之气；蛤蚧补肺肾；杏仁、桑白皮降肺热，止咳定喘；二母清肺金，化痰润肺；甘草、茯苓坐镇中州而健脾渗湿，以绝生痰之源；丹参、红花活血化瘀以助气化；覆盆子补益肾精、固涩溺窍。《内经》云"治病必求与本"，此之谓也。

8. 玉屏风散合参苏饮加减治疗气虚感冒（上呼吸道感染）

治验：葛某，男，60岁，工人，2010年4月17日初诊。患者以"发热、咳嗽5天"为主诉来诊。近5日来发热恶寒，咳嗽流涕，微有汗出，乏力肢倦，纳差，晨起面部略有浮肿，二便正常。测体温37.5 ℃，查血常规：白细胞6.9×10^9/L，中性粒细胞占67%。尿常规检查无异常；舌质淡红、苔薄白，脉沉细。追问病史患者素日体弱，易感风寒。西医诊为病毒性感冒，中医诊为气虚感冒。方用玉屏风散加减。

证候：素体气虚，复感外邪，营卫失和。

治法：益气固表，调和营卫。

处方：玉屏风散合参苏饮加减。白术10 g，黄芪30 g，苏叶12 g，防风10 g，葛根12 g，茯苓20 g，党参15 g，陈皮10 g，前胡12 g，桔梗10 g，清半夏9 g，鸡内金10 g，甘草6 g，生姜3片，大枣3枚。水煎服。

二诊（2010年4月21日）：上方服3剂，恶寒发热已解，体力渐复，纳食好转，咳嗽吐痰色清，守上方加减。

处方：黄芪30 g，白术10 g，党参15 g，防风10 g，清半夏9 g，陈皮10 g，前胡12 g，川贝母10 g，桔梗10 g，炙冬花10 g，炙紫菀15 g，甘草6 g。水煎服，每日1剂。

三诊（2010年4月26日）：连服5剂，咳嗽吐痰已止，诸症悉平，故停药。嘱患者加强体育锻炼，增强体质。

【按语】患者60岁，老年气虚之体，感触风寒，卫阳被遏则发热恶寒，气虚卫外不固则汗出，肺气失宣则咳嗽流涕，面部浮胀为阳气虚弱，脾运不健，气化不及所致。《丹溪心法·中寒二》提出，"伤风属肺者多，宜辛温或辛凉之剂散之"，明确本病病位在肺，治疗分辛温、辛凉两大法则。《黄帝内经》云"形不足者，温之以气"，故用玉屏风散合参苏饮加减托里固表，调和营卫。黄芪味甘性温，能大补三焦而实卫，有汗能止，无汗能发，为玄府御风之关键，补剂中之风药；防风遍行周身，为风药之润剂，解表散寒；白术健脾胃，温分肉，培土以宁风，更合以益气解表、理气化痰之参苏饮，则补中兼发，邪气不至于流连，发中带补，真元不至于耗散。

9. 附子理中汤加减治疗胃脘痛（浅表性胃炎）

治验： 刘某，男，25岁，2009年5月13日初诊。患者以"腹痛1天"为主诉来诊。患者当日下午剧烈活动后，大汗淋漓，口干渴，暴饮凉水后出现胃部疼痛难忍，用热水袋敷之暂舒，遂来就诊。症见痛苦面容，手按胃脘部，恶心欲吐，大便溏薄；舌质淡、苔薄白，脉沉紧。属中医胃脘痛。方用附子理中汤加减。

证候： 暴饮生冷，寒饮伤胃，胃失和降，不通则痛。

治法： 温中散寒，健脾和胃。

处方： 附子理中汤加减。炮附子10 g，白术12 g，党参15 g，炮姜6 g，吴茱萸9 g，清半夏9 g，陈皮10 g，枳壳10 g，广木香6 g，生山药15 g，炒薏苡仁15 g，鸡内金12 g，甘草6 g。水煎服，每日1剂。

二诊（2009年5月16日）：上方服3剂，胃痛止，纳食差，胃镜提示：浅表性胃炎。素日属虚寒体质，再予10剂中药调理脾胃。

处方： 黄芪30 g，党参15 g，白术10 g，生山药15 g，炮附子6 g，砂仁10 g，鸡内金12 g，炒薏苡仁20 g，陈皮10 g，仙茅9 g，清半夏9 g，茯苓15 g，淫羊藿15 g，甘草6 g。水煎服。

【按语】 患者平素虚寒之体，运动后大汗淋漓，阳气在外则阴气留于内，口干而渴是津液耗损所致，而患者图一时之快暴饮冷水，阴寒之气伤及中阳。胃为阳土，为五脏六腑之大主、多气多血之腑，主受纳腐熟水谷，又为气机升降之枢，其气以降为顺，今胃中阳气受寒邪所伤，则胃气壅滞，胃失和降，不通则痛。《素问·调经论》云："寒气客于肠胃之间，膜原之下，血不得散，小络急引故痛。"胃失和降，故恶心呕吐，大便溏薄。脉沉紧者，沉者主里，紧者为寒，舌淡苔薄白者，亦为中阳被遏之象。治以辛甘温阳之剂，方用附子理中汤加吴茱萸益火之源，以消阴翳；陈皮、半夏、木香、枳壳之类降逆行气，薏苡仁、山药清补脾胃，二诊时病势大减，更加淫羊藿、仙茅益火补土，以收全功。

10. 血府逐瘀汤加味治疗胸痹（冠心病）

治验： 朱某，女，52岁，干部，2006年10月11日初诊。患者以"心前区不适3个月"为主诉来诊。近3个月来患者常感心前区不适，胸闷心悸，善惊易恐，心神不宁。常自服苏合香丸，病情时轻时重，2天前因生气后心前区刺痛，痛引肩背，伴胸闷心悸；舌质暗红，舌底瘀筋、苔薄黄，脉沉细。心电图示：下壁、前侧壁心肌缺血。辨证属中医胸痹。方用血府逐瘀汤加减。

证候： 瘀血内停，络脉不通。

治法： 活血化瘀，通络止痛。

处方： 血府逐瘀汤加味。当归15 g，红花10 g，桃仁10 g，川芎12 g，柴胡10 g，生地黄15 g，乳香6 g，赤芍15 g，没药6 g，枳壳10 g，桔梗10 g，鸡血藤30 g，川牛膝20 g，甘草6 g。水煎服，每日1剂。

二诊（2006年10月17日）： 上方服6剂，心前区未再疼痛，胸闷、心悸好转。心电图正常。追问病史，患者素日体虚，常有心前区不适，今改用扶正祛邪法，用益气、活血、化瘀药方，再服6剂。

处方： 黄芪30 g，党参15 g，当归15 g，生地黄15 g，丹参20 g，牡丹皮12 g，赤芍15 g，川芎12 g，延胡索12 g，鸡血藤30 g，柏子仁30 g，枳壳10 g，川牛膝15 g，甘草6 g。水煎服，每日1剂。

【按语】《素问·调经论》："寒气积于胸中而不泻，不泻则温气去，寒独留，则血凝泣，凝则脉不通。"患者素有心前区不适、胸闷心悸病史，生气后出现心前区刺痛，痛引肩背，伴胸闷心悸。《内经》云："暴怒伤阴。"阴者，血气也，暴怒则阴阳逆乱，气血不通，不通则痛，故见心前区刺痛，痛引肩背。脉沉涩者，气血瘀滞之象。故证属阳气不足，瘀血内停，络脉不通，治之以血府逐瘀汤加味。方中当归、生地黄滋阴养血；桃仁、红花、川芎、乳香、没药、鸡血藤、川牛膝行滞活血；桔梗、枳壳开胸行气、升降相因；柴胡升发清阳之气，加用黄芪甘温补胸中之气。以此共成益气养血，活血化瘀之功。辨证准确，用药精当，故可收桴鼓之效。

11. 补中益气汤加味治疗尿频（尿道综合征）

治验：张某，女，48岁，工人，2009年10月4日初诊。患者以"间断尿频、尿急1年，加重半个月"为主诉来诊。1年前无明显诱因尿急、尿频，服用抗生素或者多饮水症状可缓解，近半个月来上述症状间断出现，伴小便余沥不尽，白天小便最多达10次，夜尿2~3次，少腹坠胀，畏寒乏力，大便溏薄；舌质淡，舌苔薄白，脉沉细。查尿常规：（－）。辨证属中医淋证。方用补中益气汤加减。

证候：中气下陷，摄纳无权，脾肾阳虚。

治法：补中益气，温阳通淋。

处方：补中益气汤加味。黄芪30 g，当归12 g，党参15 g，升麻10 g，柴胡10 g，车前子10 g，白术10 g，橘皮6 g，萹蓄10 g，淫羊藿15 g，石韦10 g，仙茅9 g，炙甘草6 g。水煎服，每日1剂。

二诊（2009年10月10日）：上方服用6剂，尿频、尿急减轻，白天小便减为4~5次，夜尿1次，少腹坠胀好转，仍感畏寒，腰酸困痛，守方加入补骨脂15g，再进10剂以收功。

【按语】患者为围绝经期女性，阳气渐消，阴气渐长，身中阳气渐虚，腐熟水谷、蒸腾津液之力渐衰，以致出现便溏、乏力、尿频。气之行也，阳升阴降，阳气虚弱，升清无力，则少腹坠胀；阳虚不能温煦肌肤则畏寒肢冷；证属脾肾阳虚，摄纳无权，治宜健脾补肾，补中益气，温阳通淋。方用补中益气汤补中益气，升阳举陷。方中重用黄芪补中益气，升阳固表；血为气之母，气虚时久，营血亦虚，故用当归养血和营；仙茅、补骨脂温肾益土；萹蓄、车前子、石韦通淋降浊治其标，寒温并用，数法同炉，共用则清升浊降，气血阴阳各复其常。

12. 竹叶石膏汤加减治疗呃逆（单纯性膈肌痉挛）

治验：刘某，男，38岁，司机，2006年10月6日初诊。患者以"间断性呃逆1月余"为主诉来诊。素日喜食酒肉，呃逆连声，呃声洪亮有力，声震走廊，伴两侧太阳穴处酸痛，口臭烦渴，多喜冷饮，腹满便秘，大便3日1行，小便黄赤；舌质偏红，舌苔黄，脉弦数。西医诊断为单纯性膈肌痉挛。中医诊断为呃逆。方用竹叶石膏汤加减。

证候：热积胃肠，胃火上冲。

治法：清胃泄热，降逆止呃。

处方：竹叶石膏汤加减。清半夏10 g，陈皮10 g，栀子10 g，黄芩10 g，黄柏10 g，龙胆草10 g，枳壳10 g，生石膏30 g，黄连6 g，竹叶12 g，槟榔12 g，竹茹12 g，柿蒂3个。水煎服，每日1剂。

二诊（2006年10月11日）：连服5剂，呃逆次数减少，无口臭，大便溏，腹部舒适；舌质红，舌苔薄黄，脉弦数。考虑患者久呃，肝胃之火上逆伤阴，治当解郁降逆加养胃柔肝之药。

处方：陈皮10 g，枳壳10 g，清半夏9 g，竹茹12 g，川楝子10 g，郁金12 g，北沙参15 g，柿蒂3个，麦冬15 g，玉竹12 g，生地黄15 g，白芍15 g，甘草6 g。水煎服，每日1剂。

此方服6剂后随访，病情未反复，临床治愈。

【按语】呃逆是指胃气上逆动膈，以气逆上冲，喉间呃呃连声、声短而频，难以自制为主要表现。《素问·宣明五气篇》说："胃为气逆为哕。"本案患者多由饮食不当、情志不遂和正气亏虚所致。胃失和降、气逆动膈是呃逆的主要病机。患者平素嗜食肥甘厚味，湿热蕴结胃肠，困阻脾胃，胃火上冲，故呃声洪亮；胃热伤津，故烦渴、喜冷饮；肠间燥结，腑气不通，浊阴不降则口臭，便结而尿赤；浊气上冲则头痛；舌红苔黄，脉弦数为阳明火盛之象。治疗宜清胃泄火，降逆止呃，方用竹叶石膏汤合橘皮竹茹汤加减，方中石膏、黄芩、黄连、栀子、黄柏、竹叶、龙胆草清肝胃之火；枳壳、竹茹理气化痰和胃；槟榔破气通腑泄热；柿蒂、半夏降逆化痰。诸药合用，共奏化湿和胃、清火降逆之功。

13. 增液汤加减治疗便秘（习惯性便秘）

治验：李某，男，62岁，干部，2010年3月1日初诊。患者以"便秘3年"为主诉来诊。3年来饮食不调，大便两三日1次，排便困难，粪便如羊粪状。近来伴有口干，发热，体温37.8 ℃，腰痛；舌质淡紫、苔薄黄，脉沉细。脉症合参，乃属中医便秘，方用增液汤加减。

证候：阴虚血少，肠失濡润。

治法：滋阴养血润肠。

处方：增液汤加减。生地黄20 g，麦冬15 g，玄参15 g，油当归20 g，石斛15 g，牡丹皮15 g，通大海30 g，肉苁蓉30 g，火麻仁30 g，厚朴15 g，郁李仁30 g，广木香10 g，丹参20 g，赤芍15 g，甘草6 g。水煎服，每日1剂。

二诊（2010年3月7日）：上方服6剂。无腹胀，发热亦退，大便每日1次、色黄，便后全身轻松。舌质红、苔薄腻，脉沉细。上方继服5剂以巩固治疗。

【按语】《医学启源·六气方治》说："凡治脏腑之秘，不可一概而论，有虚秘，有实秘。有胃实而秘者，能饮食，小便赤。有胃虚而秘者，不能饮食，小便清利。"此患者系老年男性，饮食不节，伤及脾胃，气血不化，乃生便秘，然便秘日久，燥屎内结，非但伤阴劫液，更兼碍气滞血，复使便秘加重。药用增液汤之麦冬、生地黄、玄参养阴增液为君药；臣以牡丹皮、当归、石斛滋阴养血；通大海、郁李仁、肉苁蓉、火麻仁润肠通便；佐以木香、厚朴调气滞；赤芍、丹参调血瘀；甘草调和诸药为使。全方共奏滋阴养血，润肠通便，行气化瘀之功。增液汤在《温病条辨》中虽为温热病后期阴液耗伤而肠液不足所致便秘而设，在一般杂病中，凡属阴液不足者皆可配伍用之。然需注意两点：一是对于阴虚便秘，所用养阴药之药味或剂量应加大；二是投养阴药之同时，应配伍行气活血之品，此谓"增水行舟复加鼓风扬帆"之意。

14. 柴胡疏肝散加减治疗郁病（围绝经期综合征）

治验：刘某，女，49岁，2012年4月10日初诊。患者以"情绪不宁、胸部满闷、胁肋胀痛1年"为主诉来诊。近1年来，精神抑郁，胸部满闷，胁肋胀痛，潮热自汗，急躁易怒，月经紊乱，自感面黄乏力，双手瘀胀，便秘纳差，下肢沉重；舌质偏红，舌苔薄腻，脉弦细。辨证属中医郁病。方用柴胡疏肝散加减。

证候：肝郁气滞，脾胃失和。

治法：疏肝解郁，理气畅中。

处方：柴胡疏肝散加减。柴胡10 g，赤芍12 g，陈皮10 g，牡丹皮12 g，栀子10 g，香附10 g，郁金12 g，丹参20 g，茯苓30 g，生山药20 g，泽泻15 g，肉苁蓉20 g，淫羊藿15 g，白茅根30 g，仙茅9 g，川芎9 g，麸炒枳壳9 g，法半夏9 g。水煎服，每日1剂。

二诊（2012年4月26日）：上方服16剂，患者全身轻松，情绪安宁，诸症已去，月经来潮，少腹部胀痛，色暗有血块，舌质淡红、苔薄白，脉沉细。治宜活血化瘀，通经活络。

处方：当归15 g，赤芍12 g，丹参30 g，鸡血藤30 g，三棱10 g，香附10 g，益母草30 g，莪术10 g，川牛膝20 g，甘草6 g。水煎服，每日1剂。

上方服5剂，无明显不适症状。

【按语】此病属中医之"郁证"范畴。《诸病源候论·气病诸候·结气候》提出："结气病者，忧思所生也。心有所存，神有所止，气留而不行，故结于内。"《证治汇补·郁症》提出："郁病虽多，皆因气不调，法当顺气为先。"因此，疏通气机为郁病总的治则。用柴胡疏肝行气解郁；半夏化痰降逆；陈皮和中理气；牡丹皮、丹参活血化瘀；泽泻、茯苓、白茅根、山药健脾利湿；郁金以助解郁之功；麦芽消食化滞；淫羊藿、肉苁蓉、仙茅益肾温阳，温而不燥，诸症减轻。月经来潮，色暗有块，腹部胀痛，有血瘀之征，故用丹参、当归、鸡血藤、赤芍、益母草活血化瘀；莪术、三棱、川牛膝行血破积而不伤正气；香附理气止痛。诸药合用，疗效极佳。

15. 知母三妙散加减治疗痹证（高尿酸血症）

治验：李某，男，47岁，个体户，2012年5月10日初诊。患者以"左足蹋趾疼痛10天"为主诉来诊。既往有饮酒嗜好，于10天前再次大量饮酒后，左足蹋趾疼痛难忍，在外院口服别嘌醇，外用扶他林，效差。症见左足蹋趾局部肿胀疼痛、色紫，不能行走，饮食、二便均正常。查血尿酸：527μmol/L，血糖：6.74 mmol/L，胆固醇：4.95 mmol/L，血肌酐及尿素氮均在正常范围。尿常规：（－）。西医诊断为高尿酸血症。中医诊断为痹证。方用知母三妙散加减。

证候：湿热留滞关节，血脉瘀阻，不通则痛。

治法：清热祛湿活血。

处方：知母三妙散加减。知母12 g，苍术10 g，黄柏12 g，土茯苓20 g，萆薢15 g，丹参20 g，忍冬藤30 g，鸡血藤30 g，红花15 g，延胡索12 g，金银花30 g，蒲公英30 g，怀牛膝20 g，石韦30 g。水煎服，每日1剂。

二诊（2012年5月14日）：上方服5剂，局部不痛，颜色变浅。步履轻快，守方再服5剂以巩固效果。

三诊（2012年5月30日）：服完5剂后，自觉病情好转，守原方继服10剂，查血尿酸379μmol/L，血肌酐及尿素氮均正常。嘱忌烟酒、油腻之物。

【按语】本案属中医痹证范畴。《素问·痹论》指出："风、寒、湿三气杂至，合而为痹也。其风气胜者为行痹，寒气胜者为痛痹，湿气胜者为着痹。"《素问·四时刺逆从论》："厥阴有余病阴痹，不足病生热痹。"该患者平素嗜好饮酒，多食肥甘厚味，损伤脾胃，运化受阻，酿生湿热，气血凝滞，瘀血阻络，湿热瘀血相兼，侵及下肢关节，不通而痛，故病发之。拟法清热祛湿活血，方用知母三妙散加减，辅以清热解毒之蒲公英、金银花；活血化瘀之鸡血藤、丹参、红花；通络止痛之忍冬藤。方中选用土茯苓，祛湿而不伤脾胃，且能通利关节，与萆薢配伍可降低血尿酸。且《本草纲目》记载：该药可"健脾胃，强筋骨，去风湿，利关节，止泄泻。治拘挛骨痛，恶疮痈肿"，全方祛湿活血止痛，病痛立减。

16. 金锁固精丸加减治疗遗精（慢性前列腺炎）

治验：陈某，男，30岁，2010年11月2日初诊。患者以"间断遗精半个月"为主诉来诊。患者近日因琐事困扰，遗精频作，每周3次，伴头晕，腰膝酸软，耳鸣咽干，失眠健忘，盗汗；舌质红，舌苔薄黄，脉沉细数。辨证属中医遗精。方用金锁固精丸加减。

证候：肾阴亏虚，精关不固。

治法：滋阴补肾，固涩精微。

处方：金锁固精丸加味。熟地黄15 g，山茱萸30 g，菟丝子30 g，枸杞子20 g，煅牡蛎30 g，金樱子30 g，芡实20 g，莲须10 g，煅龙骨30 g，生山药20 g，茯苓15 g，黄芩10 g，沙苑蒺藜30 g，麦冬15 g，甘草6 g。水煎服，每日1剂。

二诊（2010年11月12日）：服10剂后，咽干、耳鸣消失，遗精次数减少，10天内遗精两次，失眠健忘未见好转。上方去黄芩、麦冬，加夜交藤30g、酸枣仁30g。

三诊（2010年11月22日）：上方连服10剂，遗精止，诸症悉平。

【按语】本病的发生，多由劳心太过，欲念不遂，饮食不节，恣情纵欲诸多因素而致。其病机总属肾失封藏，精关不固。《灵枢·本神》篇指出："是故怵惕思虑者则伤神，神伤则恐惧流淫而不止。……恐惧而不解则伤精，精伤骨酸痿厥，精时自下。"明代王肯堂《证治准绳·遗精》篇说："肾之阴虚则精不藏，肝之阳强则气不固……"明确指出遗精与情志内伤有密切关系。给予该患者金锁固精丸加味，以熟地黄、山药、山茱萸、枸杞子、茯苓滋阴补肾；芡实、金樱子固涩止遗；沙苑蒺藜、菟丝子温肾壮腰；莲须、黄芩、煅龙骨、麦冬清心安神，滋阴清热。服后遗精减少，咽干、耳鸣好转，但仍有失眠健忘，去黄芩、麦冬，加酸枣仁、夜交藤，加重安神之力，病渐愈。

17. 三仁汤加减治疗淋浊（慢性前列腺炎）

治验： 陈某，男，35岁，干部，2012年10月9日初诊。患者以"乏力、尿频、尿等待时轻时重5年余"为主诉来诊。5年前过食酒肉、劳累后尿频、尿等待，近来病情加重，伴有乏力，四肢不温，尿道口有分泌物溢出，少腹部胀痛。曾服用西药效差，今日来诊。症状如前，舌质淡，舌苔白腻，脉沉细。前列腺液检查：白细胞满视野，红细胞2~3个/HPF，卵磷脂小体少许。西医诊为慢性前列腺炎，中医诊为淋浊。方用三仁汤加减。

证候： 湿热下注，阻遏气机。

治法： 清热利湿，通畅三焦。

处方： 三仁汤加减。薏苡仁30g，杏仁9g，白豆蔻10g，清半夏9g，鱼腥草30g，金银花30g，滑石30g，白花蛇舌草30g，红藤30g，土茯苓20g，车前草20g，王不留行30g，甘草6g。水煎服，每日1剂。

二诊（2012年10月26日）： 上方服17剂，尿频由每日8~9次减为每日4~5次，小便通畅，尿道口无分泌物，四肢转温，精神好转，偶有少腹部胀痛不适。考虑仍有下焦湿热未清，上方加败酱草20g、黄柏10g。

三诊（2012年11月5日）： 上方服10剂，少腹部无胀痛，诸症已解，全身轻松。查前列腺液：白细胞5~7个/HPF，红细胞1~2个/HPF，卵磷脂（+++）/HPF。守方再进10剂，以冀续效。

【按语】 慢性前列腺炎属于中医"淋浊"范畴。肾者主水，维持机体水液代谢。膀胱者，州都之官，有贮尿与排尿功能。当湿热蕴结膀胱，或久病脏腑功能失调，均可引起肾与膀胱气化不利，而致淋证。虽然本病亦见乏力、四肢不温等肾虚之候，但治疗此类下焦湿热伴有肾虚病证，当先以三仁汤加减清化湿热为主，不应急于补肾，否则虚不受补，助长湿热，病情难愈。据此病机演变特点，常拟三步疗法施治，一是清化湿热为主，二即健脾补肾与祛湿并重为主，三即健脾固肾为主。清利湿热的过程中易伤及正气，利湿易伤阴，清热则易伤阳，滋阴则易助湿，温阳则易生热，故临证时要仔细把握这些矛盾的相互性，合理地分析湿热和正虚的关系，对证性地选方用药，方可取得好的疗效。

18. 程氏萆薢分清饮加减治疗膏淋（乳糜尿）

治验： 韩某，男，36岁，职员，2015年9月1日初诊。患者以"尿浊半年"为主诉来诊。多年从事牲畜屠宰工作，喜食酒肉；近半年来小便如米泔水、不畅，尿色有时呈深黄色，贮之有沉淀物，时感腰痛、腹胀、尿急、尿痛；舌质红，舌苔黄腻，脉滑数。尿常规：白细胞（＋），蛋白（＋＋），红细胞（＋）。乳糜尿试验：阳性。西医诊为乳糜尿；中医诊为膏淋。方用程氏萆薢分清饮加减。

证候： 湿热下注，脂液外漏。

治法： 清热利湿，补肾固涩。

处方： 程氏萆薢分清饮加减。茯苓20g，黄柏10g，苍术10g，薏苡仁30g，滑石30g，马鞭草30g，瞿麦30g，射干30g，金樱子30g，补骨脂15g，浙贝母10g，川续断15g，菟丝子30g，石韦30g，甘草6g。水煎服，每日1剂。

二诊（2016年9月20日）： 连服17剂，小溲通畅，尿色较清。1年多来，患者自服前方诸症悉平，尿常规检查均正常。10天前因劳累而旧病复发，尿如泔水，尿色黄赤，尿道赤痛，腰痛，心悸，胸闷，舌质红，舌苔薄黄，脉滑数。尿常规：蛋白（＋＋＋），红细胞（＋＋＋），白细胞（＋＋），乳糜尿试验：阳性。此为湿热下注，伤及肾阴，虚火客于肾络。治宜清热利湿，滋阴凉血止血。

处方： 薏苡仁20g，白豆蔻10g，清半夏10g，杏仁10g，厚朴6g，滑石30g，马鞭草30g，射干30g，生地黄15g，浙贝母10g，女贞子20g，牡丹皮12g，小蓟30g，墨旱莲30g，石韦30g，甘草6g。水煎服，每日1剂。

三诊（2016年9月30日）： 上方服10剂，胸闷心悸好转，小便通畅，尿色清，涩痛减轻。尿常规：蛋白（＋），红细胞（＋），潜血（＋），白细胞（－）。自感乏力腰痛，此乃肾气未复，治宜益气补肾，固涩凉血。

处方： 黄芪30g，生地黄15g，牡丹皮12g，山茱萸30g，枸杞子20g，金樱子30g，菟丝子30g，射干30g，马鞭草30g，补骨脂15g，女贞子20g，墨旱莲30g，小蓟30g，竹叶12g，甘草6g。水煎服，每日1剂。

四诊（2016年10月10日）： 连服10剂，诸症已愈，精神转佳。尿常规：（－），乳糜尿试验：阴性。守方再进6剂，以巩固疗效。

【按语】 此案患者小便混浊如米泔水，贮之有沉淀物，故诊为膏淋。小便混浊如米泔水，腰痛腹胀，舌质红、苔黄腻，脉沉数，均为湿热下注之象。证属湿热下注，方用程氏萆薢分清饮加减，用黄柏、苍术以清热利湿；薏苡仁、茯苓健脾除湿；瞿麦、石韦、滑石以利尿通淋；马鞭草、浙贝母、射干以清热降火、散结消痛；补骨脂、金樱子、菟丝子以补肾固涩。1年后因劳累复发，尿色黄赤涩痛，以血尿为重，伴腰痛，胸闷心悸，仍辨为湿热下注，伤及肾阴并虚火伤络。用白豆蔻、薏苡仁健脾除湿；清半夏、厚朴、杏仁宽胸理气；生地黄、女贞子滋补肾阴；墨旱莲、小蓟、甘草清热凉血止血。患者两次患膏淋，虽为湿热下注，初次为蛋白尿为主，治法以清热利湿、补虚固涩为主；第二次以湿热下注、虚火伤络出现血尿为主，除用清热利湿外，重在滋阴补肾，凉血止血。

19. 玉女煎加减治疗消渴（2型糖尿病）

治验： 朱某，女，40岁，工人，2008年8月2日初诊。患者以"多饮、多尿、多食、消瘦3月余"为主诉来诊。素日喜食辛辣，甘甜鱼肉。入夏以来，工作劳累，更加口渴，饮过复渴，尿频量多，倦怠乏力，腰酸肢困，形体逐渐瘦弱。当地医院已确诊为2型糖尿病。给予降糖治疗，虽血糖有所控制，但症状未减轻，特来诊治。体形较瘦，面色少华，舌质偏红、苔薄黄，脉象细数。查空腹血糖8.3 mmol/L，餐后两小时血糖13.3 mmol/L，尿检：蛋白（−），尿糖（+++）。西医诊为糖尿病；中医诊为消渴病、方用玉女煎加减。

证候： 阴津亏损，热伤肺胃。

治法： 养阴润肺，清泻胃热。

处方： 玉女煎加减。北沙参15 g，麦冬15 g，生地黄15 g，石斛15 g，天花粉30 g，天冬15 g，知母12 g，葛根15 g，牡丹皮12 g，乌梅10 g，黄连5 g，甘草6 g，石膏20 g，栀子15 g。水煎服，每日1剂。

二诊（2008年8月12日）： 上方服8剂，大便通畅，胃热已减，控制食量减少，但仍口干渴，饮水较多。查餐前血糖7.0 mmol/L，餐后2小时血糖8.9 mmol/L，尿糖（+）。守方原意略有加减。

处方： 北沙参15 g，麦冬15 g，天冬15 g，石斛15 g，天花粉30 g，葛根15 g，知母12 g，海蛤粉30 g，生地黄15 g，牡丹皮12 g，黄芩10 g，黄连3 g，乌梅10 g，甘草6 g。水煎服，每日1剂。

三诊（2008年9月2日）： 连服10剂，精神好转，面色转润，饮水正常，无饥饿感，小便量正常，大便日行1次，腰酸肢倦诸症均有好转，唯夜间醒来口干欲饮，舌质淡红，舌苔薄，脉沉细，查血糖空腹4.7 mmol/L，餐后2小时血糖7.7 mmol/

L，尿糖转阴。再服养阴清肺益胃方10剂后停药，调摄静养。

处方：北沙参15 g，麦冬15 g，生地黄15 g，天花粉30 g，知母12 g，枸杞子20 g，石斛15 g，牡丹皮10 g，玄参15 g，生山药20 g，白术10 g，葛根15 g，甘草6 g。水煎服，每日1剂。

【按语】患者口干渴欲饮，多食善饥，溲频量多，形体消瘦，属中医学"消渴病"。本案患者平素过食肥甘辛辣厚味之品，损伤脾胃，脾胃运化失司，积热内蕴，生火化燥，上熏灼肺，肺胃阴伤。治中消者，养阴润肺，清泻胃热。用玉女煎加减。生地黄滋肾，有金水相生之意；沙参、天冬、石斛、知母、麦冬、花粉甘寒清热，养阴润肺；葛根有生津止渴之效；黄连苦寒，泻火坚阴；牡丹皮清血分伏火；乌梅、甘草酸甘化阴，益胃生津。

20.十补丸加减治疗腰痛（腰肌劳损）

治验：马某，女，59岁，干部，2010年3月21日初诊。患者以"间发腰痛1年"为主诉来诊，1年来腰痛，遇劳更甚，腰膝酸软，喜按喜揉，纳食减少，四肢不温，少气乏力，大便溏，小便清长，舌质淡红，舌苔薄润，脉沉细。西医诊为腰肌劳损，中医诊为腰痛，方用十补丸加减。

证候：肾精亏虚，筋脉失养。

治法：温阳益肾，补血行血。

处方：十补丸加减。五味子15 g，熟地黄15 g，牡丹皮20 g，生山药20 g，山茱萸20 g，茯苓15 g，枸杞子20 g，泽泻15 g，菟丝子20 g，炒杜仲15 g，川续断15 g，补骨脂15 g，淫羊藿15 g，当归15 g，仙茅9 g，鸡血藤20 g，甘草6 g，炮附子6 g。水煎服，每日1剂。

二诊（2010年4月2日）：上方服10剂，腰痛减轻，腰部怕冷，手足欠温。上方加桂枝10 g，巴戟天15 g。

三诊（2010年4月29日）：上方服10剂，腰不痛，手足温，纳食正常，大便成形。再服10剂巩固效果。

【按语】本例患者腰痛1年，遇劳加重，腰膝酸软，喜按喜揉，四肢不温。又因年老体弱，肾精亏虚，腰为肾之府，肾精亏虚，则腰膝失养，故腰膝酸软，阳虚不能温煦，则四肢不温。脉证互参为肾阳虚衰之象，故方用熟地黄、山药、山茱萸、枸杞子培补肾精；炒杜仲、菟丝子、补骨脂、川续断、仙茅、淫羊藿、炮附子温补肾阳；当归、鸡血藤补血行血。服后腰痛减轻，原方加桂枝、巴戟天以加重温阳之力，服后腰已不痛，手足转温。

21. 温胆汤加减治疗阳痿、呕吐（性功能障碍、神经性呕吐）

治验： 孙某，男，62岁，退休，2015年11月1日初诊。患者以"阳痿8年，干呕半年"为主诉来诊。阳痿8年，近半年来晨起干呕，时有耳鸣，失眠，五心烦热，口干，胃中不适，似饥而不欲食，干呕频频发生，心情不畅，阳痿加重，舌质稍红、苔薄润，脉沉细。西医诊为：性功能障碍、神经性呕吐。中医诊为：阳痿、呕吐。旧病为本，新病为标。阳痿患病日久为本，新患干呕为标，遵中医治法原则，急则治其标，缓则治其本。方用温胆汤加减。

证候： 肝郁化火，伤及胃阴。

治法： 滋养胃阴，降逆止呕。

处方： 温胆汤加减。北沙参15 g，石斛15 g，麦冬15 g，陈皮10 g，竹茹12 g，清半夏9 g，蝉蜕12 g，白豆蔻15 g，川牛膝20 g，龙胆草12 g，甘草6 g。水煎服，每日1剂。

二诊（2015年11月25日）： 上方服24剂，精神好转，干呕已愈，耳不鸣，口不干，然阳痿症状明显，改为补肾活血壮阳法。

处方： 当归15 g，鸡血藤30 g，丹参20 g，补骨脂15 g，巴戟天20 g，阳起石30 g，川续断15 g，淫羊藿15 g，仙茅15 g，肉苁蓉15 g，菟丝子30 g，甘草6 g。水煎服，每日1剂。

三诊（2015年12月5日）： 上方服10剂，性功能减退好转，舌质稍暗红、苔薄，脉弦细。上方继服10剂以调理巩固。

【按语】患者阳痿8年，近半年来晨起干呕，时有耳鸣，失眠，五心烦热，口干，胃中不适，似饥而不欲食，干呕频频发生，心情不畅，阳痿加重。舌质稍红，舌苔薄润，脉沉细。根据本案患者见症，四诊合参，此乃阳事不兴，情志不遂，肝郁为先，郁久化火，伤及胃阴，肝胃不和，故而呕逆频作，诸症纷涌。据中医急则治其标、缓则治其本的原则，方用沙参麦冬汤合温胆汤加减，以滋养胃阴，降逆止呕，先解其新病，干呕痊愈，再治其阳痿不举。拟温肾活血方药而愈。

22. 小蓟饮子加减治疗尿血（慢性膀胱炎）

治验： 李某，女，40岁，公司职员，2010年10月1日初诊。患者以"间断肉眼血尿3个月"为主诉来诊。3个月前无明显诱因间断出现肉眼血尿，无尿急尿痛，在某医院做膀胱镜检查：可见右输尿管出血。后又作输尿管镜检查示：右肾盂黏膜有小点状出血点。尿常规检查：潜血（+++），红细胞（++），白细胞（+）。症见：手心发热，口干欲饮，无尿急频痛，纳眠可，大便可，舌质暗红，舌苔薄黄，脉沉细。西医诊为慢性膀胱炎，中医诊为尿血，方用小蓟饮子加减。

证候： 下焦血热，侵及肾络，外溢为血。

治法： 滋阴清热，凉血活血。

处方： 小蓟饮子加减。小蓟30g，栀子15g，当归30g，生地黄30g，地骨皮15g，牡丹皮15g，女贞子20g，白芍20g，茜草30g，墨旱莲30g，藕节30g，仙鹤草30g，丹参15g，黄柏12g，蒲公英30g，甘草6g。水煎服，每日1剂。

二诊（2010年10月7日）： 服上方6剂，肉眼血尿已消失，舌质红、苔薄黄，脉沉细。上方加地榆炭20g。

三诊（2010年10月21日）： 上方服14剂，未诉明显不适症状，舌质红，舌苔薄黄，脉沉细。尿检查：红细胞（-）。尿色淡黄。病情已愈，继服7剂，巩固疗效。

【按语】本案患者为无明显诱因肉眼血尿，属中医尿血范畴，西医查膀胱镜及输尿管镜检查均提示膀胱、输尿管无特异性病变，西医无明显治疗指征。患者手心发热，口干欲饮，无尿急、尿频、尿痛，大便日一次，双下肢无浮肿，舌质暗红，舌苔薄黄，脉沉细。思其为阴虚血热，血热络损，而外溢之。方用小蓟饮子加减，以滋阴清热，凉血活血；小蓟、生地黄、藕节凉血止血；栀子清热泻火；热盛心烦口渴者，加黄芩、天花粉清热生津；尿血甚者，加槐花、白茅根凉血止血；尿中夹有血块者，加桃仁、红花、牛膝活血化瘀。

23. 黄槐温胆汤加减治疗关格（慢性肾衰竭）

治验： 韩某，女，65岁，家庭主妇，2004年2月1日初诊。患者以"面黄，恶心呕吐1个月余"为主诉来诊。8年来间断出现尿急、尿频2~3次，服用一些单方临时取效后停药。1个月前出现面黄，恶心、呕吐，不能食，于当地按胃病治疗1个月后病情加重，遂来诊治，症见面黄乏力，行动困难，需人搀扶，面浮，语言低微，诉头晕，恶心呕吐，不能食，胸脘痞闷，尿量减少，大便不畅，双下肢无凹陷性水肿。查血肌酐542μmol/L，血尿素氮17 mmol/L，血红蛋白50 g/L，二氧化碳结合力16.3 mmol/L；尿检：蛋白（+），白细胞2~4个，B超：左肾77 mm×41 mm×38 mm，右肾82mm×39mm×36mm，双肾缩小，且呈弥漫性损伤，测血压：131/84 mmHg。舌质淡、苔薄黄腻，脉沉细无力。西医诊断：慢性肾功能衰竭。中医诊断：关格。方用黄槐温胆汤加减。

证候： 脾肾两虚，胃失和降，湿热浊毒壅盛。

治法： 和胃降浊，清化湿热。

处方： 黄槐温胆汤加减。陈皮10 g，茯苓20 g，清半夏10 g，竹茹10 g，制大黄6 g，生槐花30 g，六月雪30 g，白花蛇舌草30 g，白豆蔻12 g，厚朴12 g，砂仁12 g。水煎服，每日1剂。

随证加减治疗3个月，症状悉减，肾功能逐渐恢复，查肾功能：血肌酐301μmol/L，尿素氮11 mmol/L。

二诊（2007年5月25日）： 3年来患者间断来诊，随证加减，另予救肾胶囊持续服用，面色转红润，纳食好，腹部舒畅，大便每日2~3次，可适当劳动，病情稳定，停药休息半个月。查血肌酐115~167μmol/L，尿素氮7.5~9.6 mmol/L，血红蛋白100 g/L，B超：左肾90 mm×46 mm×46 mm，右肾93 mm×43 mm×45 mm，双肾实质弥漫性损伤。尿检：蛋白（+），上皮细胞（++），小便黄，呈浓茶水样，上方加蒲公英30 g，石韦30 g。嘱患者多饮水。

三诊（2007年7月6日）： 前几日感冒，当地口服药物后感冒症状减退。现感头晕，汗出，恶心，乏力，纳差，双下肢酸困，舌质暗红，舌苔薄黄，脉沉细。查肾功：血肌酐152μmol/L，尿素氮11 mmol/L。查血常规：血红蛋白121 g/L。此为久病缠绵，气血两虚。拟用益气养血，和胃降浊法。

处方： 黄芪30 g，丹参20 g，当归15 g，鸡血藤30 g，川芎12 g，白豆蔻10 g，白芍20 g，鸡内金10 g，生槐花30 g，山茱萸20 g，枸杞子20 g，白花蛇舌草30 g，大黄炭6 g，白茅根30 g。水煎服，每日1剂。

四诊（2008年3月21日）： 间断服用益气养血药物3个月，头晕、汗出减轻，纳食好转，二便通畅，多次查血肌酐波动在121~155μmol/L，尿素氮波动在9~11 mmol/L，B超示：左肾103 mm×45 mm×38 mm，右肾100 mm×57 mm×35 mm，双肾实质弥漫性改变。后至某省级医院复查泌尿系彩超：左肾102 mm×46 mm×43 mm，右肾101 mm×47 mm×43 mm，双肾大小正常。提示：双肾弥漫性损伤。

2004年至2008年患者坚持口服救肾胶囊。根据病情中药用黄槐温胆汤或益气养血方。从2004年至今，配合服用碳酸氢钠片纠正酸中毒，未服其他西药。血红蛋白由50 g/L升为121 g/L，血尿素氮由17mmol/L下降为9～11 mmol/L，血肌酐由542μmol/L下降为121～155μmol/L。

【按语】初始根据患者面黄乏力，行动困难，需人搀扶，语言低微，诉头晕，恶心呕吐，不能食，胸脘痞闷，虚象明显的病情，认为应以补虚为先，用六君子汤加味治疗。以益气健脾，燥湿化痰，保证胃气正常通降。服后精神好转，食欲增加，仍恶心呕吐，大便不畅，考虑湿热浊毒之邪仍偏盛，气化功能失调，遂用黄槐温胆汤加减治疗。方中陈皮理气渗湿；半夏降逆和胃，燥湿化痰；茯苓健脾渗湿；竹茹清热化痰，止吐除烦；大黄苦寒泻下，泄热解毒，通腑降浊，活血祛瘀；生槐花清热凉血，解毒消肿。自2004年至2008年，主方为黄槐温胆汤，健脾和胃，以后天养先天，清血分之热，活血化瘀，解毒降浊。纳差加鸡内金；大便不畅加火麻仁、肉苁蓉；咽干咽痛加麦冬、黄芩；小便黄加蒲公英、石韦。其间患者两次感冒，头晕，汗出加重，腰膝酸软，食量减少，出现气血双虚症状。拟用益气养血、和胃降浊法，标本兼治，阴阳趋向调和，气血得以充养，脾肾功能改善。两次复查彩超提示：肾脏大小正常。经治疗双肾由缩小到增大，且血红蛋白升至正常。

24. 黄槐温胆汤加减治疗肾衰病（反流性肾病、慢性肾衰竭）

治验：徐某，女，57岁，个体户，2014年8月8日初诊。患者以"干呕伴食欲减退5个月"为主诉来诊。5个月前干呕，食欲减退，尿中泡沫多，遂至当地医院查尿常规：（－），在当地医院以"胃病"治疗4月余，效不佳，后至我院查肾功能异常。症见面色晦暗，干呕，食欲差，腰酸困，纳眠差，尿中泡沫多，夜尿4～5次，大便干，3日一行。追问病史，20年来反复尿路感染，舌质暗红、苔黄腻，脉沉细。彩超：双肾缩小，输尿管反流、扩张。血常规：血小板$477×10^9$/L，血红蛋白115 g/L。肾功能：尿素氮7.56 mmol/L，肌酐153.5μmol/L。肝功能：白蛋白40 g/L，球蛋白33.90 g/L。尿检：白细胞（＋），蛋白（＋＋＋），潜血（＋＋），红细胞（＋）；血压：156/91 mmHg。西医诊为反流性肾病，慢性肾衰竭。中医诊断为肾衰病。方用黄槐温胆汤加减。

证候：浊毒壅盛，瘀阻经络，胃失和降。

治法：和胃降浊，活血通络。

处方：黄槐温胆汤加减。陈皮10 g，茯苓20 g，清半夏10 g，竹茹12 g，白豆蔻15 g，丹参20 g，黄芩10 g，赤芍15 g，制大黄6 g，水蛭10 g，厚朴15 g，肉苁蓉30 g，积雪草30 g，生槐花30 g，六月雪30 g，白花蛇舌草30 g，甘草6 g。水煎服，每日1剂。配合降压药治疗。

二诊（2014年8月22日）：上方服14剂，干呕减轻，大便每日1次，偏干，查肾功：尿酸125mmol/L，尿素氮5.50 mmol/L，血肌酐125μmol/L；血压：146/87 mmHg。查尿放免：白蛋白67.2μg/mL，免疫球蛋白G 11.6μg/mL，β₂微球蛋白5586μg/mL，α₁微球蛋白59.6μg/mL。守上方加减。

处方：陈皮10g，茯苓20g，清半夏10 g，竹茹10 g，白豆蔻15g，黄芩10 g，砂仁10 g，鸡内金15 g，制大黄6 g，积雪草30 g，生槐花30 g，六月雪30 g，水蛭10 g，枸杞子30 g，丹参20g，甘草6 g。水煎服，每日1剂。

三诊（2014年9月5日）：上方服14剂，尿检：白细胞3~6个/HPF，蛋白（+），葡萄糖（+），时头晕，乏力，尿中泡沫减少。血压：101/52 mmHg。考虑为气血不足，改用益气养血，健脾利湿为治法。停用降压药。

处方：黄芪30 g，丹参20 g，当归15 g，鸡血藤30 g，白豆蔻15 g，竹茹10 g，生槐花30 g，鸡内金15 g，积雪草30 g，枸杞子20 g，六月雪30 g，甘草6 g，生山药20 g，薏苡仁30 g，黄柏10 g。水煎服，每日1剂。

四诊（2014年10月4日）：上方服30剂。食欲明显增加，大便每日1~2次，偶恶心，舌质暗红、有裂纹、苔黄厚，脉沉细。血常规：红细胞$3.52×10^{12}$/L，血红蛋白109 g/L。血生化：谷丙转氨酶19 IU/L，谷草转氨酶25 IU/L，尿素氮6.70 mmol/L，血肌酐85μmol/L，胆固醇5.11 mmol/L，三酰甘油1.62mmol/L。查泌尿系彩超：输尿管轻度扩张，双肾轻度萎缩，余无显著异常。血压：124/81 mmHg。尿检（-），尿放免检查正常。

【按语】患者干呕伴食欲减退5个月。刻诊见干呕，食欲差，面色晦暗，腰酸困，纳眠差，尿中泡沫多，夜尿4~5次，大便干，3日一行。20年来反复患尿路感染。B超：双肾缩小，输尿管反流、扩张。肾功能：尿素氮7.56 mmol/L，血肌酐153.5μmol/L。此案患者系反流性肾病晚期，已有明显肾功能减退征象，因其初始胃肠道症状显著，误作胃病诊治，致使病情延误。接诊后凭借临证经验，结合患者曾有多年反复发作尿路感染病史，方得以确诊。患者发病过程贯穿干呕、食欲减退等胃肠道症状，遂以改善胃肠功能为着手点，运用黄槐温胆汤随症加减，又因其病情反复多年未治，"久病入络存瘀"，故兼以活瘀通络之品。守法守方坚持治疗，终获良效。

25. 补中益气汤加减治疗关格（慢性肾衰竭）

治验：刘某，女，45岁，干部，2009年9月3日初诊。患者以"间断乏力，尿检异常5年余"为主诉来诊。间发乏力，尿检蛋白（±~+）5年余，未积极检查治疗。半个月来劳累后感冒，面部浮肿，头晕，遂来诊。症见精神萎靡，面色晦暗，体倦乏力，卧床不起，头晕，恶心呕吐，腰膝酸软，心悸气短，大便不畅，小便黄，舌质淡、苔薄腻，脉沉细。测血压95/61 mmHg，心率86次/分，呼吸20次/分。放射性同位素检查：两侧肾功能曲线低平。血常规：血红蛋白65 g/L，白细胞3.3×10^9/L。尿检：蛋白（+），白细胞（+）。血生化检查：血肌酐1060.9 μmol/L，二氧化碳结合力37.5%。西医诊断：慢性肾衰竭。中医诊断：关格。方用补中益气汤加减。

证候：脾肾气虚，湿热浊毒内蕴。

治法：益气健脾，补肾扶正。

处方：补中益气汤加减。黄芪30 g，当归10 g，党参15 g，白术10 g，升麻10 g，柴胡10 g，山茱萸30 g，陈皮6 g，枸杞子20 g，覆盆子20 g，菟丝子20 g，炒杜仲15 g，白豆蔻10 g，砂仁10 g，车前子20 g（包）。水煎服，每日1剂。

二诊（2009年9月22日）：上方服19剂，患者精神好转，腰膝酸软、畏寒肢冷好转，纳呆不欲食，恶心呕吐，腹胀不舒，便干量少，尿量可，舌质淡紫，舌苔薄腻，脉沉细。测血压116/73 mmHg，心率71次/分，呼吸19次/分。尿检：蛋白（+）。血常规：血红蛋白95 g/L。血生化检查：血肌酐757.7 μmol/L，二氧化碳结合力42.21%。用黄槐温胆汤加味，温胆汤去枳实，加大黄、白花蛇舌草、生槐花。通络解毒，和胃降浊。

处方：陈皮10 g，茯苓15 g，清半夏9 g，竹茹10 g，生槐花30 g，制大黄9 g，厚朴12 g，白花蛇舌草30 g，砂仁12 g，六月雪30 g，鸡内金15 g，丹参30 g，生姜2片，川芎15 g，大枣3枚，甘草6 g。水煎服，每日1剂。

三诊（2009年10月2日）：上方服10剂，恶心呕吐止，食欲增加，腹部舒适，大便溏薄，每日2~3次，小便通畅。随症加减：制大黄改为6 g，去厚朴；失眠多梦加夜交藤30 g，合欢皮12 g。

四诊（2009年11月2日）：守方治疗1个月后，患者诸症均减，舌质淡，舌苔薄润，脉沉缓且较前有力。查生化：血肌酐159.1 μmol/L，二氧化碳结合力60%。血常规：血红蛋白115 g/L。尿常规：蛋白（±）。彩超：双肾体积略有缩小，双肾实质弥漫性损伤。患者病情缓解，嘱原方继服，巩固疗效，定期复查。

【按语】患者间发乏力，尿检蛋白（±~+）5年余，未积极治疗。根据患者脉、舌、症综合分析，认为此乃属脾肾气虚，内夹湿热、浊毒，方用补中益气汤加减。方中黄芪、党参、白术健脾益气；当归补血；陈皮理气；山茱萸、枸杞子、菟丝子、覆盆子、炒杜仲补肾助阳，固摄肾气；升麻、柴胡升举下陷清阳，清升浊降，脾胃调和，水谷精气生化有源，脾胃气虚自复；砂仁、白豆蔻化湿行气，开胃止呕；车前子清热利尿。患者精神状态恢复较快。观察20天，查血肌酐、尿素氮仍偏高，且腹胀、纳呆、恶心呕吐频频发作，考虑到胃失和降，浊毒内蕴，故改用黄槐温胆汤和胃降浊，兼活血解毒。

第四章

方药心悟

一、辨证与辨病相结合，灵活选方用药

王自敏临证选方用药，注重辨证与辨病相结合，灵活选用经方、时方以及经验方，随证化裁，常获良效。

1. 蛋白尿

蛋白尿在中医中属精微物质下泄。肾藏精、主封藏，脾主升清、运化水谷精微，故蛋白尿的出现多责之于脾肾亏虚，但也有湿热瘀血的影响，故属本虚标实之证。临床常用健脾补肾药物黄芪、党参、白术、生山药及五子衍宗丸（由枸杞子、炒菟丝子、覆盆子、蒸五味子、盐炒车前子组成）；如有湿热血瘀者，常用金银花、白花蛇舌草、益母草、土茯苓、当归、生薏苡仁、丹参等。

2. 血尿

血尿属中医"血证"范畴。病机主要有脾不统血，肾不摄血，瘀血内阻，湿热灼络，阴虚火旺，迫血妄行。常用健脾益肾，固摄止血药物，如人参、黄芪、当归、白术、生山药、熟地黄、山茱萸、肉苁蓉、墨旱莲、茜草等；若偏于阴虚火旺者，多用生地黄、女贞子、地骨皮等；若内有湿热灼络者，用萹蓄、瞿麦、滑石、黄柏等；若内有瘀血阻滞者，用桃仁、红花、赤芍、香附、木香等。

3. 高血压

肾脏病合并高血压的情况十分常见，且非常顽固。主要责之于肾阴亏虚，水不涵木，血虚不能柔肝，致肝阳上亢，故治疗宜在平肝基础上，重点滋阴补肾，养血柔肝。平肝常用天麻钩藤饮加减：天麻、生决明、钩藤、杜仲、桑寄生、夏枯草、川牛膝、枸杞子、山茱萸等；滋阴补肾，养血柔肝常用左归丸加减：熟地黄、生山药、山茱萸、菟丝子、覆盆子、女贞子、龟胶、鹿角胶、川牛膝等。

4. 高脂血症

本症多属中医"痰""瘀"范畴。久病多痰、多瘀，痰瘀互结，形成积聚，可促进肾脏纤维化。临床常用清热利湿、祛痰解凝药，如白花蛇舌草、蒲公英、连翘、黄芩、生薏苡仁、陈皮、半夏、茯苓等；常用活血化瘀药，如丹参、赤芍、桃仁、红花、鸡血藤；还擅用虫类药，如水蛭、全虫、蜈蚣、僵蚕等。

5. 低蛋白血症

蛋白为人体精微物质的重要组成部分。低蛋白血症乃脾不运化，生化乏源，肾不封藏，精微物质下泄，二者相因为病。故治疗重点是健脾补肾，给予血肉有情之品。常用药物如黄芪、当归、川芎、熟地黄、芍药、白术、生山药、茯苓、阿胶、鹿角胶、龟板胶、紫河车等。

6.肾功能异常

肾功能异常的病机可概括为虚、浊、瘀、毒。虚主要责之于肾、脾、肺，肾为水脏、脾主运化水湿、肺主宣发通调水道，无不关乎水液代谢，功能失调则水湿内停，湿郁化浊，湿浊内蕴，日久成毒，湿阻气机，血运不畅，加之病久，则瘀血形成。此必须采用综合疗法，内服、外用相结合，中药、西药相结合，必要时腹膜透析、血液透析。王自敏常用自拟黄槐温胆汤加减、陈皮、半夏、茯苓、竹茹、白豆蔻、六月雪、丹参、赤芍、益母草、积雪草、大黄、厚朴等。

7.肾脏萎缩

肾脏萎缩应归属"癥积"范畴，与病久瘀血内停，湿郁成痰，痰瘀互结有关，治疗中应以软坚活瘀、利湿祛痰等法，常用丹参、赤芍、三棱、莪术、穿山甲、水蛭、皂角刺、陈皮、半夏、贝母、茯苓、桔梗等。

二、慢性肾脏病并发症的辨证选方用药

1.感染

肾脏病患者机体免疫功能低下，究其原因，与大量免疫抑制剂长期应用及病久必虚有关。因此，慢性肾脏病患者经常出现感染症状，包括上呼吸道、泌尿系、胃肠道、皮肤及其他部位的感染，此乃气虚不固，阴血不足，虚火上炎，湿热蕴结，治疗重点应益气固卫，清热利湿，提高机体免疫功能，方用玉屏风散加减，如黄芪、人参、白术、防风、黄精、生地黄、知母等。若伴上呼吸道感染、尿路感染者，常用五味消毒饮、四妙丸加减，如金银花、蒲公英、紫花地丁、重楼、苍术、黄柏、薏苡仁等。若伴胃肠道、皮肤感染者，应健脾利湿清热、凉血活瘀，药用白术、茯苓、薏苡仁、白花蛇舌草、徐长卿、白鲜皮、生地黄、牡丹皮、丹参、赤芍等。

2.血栓形成

血栓形成是慢性肾脏病患者常见并发症之一，临床可见心脑血管、肺、肾、四肢及肠系膜动静脉等部位的血栓；肾组织病理可见肾小球毛细血管内微血栓的形成。这些均与机体的纤溶、凝血机制功能异常有关。究其原因，与久病必瘀，气虚湿滞痰瘀，气机不畅密切相关。临床常用血府逐瘀汤加减治疗，方药为桃仁、红花、生地黄、当归、川芎、赤芍、柴胡、陈皮、枳壳、穿山甲、鸡血藤等。

3. 贫血

现代医学认为，肾性贫血是促红细胞生成素减少而致。而中医理论主要责之于脾肾亏虚，盖脾为后天之本，气血生化之源，肾为先天之本，藏精生髓，精血同源。在治疗中应益气健脾、补肾填精生髓，主方用四君子汤、四物汤加味，药用人参、白术、茯苓、熟地黄、当归、白芍、川芎、黄精、枸杞子、何首乌、肉苁蓉、阿胶、甘草等。

三、用心创制经验方，疗效明显易推广

1. 救肾胶囊

组成： 制附子、西洋参、大黄、槐花、丹参，制成胶囊，每粒0.41 g。

功能： 扶正降浊，清热解毒，通便润燥。

用法： 每次2～3粒，每日两次，空腹服用。

主治： 慢性肾功能衰竭，慢性肾小球肾炎，降低尿素氮、血肌酐。

病证提要： 肾元亏虚，气化失常，水湿浊毒无出路，瘀积体内而发病。

方义解析： 本方附子功擅温肾暖脾、扶正气，为君药。西洋参擅滋阴益气，兼清虚火，可制附子之大辛大热，为臣药。大黄苦寒，长于通腑降浊、化瘀解毒，与槐花相伍协力以廓清体内浊、瘀、毒邪，槐花凉血止血，丹参活血化瘀，且有养血之效，共为佐使药。诸药合用，共奏扶正降浊、清热解毒之效。

2. 肾衰灌肠液

组成： 大黄、蒲公英、牡蛎、槐花、丹参。

功能： 清热解毒，化瘀降浊。

用法： 以上诸药加水煎煮3次，每次1小时，合并3次煎液，静置48小时，过滤，滤液浓缩至1000 mL，静置12小时，再过滤、灭菌即得。灌肠，每次

100～150 mL，每日两次。

主治：急慢性肾衰竭，下焦湿热，浊毒壅盛者。症见大便不畅或大便秘结，或患者恶心呕吐不能口服药物。但血肌酐、尿素氮偏高者，均可外用肾衰灌肠液，起到解毒排毒作用。

病证提要：慢性肾衰竭中、晚期患者，下焦湿热过盛，大便秘结，郁积日久，浊毒内生，热伤脉络，则有出血留瘀之弊。

方义解析：本方中，大黄通腑泄热、活血化瘀为君药；蒲公英清热解毒为臣药；丹参活血化瘀；槐花凉血、止血，牡蛎软坚散结、平肝潜阳，为佐使药。诸药合用，共奏清热解毒、化瘀降浊之效。

3. 尿感冲剂

组成：生地黄、黄柏、猪苓、茯苓、连翘、阿胶。制成颗粒，每袋9 g。

功能：滋阴清热，利尿解毒。

用法：每次一袋，每日3次，开水冲服。

主治：用于阴虚湿热所致的小便不利，膀胱炎、急慢性肾盂肾炎、前列腺炎等。

病证提要：尿路感染初始主要是湿热蕴结下焦，导致膀胱气化不利，随着病程的延长，热易伤阴，酿成阴虚兼夹湿热之证；亦可因素体阴虚之人，感受湿热之邪，在病之初起，即显阴虚湿热之征。故阴虚、湿热是其病机关键。

方义解析：尿感冲剂乃猪苓汤化裁而成，其中采用生地黄以突出滋阴之功，其余三味，增强原方"泻下焦之热"功能。综合全方，生地黄、黄柏清热凉血，养阴生津，为君药，滋阴清热为主；猪苓、茯苓渗湿利水，利尿，共为臣药，齐奏清热通淋；阿胶甘咸育阴补血止血，连翘辛凉清热解毒，同为佐药。全方以滋阴利水、清热、通淋为要旨。

4. 黄槐温胆汤

组成：陈皮、半夏、茯苓、竹茹、制大黄、生槐花、甘草、生姜、大枣。

功能：和胃降浊，清热利湿。

用法：水煎服，每日1剂，早晚分服。

主治：急慢性肾衰竭引起的胃肠道症状，血肌酐、尿素氮升高者。

病证提要：肾功能损伤后可引起各脏腑功能紊乱，湿、热、浊、毒蓄积体内，加重损伤脾胃功能，使脾失健运，胃不和降，出现纳差、腹胀、恶心呕吐等胃肠道症状。本方适用于急慢性肾功能衰竭或各种类型肾脏病。症见纳差不欲食，恶心呕吐，嗳气呃逆，舌质淡红，舌苔白腻，脉细，证属湿热浊毒壅盛者均可用此方。

方义解析： 本方由温胆汤去枳实加大黄、生槐花而成，故名黄槐温胆汤。方中半夏降逆和胃，燥湿化痰；陈皮理气燥湿；茯苓健脾渗湿，脾湿去痰消；竹茹清热化痰，止吐除烦；大黄苦寒泻下，通腑降浊，泄热解毒，活血祛瘀；生槐花清热利湿，解毒消肿；甘草、生姜、大枣益脾和胃，协调诸药。上述药物和胃降浊，清热利湿，清除体内因肾衰而蓄积之毒邪，改善胃肠道症状。

5. 三草汤

组成： 白花蛇舌草、车前草、益母草、薏苡仁、黄柏、金银花、白茅根。

功能： 清热解毒，利尿通淋。

用法： 水煎服，每日1剂，早晚分服。

主治： 急慢性尿路感染、肾小球肾炎属下焦膀胱湿热证。

病证提要： 本方所治多属膀胱湿热，病位在肾与膀胱。因饮食不节、外阴不洁、喜怒失常、房劳过度，而使"虚实不调，脏腑不和，致肾虚而膀胱热，肾虚则小便数，膀胱热则小便涩，数而且涩，则淋沥不宣"。临床表现可见：尿色黄赤，滴沥灼热刺痛，尿急尿频，少腹不适，腰痛拒按，或有发热恶寒，口干口苦，或见大便秘结，舌质偏红，舌苔黄厚腻，脉象滑数。

方义解析： 首药为白花蛇舌草，其性味微苦、甘、寒，入肺、胃、肝经，有清热、利湿、解毒、消痈功效。临床观察其有活血利尿的作用。据药理研究其亦有抑菌、解除血管痉挛、抗炎、抗凝、改善微循环等作用。与金银花、黄柏同用能增强抑菌作用，清热解毒能力更强。车前草清热解毒，利水通淋，合薏苡仁、白茅根可健脾渗湿利尿但不伤正。益母草味辛、苦，性微寒，归心、肝、膀胱经，有活血祛瘀、利尿止血、消肿解毒之功效。膀胱湿热，黏滞难化，血行受阻而致瘀，故方中用益母草贵在取其活血化瘀之效。金银花清热解毒，为清宣疏散常用药，其清热解毒功效主要体现在抗菌、抗病毒、抗细菌毒素、解热抗炎，是清热解毒类的代表药物。黄柏性味苦、寒，归肾、膀胱、大肠经，主要作用是清热燥湿，解毒泻火，与金银花合用增强抑菌作用，加强祛湿热效能。薏苡仁、白茅根功在健脾利尿、清热排毒。

6. 治肾Ⅰ号方

组成： 制附子、白术、茯苓、泽泻、淫羊藿、补骨脂、丹参、川牛膝。

功能：健脾温阳利水，强肾健身，活血化瘀。

用法：水煎服，每日1剂，早晚分服。

主治：双下肢水肿，腰膝无力，性功能减退；原发性肾小球疾病及继发性肾小球疾病引起的浮肿。

病证提要：脾失转输，肾失开阖，膀胱气化不利，导致体内水瘀潴留，泛滥肌肤。

方义解析：本方来源于实脾饮。方中附子功擅温肾暖脾、散寒逐湿、扶助正气，淫羊藿补肾壮阳、强筋健骨，二药相伍温肾助膀胱之气化，为君药。白术健脾益气、化湿利水，茯苓、泽泻二药益脾养心、利水渗湿；补骨脂补肾益阳，助君药温阳强肾、化气行水，共为臣药。丹参、川牛膝活血通经，血行水则行，共为佐使药。

7. 治肾Ⅱ号方

组成：女贞子、墨旱莲、茜草、水牛角、地榆炭、生地黄、甘草。

功能：滋养肝肾，清热凉血。

用法：水煎服，每日1剂，早晚分服。

主治：原发性及继发性肾小球疾病引起的血尿，肾盂肾炎、膀胱炎、泌尿系感染及肾结石等出现血尿。

病证提要：肝肾阴虚，相火妄动，损伤肾络，血液不循常道而外溢。

方义解析：女贞子滋养肝肾、清虚热，墨旱莲养阴益肾、凉血止血，二药相须为用，有滋养肝肾、清虚热、凉血止血之功，滋养不碍胃，清不苦寒，共为君药。又并用生地黄、水牛角清热凉血，滋阴解毒；地榆炭凉血收敛止血；茜草凉血化瘀止血，同助君药凉血止血，共为臣药。甘草护胃和中，缓和诸药苦寒之性，以为佐使之药。全方共奏补益肝肾、凉血止血之功。

8. 治肾Ⅲ号方

组成：黄芪、山茱萸、枸杞子、菟丝子、覆盆子、金樱子、芡实、丹参、甘草。

功能：补益脾肾，固摄精微。

用法：水煎服，每日1剂，早晚分服。

主治：原发性及继发性肾小球疾病引起的蛋白尿。提高免疫功能，增强抗疲劳、抗氧化能力，防止尿蛋白等物质外漏。

病证提要：脾主运化，肾主封藏，若脾肾失司，精微不能固摄而下泄，乃致大量蛋白尿。

方义解析：本方中黄芪、山茱萸并用为君，黄芪补益脾肺之气，山茱萸补益肝肾、收敛固涩，两药并用，脾肺肝肾同调，固摄精微，相得益彰。用枸杞子补益肝肾，芡实健脾益肾，覆盆子、金樱子、菟丝子益肾固精，五药共助君药益肾健脾固精，为臣药。丹参功擅活血祛瘀，可防止收涩太过而留瘀之弊，为佐药。甘草既可增强全方补益之性，又可调和诸药，为使药。全方诸药合用，共奏补脾固肾之功。

四、精研辨证法则，擅用对药治病

对药是处方配伍中成对出现的药物，其主要作用是增强疗效、减弱毒副作用，是沟通药物与方剂之间的桥梁，也是获得临床疗效的关键。多年来，王自敏精研中医辨证之法则，擅用对药，屡获效验，现选粹如下。

1. 金银花、蒲公英

据《本草纲目》记载，金银花性平、味甘、微苦，有清热解毒、消肿散结及催乳作用，对治疗乳腺炎十分有效。无论煎汁口服，还是捣泥外敷，皆有效验。蒲公英有利尿、缓泻、退黄疸、利胆等功效，被广泛应用于临床。王自敏广泛应用药对金银花、蒲公英治疗慢性肾脏病合并的各种类型感染证，效果甚佳。常用剂量为金银花30 g，蒲公英30 g。

2. 生地黄、牡丹皮

生地黄（苦、甘，寒，归心、肝、肾经），功效为清热、凉血、止血、养阴。主治热入营血，血热妄行，阴虚内热，津伤口渴。牡丹皮（苦、辛，微寒，归心、肝、肾经），功效为清热凉血，活血化瘀，滋阴退热。主治热入血分，血热妄行，瘀血证，阴虚内热。王自敏常用此药对治疗慢性肾脏病属阴虚血热之证。常用剂量为生地黄15 g，牡丹皮15 g。

3. 丹参、鸡血藤

丹参味苦、微辛，性微寒；心、脾、肝、肾血分之药；具有活血祛瘀、养血安神、凉血消肿的功效。主治瘀血，头、胸、胁、腹部疼痛，积聚，月经不调，痛经经闭，产后瘀滞腹痛，关节痹痛，跌打瘀肿，温病心烦，血虚心悸，疮疡肿毒，丹疹疥癣等。鸡血藤苦、甘，温，归肝、肾经，具有活血补血、调经止痛、舒筋活络之功。用于月经不调，痛经，经闭，风湿痹痛，麻木瘫痪，血虚萎黄。王自敏注重从瘀论治慢性肾脏病，盛赞丹参、鸡血藤药对，活血养血，祛瘀而不伤正。常用剂量为丹参30 g，鸡血藤30 g。

4. 桑椹子、枸杞子

桑椹子味甘、酸，性寒；归肝、肾、心经。滋阴养血、生津、润肠。主治肝肾不足和血虚精亏的头晕目眩、腰酸耳鸣、须发早白、失眠多梦、津伤口渴、消渴、肠燥便秘。枸杞子味甘性平，归肝、肾经。滋补肝肾，益精明目。用于虚劳精亏，腰膝酸痛，眩晕耳鸣，内热消渴，血虚萎黄，目昏不明。二者同用可补肝肾、益精血、固精缩尿，用于治疗遗精、滑精、早泄、阳痿、不孕不育等病证。

5. 半枝莲、半边莲

半枝莲全草入药，具有清热解毒、活血祛瘀、消肿止痛、抗癌等功能。性寒味酸，全草含多种维生素、微量元素及氨基酸等成分。有凉血解毒、散瘀止痛、消肿和清热利湿之功效。半边莲全草药用，含多种生物碱，有清热解毒、利尿消肿之效，治疗毒蛇咬伤、肝硬化腹水、晚期血吸虫病腹水、阑尾炎等。王自敏认为，红蝴蝶斑（狼疮性肾炎）等疾患，是热毒侵袭，流窜关节，燔灼营血，伤及肝肾，应用半枝莲、半边莲药对可较好控制毒邪侵袭。常用剂量为半枝莲15 g，半边莲15 g。

6. 女贞子、墨旱莲

女贞子、墨旱莲在古方中称为二至丸，可以补虚损，暖腰膝，壮筋骨，明眼目；补益肝肾，滋阴止血。用于肝肾阴虚，眩晕耳鸣，咽干鼻燥，腰膝酸痛，月经量多。主要有增强免疫、降血脂、抗血栓、抗氧化、耐缺氧、护肝及镇静等作用。常用剂量为女贞子15g，墨旱莲15g。

7. 黄芪、丹参

黄芪入肺而固表虚自汗，入脾而托已溃痈疡，性虽温补，而能通调血脉，流行经络，可无碍于壅滞也。其治气虚、盗汗、自汗及皮肤痛，是肌表之药。治咯血柔脾胃，是中州之药。治伤寒尺脉不至，补肾脏元气不足及婴儿易感风邪。丹参，味苦、微辛，性微寒；心、脾、肝、肾血分之药；具有活血祛瘀、养血安神、凉血消肿的功效；主治瘀血，头、胸、胁、腹疼痛，积聚，月经不调，痛经经闭，产后瘀滞腹痛，关节痹痛，跌打瘀肿，温病心烦，血虚心悸，疮疡肿毒，丹疹疥癣。王自敏认为慢性肾脏病多以气虚血瘀证为多，故擅长补虚之黄芪与擅长活血之丹参配伍，常贯穿于多种慢性肾病治疗始终。常用剂量为生黄芪30 g，丹参30 g。

8.金钱草、海金沙

排石常用的金钱草主产于两广地区，因而有"广金钱"之称。其性凉，味甘、淡，具有利尿排石、清热除淋之功，常用于尿路结石、胆囊结石、肾炎水肿、黄疸尿赤、小便涩痛和热淋、砂淋、石淋等。现代药理分析它的化学成分含生物碱、黄酮苷、酚类和鞣质，有利尿、利胆、扩张冠状动脉的作用。海金沙亦主产于广东，为植物海金沙的干燥成熟孢子，因色黄似金如沙，颗粒细小，故名。其性寒，味甘、咸，归膀胱、小肠经，有清利湿热、通淋止痛的功效，常用于热淋、砂淋、石淋、血淋、膏淋、尿黄涩痛等。现代药理认为它含海金沙素和脂肪油，有利尿和抑菌作用。王自敏认为，金钱草与海金沙常配伍用于清热通淋凉血、排石利尿祛痛，故此对药还适用于治疗尿血、膀胱结石等。但要注意此二味均是寒凉之物，用于食疗则辅以猪瘦肉和生姜，能削伐其寒凉之性，存其祛湿排石之效。常用剂量为金钱草30 g，海金沙30 g。

9.六月雪、生槐花

六月雪，根、茎、叶均可入药。味淡、微辛，性凉。疏肝解郁，清热利湿，消肿拔毒，止咳化痰。用于急性肝炎，风湿腰腿痛，痈肿恶疮，蛇咬伤，脾虚泄泻，小儿疳积，带下病，目翳，肠痈，狂犬病。生槐花苦寒之性较强，长于清肝泻火，清热凉血。多用于血热妄行，肝热目赤，头痛眩晕，疮毒肿痛。王自敏治疗慢性肾衰竭等疾患，此药对常常被选用，擅长通腑降浊解毒，常获奇效。常用剂量为六月雪30 g，生槐花30 g。

10.三棱、莪术

三棱，味辛、苦，性平。归肝、脾经。功能破血行气、消积止痛，用于癥瘕痞块、痛经、瘀血经闭、胸痹心痛、食积胀痛。莪术，为多年生宿根草本，根茎称"莪术"，供药用，能行气破血、消积止痛，主治气血凝滞、心腹胀痛、癥瘕、积聚、宿食不消、妇女血瘀经闭、跌打损伤作痛。莪术功效与三棱相似，但温通力较大，可治疗血滞经闭腹痛、腹部包块、积聚。王自敏认为，治疗慢性肾病应常用活血化瘀之法，三棱、莪术均能破血行气、消积止痛，常相须为用，治疗癥瘕积聚、瘀血阻滞之证。常用剂量为三棱15 g，莪术15 g。

11.仙茅、仙灵脾

仙茅，味辛，性温，有毒。入肝、肾经。温肾阳，壮筋骨。《海药本草》曰：主风，补暖腰脚，清安五脏，强筋骨，消食。宣而复补，主丈夫七伤，明耳目，益筋力，填骨髓，益阳。仙灵脾又名淫羊藿，具有补肾阳、强筋骨、祛风湿的功效。用于阳痿遗精，筋骨痿软，风湿痹痛，麻木拘挛；也可用于治疗围绝经期高血压。两药合用常用剂量为仙茅20 g，仙灵脾20 g。

12. 杜仲、补骨脂

杜仲擅补肝肾、强筋骨、安胎，治腰脊酸疼、足膝痿弱、小便余沥、阴下湿痒、胎漏欲堕、胎动不安。现代研究杜仲具有清除体内垃圾，加强人体细胞物质代谢，防止肌肉骨骼老化，平衡人体血压，分解体内胆固醇，降低体内脂肪，恢复血管弹性，利尿清热，广谱抗菌，兴奋中枢神经，提高白细胞等药理作用。补骨脂归脾、肾经，可用于治疗肾虚阳痿，腰膝酸软冷痛，肾虚遗精，遗尿，尿频等，以及脾肾阳虚引起的五更泄泻、肾不纳气之虚寒喘咳。王自敏常将杜仲、补骨脂同用，治疗脾肾亏虚之证。常用剂量为杜仲15 g，补骨脂15 g。

第五章

诊余随笔

第一节 论"异病同治"的现代含义

王自敏认为"异病同治"实质是"病、证"交叉、"同证同治",并有客观物质基础。中医"辨证"与西医"辨病"相结合是临床应用的必然。

异病同治,是指"不同的疾病,如若在进展过程中,某一层次或某一阶段的病机相同,可以用一种方法治疗"。它是中医学在特定的历史条件下形成的,对临床极有指导意义,体现了中医辨证施治、治病求本的精髓。数千年来,一直作为圭臬被中医临床广泛应用。随着现代医学的飞速发展,中西医理论的相互渗透,对疾病认识的不断深入,如何全面准确理解"异病同治"之内涵,对于正确把握其实质,更好地指导临床,具有重要的指导意义。

一、古代医家的认识

"异病同治"这一重要治则,《内经》中虽无明确文字表述,但与"同病异治"同样体现了这种治疗思想。《素问·五常政大论》提出"西北之气,散而寒之;东南之气,收而温之,所谓同病异治也"。清代陈士铎《石室秘录》论,"同经者,同是一方,而同治数病也,如四物汤可治吐血,又可治下血;逍遥散可治木郁,又可治数种郁;六君子汤可治饮食之伤,又可治痰气之积"。不同的病,或吐血,或下血,出现血虚证,即可用四物汤补血;气、火、痰、湿数种郁出现肝郁脾虚证,即可用逍遥散加减;不同的病,证属脾胃不健夹有痰湿气滞就可用四君子汤治之。这些都是异病同治的例证。又如汪昂归脾汤之汤头歌曰:"归脾汤用术参芪,归草茯神远志随,酸枣木香龙眼肉,煎加姜枣益心脾,怔忡健忘俱可却,肠风、崩漏总能医。"怔忡、健忘、肠风、崩漏等只要属于心脾两虚均可用归脾汤治疗,也体现了"异病同治"的精神。

二、"异病同治"的临床价值

王自敏根据"异病同治"理论,将错综复杂的不同疾病的临床症状归纳为病机相同或相似的同一证候，针对证候而制定出行之有效的治则、方药。一法而统百病，一方而治数候，数千年经久不衰，其理论即根源于大量的临床经验，其科学内涵即是辨证施治。因此，"异病同治"理论的实用性当无庸置疑。随着现代科技的飞速发展，应用分子生物学技术探讨中医理论的实质，已成为实现中医现代化的重要步骤，国内部分学者已进行了有益的尝试和探索，某些研究已被众多国内外医家所认可，并用于指导临床。如国内学者丁樱教授，在长期的临床实践中，应用以益气养阴、清热化瘀法为组方的肾必宁，治疗病机属气阴两虚兼加湿热、瘀血的多种肾小球疾病（原发性系膜增生性肾炎、IgA肾病、紫癜性肾炎、狼疮性肾炎等），均取得了满意的疗效，是"异病同治"理论在临床上的具体应用。

三、"异病同治"的临床困惑

任何理论的产生都有其特定的历史条件和环境，随着时代的沿革、科技的发展，或被更新换代，或被发展充实。"异病同治"这条治则在相应的历史条件下，一定程度上有效地指导中医的临床实践，至今仍应用极广，其科学性、实用性无庸置疑。但在传统中医正在向现代化中医转化的今天，我们在认识它的积极意义的同时还应注意其偏颇之处。

1.以"证"为辨证依据存在的临床问题

"异病同治"的基本含义是：在诊治疾病时只要"证"相同，即使"病"不同也可用相同的方法进行治疗。这反映出中医在临床施治时是以辨证（而非辨病）作为基本依据，在诊断上具有重视证而忽视病的倾向。通过辨证只能认识到疾病目前阶段的主要病理变化，而不能认识疾病发生、发展、转化、转变的全部过程和变化规律。

2.中医理论模糊性带来的影响

辨证是通过四诊合参得出辨证结论，可因患者的描述、医师的经验、领会的不同而出现差异；就医生给出证的诊断而言，虽具有一定的客观性，如症状、体征，但这种客观性并非完全客观，这是因为症状、体征是医患双方仅凭感觉所获得的。在此基础上，再经过医生的逻辑思维而最终获得的证，很大程度上就带有不同程度的主观色彩。

3. "有诸内必形诸外"与"异病同治"

王自敏指出：中医理论认为"有诸内必形诸外"，但必须认识到好多内在疾病只有在病变发展到一定程度才能"形诸外"，在未"形诸外"时就无法辨证施治，而许多疾病待"形诸外"时治疗就为时已晚，失去了治疗良机。例如"隐匿性肾炎"，起初可无症状与体征，生化检查可有不同程度的蛋白尿或镜下血尿。等到临床上出现水肿、面黄、乏力等症状时，多数已至后期，病理类型相当复杂，甚至出现了肾功能不全。如此没有症的疾病，很难进行"异病同治"。

4.宏观微观与"异病同治"

每个疾病既有其外在的、宏观的表现，也有其内在的、微观的变化。临床上常可遇到不同的病在某一阶段证相同，但因病的本质却截然不同，不可一概"异病同治"。如糖尿病肾病与狼疮性肾炎均可见到水肿，其治疗都要采用利水，但二者是两种不同本质的病，应从主病考虑各辅以特定的治疗才能取得更好的疗效，前者禁用糖皮质激素，中医治疗采用健脾补肾为主，佐以化瘀利水；后者必用激素的同时，重用清热解毒；这就可能出现"证"虽同，但内在病理变化不同的情况，若单纯据证施治，就会影响治疗的准确性和疗效。由此可见，仅仅把辨证作为施治的依据确有许多不足之处。

四、辨证与辨病相结合是"异病同治"的核心

辨证是以"证候"作为前提，对错综复杂的不同疾病予以归纳、分析，对病机相同的不同疾病予以同一治疗原则及选方用药。早在中国古代，部分医家就对辨病在临床的指导意义给予了一定的重视。宋代朱肱在《活人书》中说："天下之事，名定而实辨，言顺而事成，不得其名，妄加治疗，往往中暑乃作热病，治之反用热药；湿温乃作风温，治之复加发汗，名实混淆，是非混乱性命之寄，危与风烛。"

辨病显然存在着中、西医之"病"的不同。中医"病"多以单一的症状或体征命名。由于许多内在病理变化不同的疾病，可以表现为相同的症状或体征，所以这种以主症为诊断标准的疾病分类方法难以反映出疾病特有的病因病机和发

生、发展的规律。因此中医不能以辨病作为临床施治的依据，即使与辨证相结合也会有不足之处，故现代中医辨证与西医辨病联系实属必然。西医"病"的概念是对疾病病因、病理、发生、发展规律、临床表现特点及其预后的概括，是建立在现代医学的病因学、解剖组织学、病理学、病理生理学的基础上。它的诊断除了症状、体征等外，还要结合各种理化及影像学检查。西医对疾病的病因、病理的认识比较细致深入，对疾病的发生、发展和预后，以及临床表现的特点把握比较准确，这些都是传统中医所欠缺的。当然西医辨病施治也存在过多强调病变局部，相对比较忽视整体的缺点，而中医辨证施治特别强调整体观念又恰可弥补这方面的不足。可见中医辨证与西医辨病各有短长、相得益彰，相互结合具有极高的临床应用价值。

五、"异病同治"理论的实质

"异病同治"的实质是"同证同治"，即同一个证见于多种疾病中，反映了中医学辨证论治的特点，它应是"以辨病为先，以辨证为主"，其实质是不同疾病过程发展到了同一阶段或出现了同一类型，是病与证交叉存在的具体表现。完全相同的异病同证并不存在，因所处的病不同而存在各种差异，因此完全相同的异病同治也不存在，需要具体情况具体分析。正确掌握"异病同证"理论，对于指导临床诊断、治疗、用药，更好地发挥治疗作用，丰富临床治疗手段等有着积极意义。

综上，"异病同治"理论之所以能够经久不衰地存在，并在临床上能够得以广泛应用，王自敏认为与长期大量临床实践概括出的具有规律性的"病机"特点概括疾病有关。

第二节　辨治慢性肾脏病规律探寻

王自敏从事中西医肾病的临床和科研工作数十载，对慢性肾脏病（CKD）的辨治具有独特的思路及疗效。笔者有幸跟随王自敏学习，现总结如下。

一、湿浊瘀毒为病机重点

王自敏认为，肺主宣发、脾主运化、肾为水脏，肺、脾、肾三脏功能失常，水液代谢紊乱，形成本虚标实之证，是 CKD 的发病基础。肾为水脏，内藏元阴元阳，强调阴为物质基础、阳为功能表现，一切功能异常都是基于物质基础的缺乏，故治疗重点以滋阴为主，阳中求阴，滋阴强调平补，滋而不腻，补阴不助湿，碍胃生满；补阳也强调平性偏温之品，忌用大辛大热之剂。王自敏认为，CKD 患者病程较长，本于肺、脾、肾功能失调，水液代谢紊乱，阻滞气机，血行不畅，而呈现出湿瘀内停之象。如果不能及时清除，湿郁生浊，浊蕴生毒，浊毒犯脑，可出现头痛头晕、昏蒙狂躁等；侵及上焦，心肺受邪，则见心悸、健忘、失眠、胸闷、咳嗽、吐痰、不能平卧、皮肤瘙痒等；伤及中焦，轻则见到纳差、乏力、面黄，重则可见恶心、呕吐、水肿加重；侵及下焦，可见尿少、癃闭、鼓胀等。而湿、瘀可贯穿整个病程之中。

总之，CKD 的病机是以虚、湿、浊、瘀、毒为主，不同的病程阶段，病机侧重点不一样，治则各有侧重。

二、辨证与辨病相结合为原则

CKD 病情复杂，临证虽以中医辨证施治为主，但也应借鉴现代医学的各种相关理化检查，作为辨治的重要依据。

（1）蛋白尿：尿属中医精微物质下泄。肾藏精，主封藏，脾主升清，运化水谷精微，故蛋白尿出现多责之于脾肾亏虚，但也有湿热瘀血的影响，故也是本虚标实之证。

（2）血尿：病机主要为脾不统血，湿热灼络，阴虚火旺，迫血妄行。

（3）高血压：肾脏病合并高血压的情况十分常见。中医认为多属肝旺之象，主要责之于肾阴亏虚，水不涵木，血虚不能柔肝，致肝阳上亢，故治疗宜在平肝基础上，重点滋肾补阴、养血柔肝。

（4）高脂血症：本症属中医"瘀""痰"范畴。与久病必瘀理论相符，痰瘀互结，形成癥积，可促使肾脏纤维化。

（5）低蛋白血症：蛋白为人体精微物质的重要组成部分。低蛋白血症乃脾不运化，生化乏源，肾不封藏，精微物质下泄，二者相因为病。故治疗重点为健脾补肾固涩。

（6）肾功能异常：王自敏将肾功能异常的病机概括为虚、浊、瘀、毒。虚主要责之于肾、脾、肺，肾为水脏、脾主运化水湿、肺主宣发通调水道，无不关乎水液代谢，功能失调则水湿内停，湿郁化浊，湿浊内蕴，日久成毒，湿阻气机，血运不畅，加之病久，则瘀血形成。

（7）肾脏萎缩：肾脏萎缩应归属"癥积"范畴，与病久瘀血内停、湿郁成痰、痰瘀互结有关。

三、并发症的辨证

（1）感染：肾脏病患者机体免疫功能低下，究其原因，与大量免疫抑制剂长期应用及病久必虚有关。因此，CKD 患者经常出现感染症状，包括上呼吸道、泌尿系、胃肠道、皮肤及其他部位的感染，此乃气虚不固，阴血不足，阳气虚衰，治疗重点为滋阴温阳补气。

（2）血栓形成：血栓形成是 CKD 患者常见并发症之一，临床可见心脑血管、肺、肾、四肢及肠系膜动静脉等部位的血栓，肾组织病理可见肾小球毛细血管内微血栓的形成。这些均与机体的纤溶、凝血机制功能异常有关。究其原因，与久病必瘀、气虚湿滞痰瘀、气机不畅密切相关。

（3）贫血：现代医学认为，肾衰竭是促红细胞生成素减少而致。而中医主要责之于脾肾亏虚，盖脾为后天之本，气血生化之源，肾为先天之本，藏精生髓，精血同源。

四、用药特点

王自敏治疗 CKD 用药遵循治虚宜平补，驱邪勿伤正，忌大辛大热、苦寒伤阴之品，尤其是重点顾护人体阴液，盖阴为物质基础，功能活动是其外在表现。补阴多用墨旱莲、女贞子、菟丝子、生地黄、枸杞子等；补阳则用巴戟天、淫羊藿、仙茅等，很少用附子、肉桂、干姜等；健脾用六君子汤、山药等；固涩多用芡实、金樱子、覆盆子、龙骨、牡蛎等；清热解毒选金银花、连翘、蒲公英、土茯苓、白花蛇舌草、败酱草、鱼腥草等；活血化瘀用丹参、赤芍、牡丹皮、桃仁、三棱、莪术、水蛭等；和胃降浊用大黄、槐花、竹茹、陈皮、半夏等；利水渗湿用滑石、薏苡仁、大腹皮等；清利湿热用黄柏、瞿麦、萹蓄、石韦等；软坚用鳖甲、积雪草等。

五、典型病例

患者，男，56岁，2006年6月14日初诊。1周前无明显诱因出现全身水肿。尿检：蛋白质（+++），红细胞（-），24小时尿蛋白定量8.11 g，血浆白蛋白18 g/L，总胆固醇7.1 mmol/L。乙肝五项（-），抗核抗体、抗ds-DNA、抗Sm抗体均呈阴性，否认紫癜、糖尿病病史，临床诊断为原发性肾病综合征。肾脏病理报告：微小病变性肾小球疾病伴急性间质性肾炎。B超提示：左肾体积增大，中度腹水。胃镜检查：十二指肠球部溃疡、反流性食管炎。患者因畏惧激素及免疫抑制剂而求治于王师。症见全身水肿，下身为著，腹胀，小便量少，纳差乏力，畏冷；舌质淡暗、有齿痕、苔薄腻，脉沉弱。辨证为脾肾两虚，湿瘀内停。治以健脾补肾、活瘀利水。处方：生黄芪30 g，党参30 g，茯苓15 g，薏苡仁30 g，巴戟天30 g，大腹皮30 g，桂枝9 g，丹参30 g，赤芍15 g，甘草6 g。每日1剂，水煎服。另加服西药利尿剂、双嘧达莫等。7天后复诊，水肿明显减轻，守方再服14剂后，肿全消。尿检：蛋白（+）。于7月7日再诊：感乏力，舌质淡暗、有齿痕、苔薄腻，脉沉细。治以健脾补肾，活瘀利湿。药用黄芪30 g，生地黄15 g，牡丹皮12 g，丹参20 g，赤芍15 g，水蛭10 g，生山药20 g，莲子肉20 g，鸡内金12 g，山茱萸30 g，枸杞子30 g，菟丝子30 g，覆盆子30 g，白茅根30 g，巴戟天15 g。服7剂后，尿检转阴，后以中成药调理，病情稳定至今。

按：本案患者因合并十二指肠溃疡，故未用激素及其他免疫抑制剂，而主要服用中药使疾病痊愈，其治疗用药思路仍是以辨证与辨病相结合，效果灵验，令人深思！

六、结语

王自敏对 CKD 的辨证，重点把握肺、脾、肾三脏功能障碍，病机以虚、湿、浊、瘀、毒为重点，治法分别有健脾、补肾、宣肺、活瘀、降浊、祛痰、解毒等。抓住上述精髓，对 CKD 的辨治起到提纲挈领的作用。

总之，王自敏对 CKD 的辨治从宏观把握基本病机"虚、实"二因，使 CKD 复杂庞大的病因及治疗变得简单明了，体现了中医药的灵魂是辨证论治。而辨证与辨病相结合、融中西理论为一体的疾病认识思路，将是解决临床疑难问题的途径。

第三节　益气养阴、清热化瘀法治疗系膜增生性肾炎

系膜增生性肾小球肾炎（ MsPGN ）是多种肾小球疾病的常见病理类型之一。据统计，占我国成人肾活检患者的 57.1% ~ 69.9%。王自敏认为：该病属中医水肿、虚劳范畴，其病机多为正虚邪实，虚实夹杂。正虚多为脾肾气阴两虚，邪实则以湿热、瘀血、外感常见。

一、气阴两虚是 MsPGN 的基本病机

王自敏总结大量临床诊疗经验发现，MsPGN 中医辨证分型与西医病理分型显著相关。与国内学者研究结果相似：阴虚型和气阴两虚型肾病患者病理改变多为系膜增生性肾炎。故认为，气阴两虚是 MsPGN 最常见的病机。究其原因，发现在疾病的动态变化和治疗过程中，脾肾气虚、脾肾阳虚患者，后期阳损及阴，可表现为气阴两虚；肝肾阴虚，阴损及阳亦可转化为气阴两虚；阴阳两虚的患者通过治疗病情好转也可转化为气阴两虚。近年来，由于激素、细胞毒类药物及雷公藤多苷（ TW ）的广泛应用，易致患者耗气伤阴，可导致气阴两虚证。因此，益气养阴是 MsPGN 的基本治则。

二、湿热在 MsPGN 的形成机制及作用

王自敏认为MsPGN属中医水肿范畴，与肺、脾、肾三脏功能失调，水液代谢紊乱，水湿内停有关。而水湿内停又有寒化和热化两途，尤以热化常见，究其原因可能与下列因素有关：①湿邪郁久化热；②热毒侵袭与湿相搏；③利水伤阴，滋生内热；④过服温阳之药或激素类药物。由于湿性黏滞，湿热相合，缠绵难解，故肾病病程较长，不易速愈。

湿热既是脏腑功能失调的病理产物，又可成为新的致病因素，对机体的影响包括以下诸方面。①损伤正气。湿热之邪不仅可以损伤肾元，更易耗气伤阴。一方面是阴虚、气阴两虚本身的病理变化，气虚易生湿，阴虚易蕴热，另一方面是湿热之邪逗留三焦，上犯伤肺、中侵伤脾、下注伤肾，进而耗气伤阴。②与热毒兼夹为患，使病情反复、缠绵。MsPGN每因感染而诱发或加重，而感染外邪后往往可使本来属于阴虚或阳虚的证候转化为热证，甚则热毒更甚。湿热毒邪深蕴于肾，是导致肾小球疾病缠绵难愈的主要原因之一。③阻滞脉络，气血运行不畅而为瘀血。湿热稽留，阻遏气机，脉络为之阻滞，或由于湿热伤阴耗气，阴虚则血液黏滞，气虚则无力推动血液，均可导致血瘀。而瘀血内停与湿热交阻，每使病情加重。④可导致外感，内外相合，加重病情。湿热之邪可损伤人体阴阳气血，使机体抵抗力下降，易感外邪，外邪侵犯人体，进一步影响肺、脾、肾三脏功能，加重水湿内停，使病情加重。

综上，湿热证在肾病中相当常见，湿热伤肾是肾病的基本特点，且往往贯穿病程的始终。王自敏认为，肾脏病的水肿、蛋白尿、血尿、高胆固醇、血肌酐和尿素氮升高都与湿热有直接或间接的关系；慢性肾炎发展过程中必然出现的湿热证，不应视为标证。临床已把湿热证从肾小球疾病的一种夹杂证、并发症列为主要证型之一。说明湿热证在肾病诸证中是非常显现的，越来越受到重视。

三、瘀血对 MsPGN发生、发展有重要影响

现代医学研究表明，血液高黏滞状态和凝血机制紊乱对原发性肾小球疾病的发生发展具有重要的影响，在临床上则表现为血流动力的改变与中医瘀血病机相吻合。王自敏认为MsPGN瘀血证的形成大致与下列因素有关。①因虚致瘀：阳气

虚衰，无力推动血液运行，血行瘀阻；或气不摄血，血从下溢，离经之血留而不去；或脾肾阳虚，失去温煦，日久寒凝血滞，均可导致血瘀。②水停致瘀：水停则气阻，气滞则血瘀。③病邪致瘀：外邪入侵，客于经络，使脉络不和，血涩不通，易于成瘀。④激素致瘀：长期应用激素而助火生热，阴虚阳亢，热盛血耗，血液黏稠，流动不畅而致瘀；或阴虚生火，灼伤血络，血溢脉外，停于脏腑之间而成瘀。⑤久病入络致瘀。

瘀血虽然是脏腑功能失调的病理产物，但也可成为新的致病因素。瘀血一旦形成，则可加重气机瘀滞，与湿热交阻，加重病情。近几年来研究发现，肾小球毛细血管内凝血障碍和纤溶障碍是造成肾小球肾炎不可逆性病变的决定性因素之一，而且还可导致肾脏组织损伤和肾功能减退。因此，在临床上重视活血化瘀法的应用，改善患者的高凝、高黏状态，对于阻断肾脏的病理损害，促使肾小球损伤修复，进一步改善肾功能，延缓病情进展，具有重要意义。

综上所述，王自敏对MsPGN的主要病机概括为：气阴两虚是本，湿热瘀血是标，并拟定出益气养阴、清热活血法予以治疗。

第四节　原发性肾病综合征的中西药合理配伍应用

我国肾病学者依靠中医药优势，采用中西医结合治疗原发性肾病综合征（NS），取得了令人瞩目的可喜成绩，已得到了国内所有肾病医疗单位的认可。而如何使中西药物伍用更为合理，目前尚无统一方案，在跟随王自敏老师学习过程中，对其用药经验予以总结。

一、原发性肾病综合征的初始治疗

1. 激素诱导缓解期

此期激素应用应强调足量。强的松用量成人应为每日1 mg/kg，少年患者应为每日1.5 mg/kg（按理想体重计算），2～13岁儿童应为2 mg/kg，如为婴幼儿强的松可用至每日2.5 mg/kg（按理想体重计算），但不宜超过每日60 mg。此期中药应用的目的主要是对抗激素的副作用及为激素顺利发挥作用创造条件。分为两个阶段：一是激素治疗初期（2周以内）其疗效及副作用尚未显示，故应以辨证论治为主，多采用健脾利水或温阳利水等法。此不但可改善症状，而且可以为激素发挥有效作用创造条件，并可为防治激素副作用做准备。二是中后期大剂量长期应用可产生肾上腺皮质机能亢进症，出现柯兴氏综合征。激素相当于中药的阳刚燥热之品，其能助阳生热，耗伤肾阴，出现阴虚火旺之症。患者可出现不同程度的口干咽燥，五心烦热，盗汗，痤疮，兴奋烦躁，舌红少津，脉细数等症。治宜滋阴清热，用知柏地黄汤加味。若以阴虚阳亢为主，则用地骨皮、龟板、全蝎、墨旱莲、女贞子、生地黄、知母等。

2. 减量阶段

激素治疗8周后，通常要减量，一般每周减量5 mg，至小剂量时（成人每日0.5 mg/ kg，小儿每日1 mg/ kg），将两日量改为隔日顿服。此时减量应考虑以下3种情况：①初始治疗阶段已获缓解（即蛋白尿消失），激素减至小剂量时，可继续减量，但应根据激素疗程，十分缓慢地进行，剂量越小则减量应越缓慢；如为常复发性肾病患者（1年内复发3次或半年内复发2次以上者），则应服小剂量激素6个月后才缓慢减量，在减量的同时应使用1个疗程的环磷酰胺（CTX），通常可用 CTX 0.2 g加入生理盐水20 mL中，静脉推注，隔日1次，累积量为≤150 mg/kg。②如服用大剂量激素8周后仅部分缓解（蛋白尿有所减少，但不消失），则撤减至小剂量时，做8个月或更长时间的持续维持治疗，待蛋白尿消失后再服4周，才缓慢减量；若小剂量治疗后，蛋白尿减轻但不消失，可考虑加用CTX如上述。③如经8周大剂量治疗后完全无效，为激素无效类型，应迅速减量，以便短期停药，改服中药治疗。此期的病理特点是，外源性激素使下丘脑—垂体—肾上腺皮质轴（HPFA）系统功能紊乱，引起皮质结构的退化、萎缩及功能减退，服用中药的主要目的是防止病情反复及巩固已获得的疗效。中医辨证也应分两个阶段：一是从开始减量至减至半量时，由于在诱导阶段产生阴虚火旺的同时，又有肾阳虚损，当激素之外源性助阳药撤减后，阴虚火旺之症状有所缓解，而肾阳虚之症状显得突出，患者表现为不同程度的畏寒、肢冷、乏力、纳差、便溏等症。治疗应配以益气温阳补肾之品，如黄芪、党参、仙茅、淫羊藿、补骨脂、五味子、菟丝子等。有实验提示，益气温阳补肾中药大多具有改善 HPFA 系统的功能。二是激素减至半量后经过温阳补肾治疗，多表现为气阴两虚为主，故治疗应配以益气养阴之品，如太子参、黄芪、枸杞子、菟丝子、桑寄生、生地黄、玄参、山药、墨旱莲、女贞子等。

3.维持治疗阶段

小剂量激素持续治疗完毕，开始减量至维持量（隔日凌晨顿服0.4 mg/kg），但要缓慢进行。维持量很少有不良反应，因此为生理需要量，要根据具体情况做维持治疗。如为常复发肾病综合征，宜持续服药1年以上，然后十分缓慢地减量，直至停药。此期及停药后病情大多缓解，临床症状消失，中药应着眼于巩固疗效，防止复发。患者多表现为脾肾阴阳俱虚，肾虚为主者用六味地黄汤酌加生黄芪、党参、枸杞子、女贞子、菟丝子等；脾虚为主者，用四君子汤加熟地黄、山茱萸、枸杞子、山药等。

二、难治性肾病的中西药伍用

肾病综合征患者，经足量激素治疗8周后，临床症状改善不明显，24小时尿蛋白仍≥1 g者，称为激素耐药；半年内复发2次或1年内复发3次者称为频繁复发；激素应用后缓解，减量或停药后4周内复发，恢复用药仍有效，并重复3次以上者，称为激素依赖。以上3种情况统称为难治性肾病。此时应注意寻找、排除影响激素疗效的因素。对此治疗多加用CTX等免疫抑制剂，可延长缓解期，减少复发，对频繁复发者疗效优于激素依赖者；对激素敏感者加用后可诱导完全缓解；对激素耐药者可改善对激素的效应。凡血白细胞（WBC）正常又无感染迹象者均可进行该治疗，CTX 10～15 mg/kg，加入10%葡萄糖100～200 mL在1～2小时内静脉滴完，接着给水化液体，按每日20～50 mg/kg，连用2日为1个疗程，间隔2～4周重复，总疗程<6次。CTX的近期副作用主要是骨髓抑制、肝功能异常、胃肠道反应等，辨证予以中药治疗可明显减轻其副作用。

1.胃肠道反应、骨髓抑制、粒细胞减少

王自敏认为，脾胃为后天之本，气血生化之源。CTX用后，脾胃受损，可见脾不升清，胃不降浊，出现恶心、呕吐、纳差、上腹不适等症；气血生化乏源则表现为乏力、疲倦、面色无华、易感冒、脱发、舌质淡、脉细等症。前者予以健脾和胃降逆，用温胆汤加减治疗；后者气血双补，用十全大补汤加味治疗，或在

辨证治疗的基础上加党参、黄芪、黄精、鸡血藤、当归等药。

2. 肝功能受损

难治性肾病的肝功能受损表现为转氨酶升高，血胆红素代谢障碍。王自敏认为此为脾胃受损，运化无力，水湿内停，郁而化热，湿热蕴积肝胆，疏泄不利，导致肝胆脾胃俱病，治疗时在辨证的基础上给予疏肝利胆、健补脾胃药物，加用五味子、虎杖、茵陈、栀子、大黄、枸杞子等药。

三、活血化瘀、清热利湿贯穿于整个治疗过程

1. 活血化瘀

王自敏认为，高凝既是肾病综合征及激素治疗后的常见病理现象，又是引起难治或反复的原因。其形成的原因包括：①肝脏合成某些凝血因子（如 V、Ⅷ、X 等）增加；②抗凝血酶 Ⅲ 自尿中漏出；③高脂血症增加血液黏度；④感染或血管壁损伤可激活内源性凝血系统；⑤血浆纤溶酶原活性下降；⑥利尿剂的应用，血液浓缩；⑦大剂量激素治疗。高凝可使肾小球毛细血管形成血栓，或肾静脉血栓形成。中医学认为，NS 瘀血症的形成大致与下列因素有关。①因虚致瘀：阳气虚衰，无力推动血液运行，血行瘀阻，或气不摄血，血从下溢，离经之血留而不去，或脾肾阳虚，失去温煦，日久寒凝血滞，均可导致血瘀；②水停致瘀：水停则气阻，气滞则血瘀；③病邪致瘀：外邪入侵，客于经络，使脉络不和，血涩不通，易于成瘀；④激素致瘀：长期应用激素而助火生热，阴虚阳亢，热盛血耗，血液黏稠，流动不畅而致瘀，或阴虚生火，灼伤血络，血溢脉外，停于脏腑之间而成瘀；⑤久病入络致瘀：临床表现为腰痛固定不移，面色暗滞，唇紫，舌暗或有瘀点，脉涩。故通常在各阶段中加用活血化瘀之品，如丹参、桃仁、赤芍、当归、益母草等。

2. 清热利湿

王自敏指出，水肿之形成与肺、脾、肾三脏功能失调，水液代谢紊乱有关。肺主宣发与肃降，通调水道，为水之上源；脾主运化水液，气血生化之源；肾为水脏，内藏元阳，具蒸腾气化之功，主水之气化。三脏相互制约、相互影响，共同维持正常水液代谢。若功能失调，则水湿内停。而水湿内停又有寒化和热化两

途，尤以热化常见，究其原因可能与下列因素有关：①湿邪郁久化热；②热毒侵袭与湿相搏；③利水伤阴，滋生内热；④过服温阳之药或激素类药物。由于湿性黏滞，缠绵难解，湿热相合，如油入面，故肾病病程较长，不易速愈。治疗时多配用清热利湿之品，如鱼腥草、白花蛇舌草、黄柏、土茯苓、薏苡仁、赤小豆等。

四、扶正以预防感染

无论是糖皮质激素或者是细胞毒类药物，患者均易出现感染，尤其是感冒，为肾病综合征难治及复发的最主要因素。王自敏认为：肺主气，外合皮毛，开窍于鼻，卫气属肺，司腠理开合。NS患者易感冒之原因多为肺卫不固，故在辨证的基础上合用玉屏风散以预防。或者加用金银花、连翘、板蓝根、蒲公英等清热解毒之品以祛除已感之邪。

总之，NS的病程较长，病机复杂，王自敏认为在常规应用西药的同时，中医应注重扶正祛邪、平衡阴阳，把握病程中不同时期的病机转化特点，施以辨证方药，使中西药物合理伍用，既可祛除难治因素、减少反复或复发、缩短疗程、提高疗效，又能减轻药物的毒副作用。

第五节　中医药辨治糖皮质激素副作用

糖皮质激素（以下简称激素）是肾上腺皮质激素的一种，具有抗炎、抗毒、抗过敏、抗休克及免疫抑制等作用，为临床各科常用的药物。特别是激素作为免疫抑制剂之一，经常被广泛地运用于肾病综合征、慢性肾炎、狼疮性肾炎等各种肾病中，尽管疗效肯定，但其众多的副作用及并发症，仍是临床应用的极大瓶颈。因此，探讨如何防治激素副作用、减少并发症，将会给众多需用激素患者提供极大技术支持。对此西医常无特殊药物，而中医药重视整体调节，在防治激素的副作用方面有一定的优势和特色，王自敏老师具有独特临床经验，现予以整理归纳，以飨同道。

一、中医药对激素常见副作用的辨治

（1）肾上腺皮质功能亢进症：长期使用激素可引起脂肪和水盐代谢紊乱，表现为满月脸、水牛背、向心性肥胖、皮肤变薄、痤疮、浮肿、低钾等类库欣综合征，结合患者多舌质淡黯或有齿痕或有裂纹、少苔或苔腻等，中医辨证多属气阴两虚，湿热瘀阻，临床上常配合益气养阴、清热活血祛湿的药物，如黄芪、党参、生地黄、麦冬、黄芩、知母、红花、赤芍、丹参、茯苓、泽泻等。

（2）继发性感染：西医认为因长期使用激素导致机体免疫力低下，容易诱发感染，中医也认为此病症与机体的免疫力有关，免疫力属于正气范畴，因激素抑制免疫，导致正气虚，故病邪易侵袭化热。中医辨证为热毒侵袭，属本虚标实，治疗应扶正祛邪，扶正多选用滋阴益气药物，如生黄芪、熟地黄、枸杞子等；祛邪药多选用清热解毒药物，如黄连、黄芩、金银花、栀子、连翘等。并可根据具体感染部位而选药，如呼吸道感染，加鱼腥草、板蓝根、大青叶等；肠道感染，加大黄、牡丹皮、桃仁、芒硝等；泌尿系感染，加白花蛇舌草、金钱草、石韦等。

（3）神经精神症状：应用大剂量激素可出现兴奋、烦躁不安、失眠、注意力不集中等精神症状，临床上可加用养血安神、镇静安神药物，如酸枣仁、柏子仁、大枣、百合、夜交藤、合欢皮、龙骨、生牡蛎等。

（4）消化道症状：激素能增加胃酸分泌及胃蛋白酶的生成，抑制黏液分泌，妨碍组织修复，故易诱发胃和十二指肠溃疡的发生。若出现消化道症状，常用香砂六君子汤加减。已有胃炎或溃疡者可加用海螵蛸、煅瓦楞、煅牡蛎、甘草、白芍等制酸的药物。

（5）骨质疏松及股骨头坏死：激素能促进骨基质蛋白的分解，增加钙磷的排泄和吸收障碍，减少蛋白质黏多糖的合成，抑制成骨细胞活力，使骨基质形成障碍，造成骨质疏松，甚至股骨头坏死。中医认为肾主骨生髓，长期使用激素易耗肾精，使精髓空虚，骨骼失养而致骨质疏松，故临床上多加用补肾活血、舒筋通络的中药，如补骨脂、菟丝子、巴戟天、续断、杜仲、赤芍、丹参、牛膝、川芎、三棱、莪术等，可有效地防止骨质疏松及股骨头坏死。

（6）高凝：长期大剂量激素可损害血管的内皮细胞，影响血液黏稠度和血管的收缩活性，从而形成高凝状态。中医认为高凝的基本病机是瘀血，因长期使用激素可助火生热，热盛耗血，血流不畅而致瘀，或阴虚生火，灼伤血络，血溢脉外而成瘀。故临床上多配合活血化瘀的中药，如赤芍、丹参、桃仁、红花、川芎、牡丹皮等。

二、激素大剂量长期治疗过程中的中医辨治

王自敏认为，肾乃水火之脏，是五脏阴阳之根，"阴平阳秘，精神乃治"，阴阳平衡是维持一切生理活动的基础。激素为肾上腺皮质所分泌，可看作"纯阳"燥热之品，大剂量使用易导致肾阴虚，而当激素减量时，又可导致肾阳虚衰，进而出现阴阳消长、转化，因此，在中医辨证过程中，需根据激素应用的不同阶段进行阴阳调整。

（1）初始治疗：激素初用未见明显副作用，但某些患者可见水肿一过性增加，因激素相当于中药的阳刚燥热之品，其能助阳生热，热为阳邪，易伤津耗气，气伤则气机不通，三焦气化不利，水液代谢失常而成水肿，多采用健脾利水法，此不但可改善症状，又可为防治激素副作用做准备。

（2）大剂量长期治疗：激素大剂量长期应用，易耗伤肾阴，出现阴虚火旺之象，表现为口干咽燥、五心烦热、盗汗、痤疮、兴奋烦躁、舌红少津、脉细数等症，治宜滋阴清热，用知柏地黄汤加味。

（3）激素减量阶段：患者阴虚已甚，病变发展导致阴损及阳，阳气生化不足且无所依附，继而形成以阴虚为主、阴阳两虚的病理状态；此外，阳热易耗散元气从而可导致气阴两虚，表现为腰膝酸软，头晕耳鸣，肢疲神倦，少气懒言，面色苍白，畏寒肢冷，纳差，便溏，舌苔白，脉沉细等症。治疗应配以益气温阳补肾之品，如黄芪、党参、仙茅、淫羊藿、补骨脂、菟丝子、桑寄生、枸杞子、五味子等药。

综上所述，王自敏认为在长期的激素治疗过程中，与中医的辨证论治有机结合，是预防激素不良反应的一种安全有效的方法。

第六节　中医治疗系膜增生性肾小球肾炎的现代机制研究与展望

系膜增生性肾小球肾炎（MsPGN）是多种肾小球疾病的最常见病理类型之一，约占我国肾活检患者的50%。近年来，国内大量临床及实验研究表明，中医辨证治疗以系膜增生为主的各种肾小球疾病疗效肯定，不良反应少，已得到国内肾病医疗单位的认可。但中医疗效机制如何，中药疗效是通过什么途径及环节而发挥的呢？为此，王自敏老师通过分析国内有关资料，并结合自己多年的研究，对中医治疗 MsPGN 的机制研究方向提出一些设想，希望能对临床及实验研究有所裨益。

一、中医证治研究

王自敏认为，MsPGN 为正虚邪实、虚实夹杂之证。正虚多为脾肾气阴两虚，邪实则以湿热、瘀血、外感常见。临床观察发现，MsPGN 中医辨证分型与西医病理类型显著相关。国内众多学者认为阴虚型和气阴两虚型患者病理改变多为MsPGN。对此，国内学者利用益气养阴、清热化瘀类中药对系膜增殖细胞的影响进行了大量的实验研究。用淫羊藿、川芎、茯苓等组成具有益气健脾、活血利水作用的复方灌饲大白兔，分离制成实验血清，可显著抑制体外培养的肾小球系膜细胞过度增殖；用具活血化瘀、清热解毒的益肾汤能明显抑制MsPGN家兔模型的系膜细胞及系膜基质增生；用加味猪苓汤组成滋阴利水之剂用于 MsPGN大鼠，与病理组比较，系膜细胞（MC）及系膜基质增殖不明显或个别轻度增生，而病理组则出现重度增生，系膜区增宽加重。这些研究均着眼于中药抑制系膜的增生。

二、细胞凋亡与中医药

细胞作为构成人体最基本的功能单位，包括阴阳两方面的属性，即细胞增殖属阳、细胞凋亡属阴，增殖与凋亡的平衡实质上是阴阳在细胞水平上的平衡，它维系了机体自身结构的稳定和整个功能活动的协调。一旦增殖与凋亡平衡紊乱，则出现阴阳的偏盛偏衰。近几年，相关的研究报道日益增多，如人参皂苷通过抑制 Bcl-2基因表达，降低Bcl-2/Bax比率，从而诱导6T-CEM 细胞凋亡；大蒜素可诱导6T-CEM 细胞凋亡，且有明显的时间和剂量效应；补肾复方可下调老年大鼠激活诱导的T细胞凋亡。这些研究表明，运用清热解毒，活血化瘀，益气养阴，补肾健脾，软坚散结之品组方均能产生细胞凋亡现象。因此认为，这类方药的治疗与细胞凋亡之间存在着某种规律性或必然性的联系。

三、中医治疗的机制研究

针对 MsPGN 的常见中医病机为气阴两虚，兼湿热瘀血，国内学者以此组方为黄芪、菟丝子、五味子、生地黄、白花蛇舌草、水蛭、甘草等，功能益气养阴、清热化瘀。研究表明，该方能减少蛋白尿，降低胆固醇、D-二聚体水平，抑制 TNF-α、IL-6、血小板源活化因子（PDGF）、转化生长因子-β（TGF-β）等细胞因子的表达与释放，并能抑制系膜细胞的增殖和免疫复合物的沉积，减轻肾脏病理损害；进一步研究发现，该方还可诱导系膜细胞凋亡、促进肾小球增殖性病变的消散，可能与其调控 Bcl-2/Bax、Fas/FasL 的表达有关。因此，中医药的有效机制是通过多环节、多位点而发挥，可能还有更多尚未清楚的重要机制，笔者推测在不同的病理阶段其作用途径可能会有差异。

四、展望

中药可以调控 MsPGN 肾小球系膜区细胞 Fas/FasL、Bcl-2/Bax 的表达而发挥促凋亡、抑增殖效应。是否可同时影响 Fas、Bcl-2 在胸腺基质细胞、淋巴结生化中心细胞及 T、B淋巴细胞不同时期的表达，调整机体的体液、细胞免疫而发挥治疗作用，进而带来更深层次的思考及课题呢？这是否为中药调节人体免疫的分子基础，尚待进一步研究。

Fas在人体内分布极广，其致凋亡作用直接影响人体各个部位细胞凋亡/增殖的比率。如果凋亡、增殖分属于中医之阴阳，那么中药通过影响 Fas 的表达，可能就是其调整阴阳的分子生物学机制之一；如果说中医辨证论治是通过宏观调整疾病状态，那么，中药影响凋亡基因 Fas 的表达则是微观状态下实施调控步骤的具体环节。

相反，如果 Fas 不适度表达，则会引起凋亡的过度或不足。凋亡过度使正常组织细胞死亡破坏过多，凋亡不足则会引起增殖过度，甚至引起肿瘤的发生。二者导致疾病的机制是否与中医"阴盛则阳病""阳盛则阴病"理论同义呢？由此可见，药物诱导 Fas 的表达必须把握好度，此与中医"阴平阳秘，精神乃治"含义是否相同呢？

由此入手，中医"调整阴阳""扶正祛邪"等一系列重要理论的分子生物学基础亟待研究与探讨，此将赋予新的内涵，为中医药资源的开发及走向世界提供科学依据。

第七节　谈"治未病"

一、"治未病"的内涵

"治未病"一词最早见于《黄帝内经》，是中医学重要的防治思想。《素问·四气调神论》指出，"是故圣人不治已病治未病，不治已乱治未乱，此之谓也。夫病已成而后药之，乱已成而后治之，譬犹渴而穿井，斗而铸锥，不亦晚乎"，首次提出"治未病"理念，强调了"治未病"的重要性。东汉张仲景《金匮要略》提出"见肝之病，知肝传脾，当先实脾。四季脾旺不受邪，即勿补之。中工不晓相传，见肝之病，不解实脾，惟治肝也"的理论，从未病先防、既病防变阐述了"治未病"的原理及方法。唐代孙思邈将疾病分为"未病""欲病""已病"几个层次，"上医医未病之病，中医医欲病之病，下医医已病之病"，并反复告诫要"消未起之患，治未病之疾，医之于无事之前"，明确了疾病的发生、发展过程，在疾病的不同阶段，治疗方法也各有侧重。

王自敏指出，肾脏好比人体的净化系统，负责过滤、消除有害物质，并确保那些对生命活动有重要作用的蛋白质、水分和盐类不致流失，保持人体的水液平衡。如果肾脏一旦发生故障，就不能消除各种有害物质和排泄体内多余的水分，还会导致大量营养物质的流失，发生水液代谢失调、酸碱平衡失调，严重时危及生命安全，而且肾脏的组织细胞一旦发生损伤便不可再生，所以在日常生活中保护肾脏显得尤为重要。慢性肾脏病已成为一种流行病，严重危害人类健康和生命安全，具有"三高一低"的特点，即高患病率、高死亡率、高医疗卫生支出、低认知率，被称为"沉默的杀手"。很多患者忽视了早期的症状，直到有强烈不适感才去就诊，有些都已经到了尿毒症期，错过了最佳治疗时机，给家庭、社会带来了巨大的痛苦和负担。

我国成人慢性肾脏病的患病率高达10.8%，为唤起全球各界人士对慢性肾脏病的高度关注，2006年国际肾脏病学会和国际肾脏基金联盟联合倡议，将每年3月的第2个星期四定为"世界肾脏日"。2006年3月9日第一届肾脏病日与2016年3月10日第十一届肾脏病日的主题分别为"慢性肾病的早期检测和预防"和"预防慢性肾病，应从儿童开始"，均旨在提高人们对慢性肾脏病发病率高、知晓率低、防治率低的认识水平，让人们认识到早期检测和预防慢性肾脏病的重要性，特别是在预防方面，是目前全球急切需要解决的问题。这些也正显现了中医"治未病"思想的重要性，故在肾脏病防治中，我们主张需要坚持"未病先防""欲病早治""既病防传""瘥后防复"的原则。

（一）未病先防，防重于治

王自敏认为，对于"未病"的状态，即中医学所指的阴阳的平衡；"防"，《说文解字》释曰"堤也"，即防微杜渐，防芽遏萌。何谓阴阳平衡，指人体自身内部的阴阳平衡和与外部环境的平衡，阴阳平衡是一种动态的平衡，不可能一蹴而就和一劳永逸，人体处于阴阳平衡的状态才能免受疾病的侵扰。《素问·遗篇刺法论》曰："正气存内，邪不可干"，"邪之所凑，其气必虚"，指出正气足是未病先防的重要内容和方法。那么，日常生活中如何才能培养正气呢？王自敏认为，需要人们顺应自然，天人合一，犹如《素问·四气调神论》所言"春夏养阳，秋冬养阴"。

王自敏教育健康人群也要积极预防慢性肾脏病的发生，在没有患病的时候，就要做到防患于未然，比如：积极消除致病因素，减少盐的摄入，清淡饮食，忌暴饮暴食，尤其是植物蛋白不可过多摄入，减轻肾脏负担。流行病学研究表明：

有些不利健康的因素可改变为有利于预防肾脏病的举措，避免和纠正这些可改变危险因素，对防治肾脏病非常有益。"未病先防"不仅需从疾病本身考虑，还应结合中医学"整体观念"的理论，结合患者生理、心理、社会、环境、生活等多个角度去综合考虑，使人体达到阴平阳秘的动态平衡，这对预防和延缓肾病的发生具有重要意义。

（二）欲病早治，防微杜渐

《素问·阴阳应象大论》指出："故邪风之至，疾如风雨，故善治者治皮毛，其次治肌肤，其次治筋脉，其次治六腑，其次治五脏，治五脏者，半死半生矣。"这里治皮毛，即强调早期治疗，疾病尚处于萌芽阶段时，病邪较轻、病位较浅、邪类较单纯，正气尚足、修复能力较强，病邪易于速去。此时是治疗的最佳时机，应积极地采取各种措施，促使疾病早期治愈，从而防止病情的进一步发展。《素问·八正神明论》曰"上工救其萌芽"，即后世孙思邈所指的"欲病"，就是说疾病虽未发生，但已出现"微"的变化，或处于萌芽状态时，通过"见微知著"，对疾病各种先兆症状和高危因素揣摩分析，早期进行必要的个体干预措施。《金匮要略·脏腑经络先后病脉证第一》云："适中经络，未流传脏腑，即医治之。四肢才觉重滞，即导引、吐纳、针灸、膏摩，勿令九窍闭塞。"此即强调疾病的早期治疗。

王自敏指出，罹患慢性肾脏病早期，出现水肿、血尿一半的概率还不到；有些患者水肿、血尿呈一过性，纵使有水肿、血尿等变化，往往几天或者一周后自行消失，病情容易被忽视，也不足以引起患者的重视。故在日常生活中，每年定期进行一次尿常规检查，必要时查肾脏彩超及肾功能检查；而对于有糖尿病的患者，至少每半年检查一次尿微量白蛋白，接受规范化治疗。所以提高人们对慢性肾脏病的认识，普及健康知识，加强宣教，改变不健康的生活方式，进行体格锻炼、合理饮食、规律作息，顺应自然，才可以保持身心健康。

（三）既病防传，主动出击

"既病防传，主动出击"指既病之后，宜及早治疗，防止疾病传变。也就是在治疗过程中，把握病机，防止疾病向严重复杂的方向发展，这就是《内经》所谓"见微得过，用之不殆"之意。其目的在于防止疾病的传变与加重，以减轻患者的痛苦，缩短疾病的疗程。

王自敏临证多年，教育患者一旦患了肾脏病，要"既来之，则安之"，不要着急，不要害怕，正确对待，在"战略上藐视它，在战术上重视它"。在疾病初期，病位较浅，病情较轻，对正气的损害程度也不甚严重，积极干预治疗可达到易治的目的。正如《医学源流论》云："病之始生浅，则易治；久而深入，则难治。"疾病在早期，就被治愈，那就不会发展、恶化了。若等到病邪盛、病情严重时才治疗，就比较困难了。因为"邪气深入，则邪气与正气相乱，欲攻邪则碍正，欲扶正则助邪，即使邪渐去，而正气已不支矣"。故在诊治疾病时，仅对已发生病变的部位进行治疗是不够的，还必须掌握疾病发展传变的规律，准确预测病邪传变趋向，对可能被影响的部位，采取预防措施，以阻止疾病传至该处，终止其发展、传变。《难经·七十七难》云："所谓治未病者，见肝之病，则知肝当传之于脾，故先实其脾气，无令得受肝之邪，故曰治未病焉。"朱震亨《丹溪心法·不治已病治未病》用类比的方法指出："尝谓备土以防水也，苟不以闭塞其涓涓之流，则滔天之势不能遏；备水以防火也，若不以扑灭其荧荧之光，则燎原之焰不能止。其水火既盛，尚不能止遏，况病之已成，岂能治欤。"一经发现罹患慢性肾脏病，应积极寻求系统治疗，并切断诱发途径，防微杜渐。

疾病的传变是由表入里、由轻变重、由简单到复杂的过程，王自敏在防治疾病过程中指出：必须掌握疾病发生、发展规律及传变途径，做到早期诊断和有效治疗，治在疾病加重之前。对于肾脏病患者，根据其原发病和处于慢性肾脏病的不同阶段，采取相应治疗。慢性肾脏病的Ⅰ、Ⅱ阶段治疗主要是控制原发病，防治引起疾病向终末期肾脏病进展的危险因素；Ⅲ期以后则是以防止慢性肾脏病的进展和加重因素为主。已有大量的临床和实验研究表明，在积极治疗原发病、饮食管理和对症治疗基础上配合中医药治疗能有效地延缓慢性肾脏病进展。

王自敏认为，患了肾脏病，证明肾脏已经有了实质性的损害，病已入里，其临床表现多种多样，且无明显特异性。目前肾脏病的治疗也无特效方药，所以劝告一些肾脏病患者，一定要到县、市、省级医院专科肾病门诊检查治疗，治疗要正规、系统，肾脏病不是一方一药就能治疗的，也不要听信一些游医、巫医的话。据了解，目前我国40岁以上人群慢性肾脏病的患病率达到9%～10.6%，终末期肾病患者已接近40万，慢性肾脏病已成为全球最可怕的"隐形杀手"之一，而且肾脏病患者年轻化趋势越来越明显，因其他器官疾病引发的肾脏疾病，如高血压肾损害、糖尿病肾病等，发病率近年来亦呈上升趋势，不但发病率高，而且病情复杂、危重，对人体损害极大，个别患者一经发现即是肾病的终末期尿毒症，贻误了治疗的最佳时期，故治疗非常棘手，而且容易复发，所以要早预防、早发现、早治疗。

1. 补后天、养先天，呵护脾胃

王自敏指出，"肾为先天之本，脾胃为后天之本"，慢性肾脏病发病因素有先天禀赋不足、后天饮食不节、药物损伤、久病劳倦等，日久则可致脾肾亏虚、湿浊、瘀血、毒邪内停。因其原发病不同，病机也有所不同，多数学者认为其病机复杂，但总可归纳为"虚、瘀、浊、毒"四大病机。虚为根本，从而使瘀、浊、毒邪内生，瘀、浊、毒邪又反过来进一步侵害其他脏器，最终致使脾肾衰败。本病病位主要在肾，五脏皆可相关，其基本病机为本虚标实，本虚以肾元亏虚为主，标实为血瘀、湿浊、毒邪等。脾为后天之本，具有运化升清的生理功能，是三焦水道的交通枢纽，气血生化的源泉；肾为先天之本，具有主水、藏精的生理功能，它的气化功能正常则开关有度，开则水液得以外排，合则机体所必要的水液可以留存体内。脾胃的运化功能不能正常运转，中焦升清降浊功能就会丧失，可出现纳呆、恶心、呕吐、便溏或便秘等不适；水谷精微物质生化欠佳，致使气血亏虚，患者即可出现神疲乏力、面色无华、脉细弱等脾虚证候；肾精亏虚，其主水、藏精等功能异常，患者即会出现面色晦黯、头发干枯、腰膝酸痛或精微外泄等不适。从这些临床表现来看，脾虚肾亏是慢性肾脏病的根本。

慢性肾脏病患者多素体虚弱、禀赋不足，尤应注重饮食调养，《养生论》有云："善养生者则不然也，清虚静泰，少私寡欲，知名位之伤德，故忽而不营，非欲而强禁也，识厚味之害性，故弃而弗顾，非贪而后抑也。"不管身体虚弱与壮实，如若平日饮食不节，贪凉饮冷，起居不调，日久必生祸患，损及脾胃，容易诱发肾脏病的发生。"肾为先天""脾为后天"，脾虚而后天之本不充，水液代谢障碍，日久及肾，耗伤肾气，肾虚温煦失职，必脾气匮乏，因此二者相互滋生，相互促进。

2. 积极治疗原发病，去除诱发因素

注重在其治疗过程中对原发病的治疗，可有效延缓肾功能进一步恶化。如高血压肾损害，一定要降压、降脂治疗，稳定血压，防止血压过高引起肾脏恶化；糖尿病肾病首先控制血糖，控制饮食，调脂保肾，防止糖尿病加重肾脏疾病的进

展。此外，尿路梗阻、狼疮性肾炎活动期等都可加重对肾脏的损害。所以对这些疾病早期的持续治疗是预防肾衰竭的方法，因此治疗原发病是防止慢性肾衰竭的关键一环。

另外，一定要切断慢性肾脏病的诱因，阻止其继续发展。如经常感冒、咽痛引起肾小球肾炎、IgA肾病，这时要先治疗感冒，可切除扁桃体，清除感染。如患者贫血、电解质及酸碱平衡的紊乱等，都是加重慢性肾脏病的危险因素，若及早发现，给予改善贫血、纠正电解质紊乱、调节酸碱平衡等对症治疗，能有效延缓慢性肾脏病的进展。

3.防止并发症

慢性肾脏病的并发症很多（可涉及全身各个系统），如血液系统疾病、消化系统疾病、神经系统疾病、骨骼病变等，心血管病变发生率较正常人群高很多。王自敏指出：大多数尿毒症患者因为心脑血管疾病而死亡。因此在慢性肾脏病的防治中，首先要做好心血管疾病的防治工作，要进行规范化治疗，控制好患者的血压、血脂、血糖水平，注意营养；其次要合理进补，改正不良习惯；最后要防止感冒、感染（积极控制危险因素，避免劳累，去除感染等诱因，采取健康的生活方式以及合理的饮食），延缓或逆转慢性肾脏病的进展。

（四）瘥后调摄，防其复发

王自敏认为，疾病初愈，若调理不当，很容易复发或产生后遗症，故应积极采取各种措施，防止其复发，是"治未病"思想的一个重要内容。《素问·热论》云："诸遗者，热甚而强食之，故有所遗也""病热少愈，食肉则复，多食则遗"。所述热病虽减，但还有余热蕴藏在内，此时勉强饮食则助长了热邪。对遗热和食复等后遗症的处理，原文从禁忌方面指出应少食与清淡，体现了《内经》对瘥后防复的重视。

在疾病初愈阶段，虽然症状消失，但此时邪气未尽，元气未复，气血未定，阴阳未平，必待调理方能渐趋康复。若不注意调养将息，或若适逢新感病邪，不但可以使病情重发，甚者可危及生命。王自敏认为，瘥后防复与单纯预防疾病的发生有所不同，瘥后防复是指通过对病情的判断及治疗知识的掌握，及时发现可疑苗头，随时纠正治疗，从而实现预防疾病复发的目的。所以，瘥后调摄，防其复发，亦不失为"治未病"的延伸。

　　一般患者初愈后大多仍旧虚弱，素体存在气血衰少、津液亏虚、脾肾不足、血瘀痰阻等病理特点，此时积极采取综合治疗，可促使脏腑气血功能尽快恢复。对于慢性肾脏病患者，大多数经治疗后病情和指标稳定，更应保持健康的生活方式，预防感染，禁止滥用药物，定期体检，规律服药，就能有效防止病情复发。

二、"治未病"在防治肾脏病中的具体体现

（一）精神乐观，身体健康

　　《素问·上古天真论》曰："精神内守，病安从来。"若情志抑郁，思虑过多可导致肝气郁结，脾气壅滞，郁久化火伤阴或气滞血瘀等变证，故中医的病因学将七情内伤列入其中。正如《素问·举痛论》指出的："百病生于气也。怒则气上，喜则气缓，悲则气消，恐则气下……惊则气乱，思则气结。"《素问·阴阳应象大论》中说"心在志为喜""肝在志为怒""脾在志为思""肺在志为忧""肾在志为恐"。王自敏尤注重七情的条畅，指出情志太过之时，则损伤五脏，不同的情志变化对各个脏腑有不同的影响，而脏腑气血的变化也会影响情志变化。正常情况下，人体的阴阳处于平衡状态，保证机体各项生理功能的正常。剧烈的情志变化，可以使阴阳平衡失调，影响人的气血正常运行，导致气血功能紊乱。

　　王自敏认为，无论有病、无病，千万不要情绪低落，愁眉苦脸，茶饮不思，避免过度"七情"不节。因"七情"不节，可导致神志散乱，气血失调，内脏不安——"怒伤肝""喜伤心""思伤脾""忧伤肺""恐伤肾"。所以，慢性肾脏病患者每天保持乐观情绪会增强战胜疾病的信心，提高机体免疫功能，促进人体气血循环，这对于提高疗效至关重要。

（二）低盐低脂，合理饮食

　　日常生活中，王自敏主张坚持低盐饮食，摄入食盐量为每天5 g（高盐摄入与高血压密切相关，可加速肾脏纤维化），一日三餐，要饮食有节，荤素搭配，适当摄入水果和蔬菜，但血钾偏高的患者不宜吃香蕉、橘子、西瓜等高钾食物。特别对于肾脏患者，要时时注意"忌口"：牢记低盐饮食，每日钠盐在3~5 g之间；适量饮水；低脂优质低蛋白饮食，以清淡饮食为主；豆制品可适当进食；各种肉

食要少吃，因肥胖血脂过高时，血黏稠度增加，血流速度减缓，相对血流量受到影响，会增加肾小球内压力，从而损伤肾脏。另外，还要避免一个误区，不要因患了肾脏病，体质差，担心营养不良，就盲目地增加营养，这样会使肾小球内压力增高，造成高过滤，加速肾功能损害进程。

水是机体内含量最大的成分，是维持人体正常生理功能的重要物质。水可以帮助人体将新陈代谢产生的废物排出，降低有毒物质在肾脏中的浓度，从而避免肾脏受到损害。王自敏指出：不当的水摄入，会损害脾肾，滋生水湿之邪。因此，正确掌握水的入量是治疗肾脏病的重要一环。一般来说，没有明显的水肿、高血压和心力衰竭者，水分不需要限制。淋证患者应该多饮水以增加尿量（尿路感染的患者应多饮水，勤排尿），以达到冲洗尿路、清除细菌的目的。轻度水肿的肾脏病患者，水的摄入以不增加水肿程度为原则。但严重水肿伴高血压、心力衰竭，急性肾损害伴少尿者，需要控制水的摄入，并注意每天监测体重，量入为出，所谓的入水量包括饮水、喝粥、输液及中药等液体的总和。

此外，不吸烟、少饮酒（戒烟限酒）也很重要。烟中含有的尼古丁，是一种烈性的兴奋剂，可以刺激中枢神经，使中枢神经兴奋，产生提神的作用，是造成香烟成瘾的主要物质。吸烟可影响肾小球微循环，既往吸烟者和正在吸烟人群可能会出现中量的微量白蛋白尿，加重肾脏疾病；吸烟与多种肾功能损害的指标有关，特别与肾小球滤过率的降低和蛋白尿的有无有关。一般成年人一天的饮酒量不宜超过100 g，冠心病及代谢综合征患者不宜饮酒。酒精对人体肝肾都有损害，进入体内的酒精90%以上是通过肝脏代谢的，酒会影响机体中氮的平衡，增加蛋白质的分解，增加血液中尿素氮的含量，必然会增加肾脏负担。既往有肾病疾病或慢性肾功能不全的患者，喝酒更容易导致症状加重。实验研究证实乙醇喂养的大鼠可以出现肾功能下降和明显的间质水肿。

（三）锻炼身体，增强体质

王自敏指出，通过锻炼可疏通人体气血，减少郁滞。《沈氏尊生书》言"郁者，滞而不通之义，百病皆生于郁"。要适当锻炼身体，增强体质，提高抗病能力，减少疾病；提倡散步、练气功、打太极拳、跳舞等活动，必须动静结合，形神合一。《后汉书·方术传》记载，东汉华佗创"五禽戏"，"一曰虎，二曰鹿，三曰熊，四曰猿，五曰鸟，亦以除疾，并利蹄足，以当导引"。华佗重视健身之法，对弟子吴普说："人体欲得劳动，但不当使极。"认为运动有强健脾胃的功能，可促进饮食的消化输布，使气血生化充足，气血流通。

2017年3月9日第十二届世界肾脏病日主题是"肾脏疾病与肥胖症"，口号是"让我们动起来，拥有健康的生活方式，远离肥胖，远离肾病"。据估计，未来10年肥胖的流行率将增长40%，而且越来越多的研究表明，肥胖是导致慢性肾脏病发生、发展的重要因素。肥胖除了是引起糖尿病、心血管疾病以及慢性肾脏病的危险因素外，也是新发慢性肾脏病最为显著的风险因素之一。所以预防肥胖显得尤为重要。现阶段研究表明，肥胖相关肾损害的机制主要表现在血流动力学异常、代谢异常和肥大细胞相关的肾脏炎症造成的肾损害。王自敏将肥胖责之于气虚、痰浊、水湿内停，流浊阻滞；脾胃肝胆肾等脏腑功能失调，气血津液运行失常，水液膏脂代谢紊乱，水湿痰浊膏脂留着脏腑、积聚肌肤，形成肥胖，进而郁滞经脉，引发诸病，加重脏腑功能失调。故建议人们在不吃高热量食物的同时，加强体育锻炼，避免熬夜，不吃生冷的食物，因为生冷的食物会导致体内变凉，从而使脂肪代谢受阻而引起肥胖。

（四）药膳结合，养生护肾

中医药膳养生对强身健体、预防疾病有着积极的意义。"药""膳"在甲骨文与金文中已有记载。药膳在《中医药膳学》定义为："对人体既有保健功能和营养价值，又具有医疗效果，可以达到预防和治疗疾病的药用食品。"中医药膳是在中医理论指导下，应用食物或其他天然营养物质，来达到保健强身、预防和治疗疾病或促进机体康复，以及延缓衰老的功效。药膳未病食之可强身健体，谓之"食养"，《黄帝内经》曰："谷肉果菜，食养尽之。"既病用之，可以祛疾疗伤，谓之"食疗"。病后调养又可促进康复，防止病去邪恋，迁延反复。孙思邈曾云："凡欲治病，先以食疗，既食疗不愈，后乃药尔。"

王自敏在使用药膳时，遵循天人相应、形神一体、动态时空的原则并加以调节。"注重整体、辨证施膳"是正确使用药膳的基本原则。《金匮要略》曰："所食之味，有与病相宜，有与身为害，若得益则补体，为害则成疾。"脏腑气血的运行与自然界的气候变化密切相关，故应做到"春宜升补，夏宜清补，长夏宜淡补，秋宜平补，冬宜温补"。特别对于肾脏病患者，冬季养肾更当时，中医认为冬季主"藏"，与肾相应。肾为先天之本，生命之源，有主藏精、主水、主骨生髓之功能，故肾气充盈则精力充沛、筋骨强健、步履轻快、神思敏捷，肾气亏损则出现多种脏腑功能失调。人们也可以根据不同的年龄、体质选择不同的药膳，达到与自然界五运六气的协调而延年益寿。小儿脏腑娇嫩，不宜大寒大热；青年体壮，荤素搭配为宜；壮年之后清淡为主，避免油腻、辛辣、烈酒，避免损伤脾胃；老人多肝肾不足，不宜温燥，更不可过食肥甘咸味，宜温、熟、软的食物。肥胖者痰湿困脾，忌食甜味油腻，宜食蔬菜粗粮；瘦人多火，忌食辛辣助阳之品，宜清淡润燥饮食。阳亢体质者宜食清热泻火食物，忌食姜、蒜等辛辣食物和动物内脏，忌饮酒；阴虚型者宜食甘凉生津食物如枸杞、百合、麦冬、芹菜等，忌食韭菜、芥菜、羊肉等；血虚之人宜多用大枣、花生等；气虚型者宜食温性食物如牛肉、羊肉、虾、龙眼肉等，忌食生冷瓜果、饮料等；气郁型者宜食具有理气作用的食物如萝卜、黄花菜等，忌食壅气的土豆、甘薯、白扁豆等；血瘀型者宜食活血祛瘀的食物如山楂、西红柿、橄榄等，忌饮咖啡、酒等；久病体虚之人宜食富有营养的鸡、鱼、蛋等血肉有情之品，不宜食用海鲜、猪头肉等发物，易动风生痰，诱发旧疾。

注意均衡营养，采取药食结合，每周吃两次清炖鱼或鲤鱼，加入砂仁少量；用大枣、山药、薏米加入大米煮粥；银耳、元肉、杞果、莲子加米熬粥；鸭子加芡实清炖。上述这些药膳可健脾胃益肾气。王自敏还应用汤药治疗，如益气健脾和胃药（黄芪、党参、白术、生山药、莲子肉、虫草、芡实、砂仁、鸡内金等）、补肾药（山萸肉、枸杞子、菟丝子、覆盆子、补骨脂、巴戟天、红景天等），以利于清除蛋白尿。

（五）起居有常，护肾保精

王自敏指出，要顺应天地四时变化规律，起居有常，特别是慢性肾脏病患者，要养成良好的起居习惯，保持足够的睡眠时间，按时作息，不要劳累过度，下午1时左右最好安排半个小时的午休时间，可以保证体力，利于康复。此外，天气炎热时，避免阳光照射时间过长，因阳光中有一些有害的射线极易侵害人体，造成皮肤炎症，慢性肾脏病患者多免疫功能低下，故应慎照阳光，以免皮肤炎症加重肾脏损害。慢性肾脏病患者还应注意环境气候的变化，过冷、过寒、过热、过燥对身体都不好，要随时增减衣物，防止交叉感染，注意空气消毒。居室布置宜宽敞明亮、通风通气，保持一定的温度。讲究个人卫生，勤洗澡，保持皮肤清洁，避免生成痈疖，造成感染及皮肤瘙痒，避免发病诱因，有感冒、感染性咽炎、咳嗽、尿路不适等及时治疗。定期检查尿液，尿液是肾病的窗口，小便之后看一眼，一旦有异常，立刻找专科医生就诊。

王自敏历来强调肾精对人体生命活动的重要性，因精能化气，气能生神，神能御气，神能御形，精是形、气、神的物质基础。护肾保精除了要顺应四时、调理阴阳外，还应节制欲望、泌藏肾精。肾病患者不但在性生活方面要有节制，而且要减少过度的思想负担，做到清心寡欲，恬淡虚无，去除贪欲攀比，保持乐观豁达之心，使体内气血津液条达通畅。

（六）强肾保健，防病治病

王自敏通过多年的理论学习并结合临床实践，对强肾保健有独到的见解，尤其在防治肾脏疾病领域。导引是按照一定规律和方法进行的肢体运动及呼吸吐纳，是我国古代医学上主要治疗方法的一种。从医疗意义来说，它是充分发挥、调动内在因素，积极地防病治病。从保健意义上看，它可以锻炼身体，增强体质，保持朝气，焕发精神。导引法起源于上古时期，在春秋战国时期就已十分流行。唐代即有导引专书《太清导引养生经》，收载有"赤松子导引法""宁封子导引法""蛤蟆行气法""彭祖卧引法""王子乔导引法""道林导引要旨"等。王自敏介绍以下几种易行、有效的功法，坚持锻炼，可以强肾护肾，延年益寿。①叩天鼓：双手掌展开，手心对准两耳孔，手指向上击打颞部36次；两手掌横放，双手手指对应，手心对准耳孔，食指上翘压在中指上，用力向下击打枕骨36次。②揉搓耳壳：双手掌展开，捂住双耳稍用力，前后搓36次。③按摩听宫：在耳屏下，用双手食指压着双耳听宫穴，顺时针方向按摩36次。④提耳尖：在外耳轮的最高处，先将右臂弯曲绕过头顶，用拇指和食指捏住左耳尖向上拉36次，然后依同样方法用左手拇指和食指捏住右耳尖向上拉36次。⑤鼓气：大吸一口气，用左手拇指和食指稍用力捏住两鼻翼鼓气，约5秒，放开手换气，如此连续做9次，不要用力过猛。⑥梳子梳头：先用梳子将头发捋顺，然后从前发际中央向后发际梳，继向右侧梳2次，再从右侧顺时针向左梳5次，再从左向右梳5次，当梳到33次时再从左向右梳3次，最后一次落在头中央，共计36次。⑦双掌摩腰法：取坐位，两手掌贴于肾俞穴，中指正对命门穴，意守命门，双掌从上向下按摩40～100次，使局部有温热感。⑧按摩下肢涌泉法：取坐位，双手搓热后，双手掌分别紧贴脚面，从趾跟处沿踝关节至三阴交一线，往返摩擦20～30次，然后用手掌分别搓涌泉穴100次，摩擦时宜意守涌泉穴，手势略有节奏感。⑨搓两下肢：两下肢伸直，用双手掌搓，先上继内后外侧，从大腿根到踝关节，搓个来回算一次，搓36次，三个部位次数相同。⑩蹬腿运动：平躺两下肢伸直，然后屈膝直立，先用力蹬左腿平伸离床面约10 cm高，坚持5秒，然后左腿屈膝直立再将右腿蹬直约5秒，反复做20次。

强肾保健之法甚多，除导引外，还可以运动保健、按摩益肾、食疗补肾和药物调养等。比如，中医认为"腰为肾之府"，腰部要注意保暖，经常进行腰部活动，按摩涌泉穴，晚上用热水或红花煮水泡脚，这样可以做到健运命门，补肾活血，强身健体，防止早衰。

综上所述，中医"治未病"的学术思想源远流长，博大精深，以理念的先进性、应用的高效性和发展的超前性成为最理想的医学理论。精准的诊断和及时的治疗，对疾病的传变、转变、合并和并病规律的把握，对提高人民的健康和中医学的发展意义重大。以治未病的思想指导中医防治慢性肾脏病，对肾脏病发生、发展的各个环节进行提前干预，可以大幅度降低慢性肾脏病的发病率，显著延缓肾功能衰竭的速度，推迟进入透析的时间，改善患者的生活质量，具有重要的价值，突出了"天人合一，以人为本"的整体观念，且具有个性化的辨证优势，特别是在应对肾功能下降方面，补后天、养先天和扶正祛邪，具有较好的效果。

附

篇

附一　弟子感悟

一、跟师学习是我人生最宝贵的财富

陈　辉

只有不断地跟师学习，我才能感到知识的匮乏；只有不断地跟师学习，我才能领略到更高的学术境地。老师的渊博无与伦比，我以老师为荣，不断默默地前行……

1.学习老师做人的道理

老师常说："行医要先做人，没有良好的医德，就难以造就精湛的医术。"因为老师具有高尚的医德，所以才有今天在学术上如此高的地位。

有一次，一位肾病综合征患者从外地赶来找老师看病，看完病后发现自己口袋里的钱不够取药了，老师知道后便主动帮他垫付，还给了患者回家的路费。因为我当时目睹了这件事，所以对老师的这种行为非常感动。还有很多次老师在行诊时总会接到慕名求医的电话，接一次电话会耗费她几分钟时间，但老师一上午的工作量是非常大的，患者极多，而老师的时间是宝贵的，总是觉得不够用，但是她还很乐意并认真地解答每一位患者的疑惑，因为她不想辜负任何一个求医患者的期望。

除此之外，老师给患者看病，不分贫富贵贱、远近亲疏，从不嫌烦琐。她在治疗上多采取简便验廉的方法，对患者的仁爱，犹如名医孙思邈所言："凡大医治病，必当安神定志，无欲无求，先发大慈恻隐之心，誓愿普救含灵之苦。"

2.学习老师的"工匠精神"

老师行医执教几十载，在她的眼里，诊治疾病其实是一个艺术活。我每次跟师坐诊，发现老师诊病时先静心，通过望闻问切，察言观色，细细品脉，采取辨证施治的方法为患者解除病痛，总能感到老师一直在追求精雕细琢、精益求精，最终彻底地解除患者的疾患，这种感觉不仅饱含着老师大医精诚的精神，更饱含着无与伦比的"工匠精神"。

老师善于临床总结，精于学术，为治疗疑难肾病，数十年如一日，一直坚守在科研工作一线上，创制新方，研制新药。她曾研制出治疗慢性肾小球肾炎、慢性肾功能衰竭，降低尿素氮、血肌酐、蛋白尿的救肾胶囊（现改名为复肾降浊胶囊），还研制出专治急慢性肾功能衰竭的肾衰灌肠液，以及治疗膀胱炎、急慢性肾盂肾炎、前列腺炎等的尿感冲剂（现改名为尿感颗粒），治疗急慢性肾功能衰竭引起的胃肠道症状和血肌酐、尿素氮升高的黄槐温胆汤。这些药物行之有效，大大解除了患者的病痛，目前在医院仍广泛使用。

3.学习老师的奉献精神

我虽近几年才开始跟师学习，但从老师身上学到的知识却令我一生难忘。老师对待学生和蔼可亲，平易近人，一般采取言传身教、事必躬亲的方式引导相教。教育不保留，这是老师最崇高的奉献精神，她衷心希望学生们都优秀，将来能够真正担负起救死扶伤的重任。

每逢周末，我常去老师家里求学，学习老师做人、行医的道理，谈论病例病案，探讨老师的学术精华。每逢她讲述自己的从医经历时，讲到从困难中转折，从困境中走向成功，回忆到当年付出努力的情景，总会不自觉地潸潸落泪。她曾为了引领好河南省中医肾病学术的发展，为了创建好医院的肾病科，不畏艰难，努力工作，还含辛茹苦地把3个孩子拉扯大，可见老师早年受了不少苦。作为学生，我深刻理解老师艰辛的成才之路，老师犹如一盏明灯照耀着我们前行的路，让我们最终找到前行的方向，她是我们永远的学习榜样。

此外，老师十分爱护学生，常常令人感动。我每次去往老师家里拜访求学，老师都很开心，并留下我吃家常便饭。老师为人师表，菩萨心肠，自跟师学习以来，我也不断总结学习心得，记录本加起来已经很厚，至今仍视若珍宝！

我曾在我的心得笔记扉页上这样写道：跟师学习是我一生中最宝贵的财富！我永远感谢我的老师！

二、感悟老师三两事

陈　辉

近几年，我通过跟师学习，时常感到收获满满，老师的谆谆教诲也总是萦绕在耳边，时时刻刻提醒自己不断奋发向上。我对老师的感悟有很多很多，在这里仅举三两事以表达对老师的想念。

1.老师真的累了

2016年的冬季，临近春节，别人都喜气洋洋地准备办年货过春节，老师却病倒在病床上。我闻讯后，内心非常难过，也感到非常内疚。老师好端端地为什么会突然生病呢？原来，临近春节之时，来找老师看病的患者非常多，山南海北，都是慕名而来，老师坐诊一上午已经看了30位患者，但是还有几位外地来的患者因没有挂到号，还在门外等待，希望能加号治疗。老师身体已经很疲惫，但仍坚持把最后一个患者看完，此时已经下午1点多了。

老师一上午说话多，难免口干舌燥，但她不怎么喝水，因为她怕喝水多了出去方便而耽误看病的时间。可是老师年事已高，平时血压不稳定，在看书或坐诊时血压均会增高，那天老师拖着疲惫的身躯回到家里之后，发现自己开始头晕，恶心，血压骤升，按平时的降压方法治疗血压还一直居高不下，最后老师才决定去住院治疗。我和师兄、师姐常去探望老师，发现老师的血压很长时间仍然不稳定，春节期间老师只好在医院里度过。直到过了春节很长一段时间之后，老师才渐渐完全康复。想到此，我们都感到心痛，这次老师真的累了，可她的心里却一直装着患者。

2.79岁参加义诊活动

2017年，老师正好79岁，她虽平素身体不算好，但是精神十分抖擞。3月9日是第12个"世界肾脏病日"，老师如往年一样仍坚持参加医院组织的大型义诊活动。那天天空下着小雨，有些冷，老师从家里步行到医院参加义诊活动。这次世界肾脏病日的主题是"肾脏病与肥胖"。义诊之后，老师接受了记者的采访，围绕本次世界肾脏病日的活动主题，老师以"湿热痰瘀是导致肥胖相关性肾病的关键"为题解答了记者的疑问，在记者的手笔里这样写道：

在她几十年的医、教、研工作中，她见过很多肥胖相关性肾病患者。10年前，30岁的患者赵某出现小便无明显原因泡沫，长达两个多月之久，找她诊治。患者当时体重为100 kg，体重指数为26，腰围3尺4（约113 cm），血压160/100 mmHg，同时伴有头晕、口苦症状，舌质暗紫，脉弦细。继续询问病史发现他好饮酒，导致逐年增胖。尿常规检查发现蛋白（+），血糖、血脂均偏高，肝功能也异常。老师诊断他患了肥胖病，西医称肥胖相关性肾病，治疗首先要控制体重，然后给予清热化湿、活血通络药物治疗，再结合降压治疗。经过3个月的调治，赵某的症状才基本消失，体重下降到了90 kg，各项指标也恢复正常了。

老师认为，湿热痰瘀是导致肥胖相关性肾病的关键。这名患者长期饮酒，嗜食肥甘厚味，最终损伤脾胃，脾失健运，湿浊内停，甚至凝结痰瘀成疾，阻滞气机，血脉瘀滞，气、血、痰互相搏结，乃成肥胖症。治疗上必须投重药，方可起效，比如在活血化瘀药物的基础上，加用川芎、三棱、莪术、郁金、浙贝母、茯苓以行气活血、消痰散结，还可以用五子汤（五子：覆盆子、菟丝子、车前子、五味子、枸杞子）以护肾固摄。

3.陪老师拍合照

2017年夏，老师和她的老伴一起拍合照，我请了摄影师，一直陪同在左右。从老师和她的老伴那一张张温馨的合照里，我感触颇深，一次照相的机缘、一张温馨的照片却折射出了老师无比温馨的家，令人羡慕！

老师的老伴是一名军医，退休之后一直在家中照顾老师，二人恩恩爱爱，非常甜蜜，犹如一对正在恋爱中的男女。老师常说，她的成功一半来自老伴的支持，无论过去老伴分担家务、照顾孩子，还是现在老伴料理她的生活起居，几十年来，老伴对她的照顾一直是无微不至。

家，是一个温馨的字眼，从一次照合照的机会就能看到，它闪耀着诱人的光芒，让人觉得它是一个避风的港湾，更是心灵寄托处，也是人们不断前进的动力！老师的一生一直从事救死扶伤工作，救人无数，做人坦荡荡，不断积善积德，最终也造就了她十分温馨和美满的家庭。

三、王自敏老师从"瘀"论治慢性肾脏病经验

武士锋

王自敏老师系第四批全国老中医药专家学术经验继承工作指导老师，原河南省中医药学会肾病专业委员会主任委员，全国中医肾病专业指导委员会委员，河南中医药大学第一附属医院肾病研究所所长，享受国务院政府特殊津贴专家。她从事中医临床、教学、科研工作五十余载，精于肾脏病辨治。笔者有幸跟随王自敏老师临证学习，受益颇丰。今将王自敏老师从"瘀"论治慢性肾脏病的经验作一简要介

绍，以飨同道。

1. 从"瘀"辨治特色

（1）活血祛瘀，贯穿始终。

"瘀"即是血液停滞，不能流通。唐容川在《血证论·瘀血》云："既是离经之血，虽清血鲜血，亦是瘀血。"瘀血证可以引起多种病症，如心脑血管病、肝病、脾病、肺病、胃病，以及肿瘤、肢体关节病，都因血行不畅，血脉阻滞或原发病久治不愈，失治误治，而致瘀血形成，病情加重。慢性肾脏病亦不例外，肾病与血瘀证更为密切。血瘀证既是诱发及加重慢性肾脏病的病理因素，也是发病及病机演变的关键环节。唐容川又云："既已成瘀，不论初起、已久，总宜散血，血散瘀去，则寒、热、风、湿均无遗留之迹也。"因此，王自敏老师在临证中，主张将活血化瘀法贯穿慢性肾脏病辨治始终。

（2）辨识"瘀"象，尤重舌诊。

对于"瘀"象的辨识，王自敏老师临证重辨舌象，尤其强调舌下络脉的诊察。瘀证多见舌质紫暗，或有瘀点瘀斑，舌下络脉则有其色青紫，其形增粗、延长、分叉等不同表现。慢性肾脏病多病程长，病位深，病变复杂，"久病入络"，《素问·皮部论》云："邪……其入于络也，则络脉盛色变。"王自敏老师认为，当从舌下络脉的形色变化程度，辨识"瘀"象之轻重。而通过舌下络脉的望诊与切诊，亦可辨别病变的寒热虚实、病位深浅、病势进退，甚则脏腑经络部位的不同，从而进一步甄别病情变化。

（3）擅用药对，灵活配伍。

王自敏老师临证擅用活血药对，诸如生地黄与丹皮清热活血祛瘀，丹参与赤芍凉血活血祛瘀，益母草与红花活血利水祛瘀，川芎与鸡血藤理气散寒祛瘀，泽兰与威灵仙祛风活瘀通络，三七与琥珀安神通淋、活血祛瘀止血，茜草与旱莲草活血止血，三棱与莪术破血祛瘀，以及虫类通络药对等。王自敏老师善于将活血通络药对灵活配伍应用于慢性肾脏病之多类兼瘀证型中，从而逐渐形成如清热解毒活血、益气活血、滋阴活血、温阳活血、祛湿活血、化痰通络、通络活血等多种祛瘀治法，验于临证，多获效验。

（4）久瘀入络，用辛用虫。

叶天士谓："络以辛为泄。"缪希雍更云："血瘀宜通之，……法宜辛温、辛热、辛平、甘温，以入血通行。"《素问·脏气法时论》则云："肾苦燥，急食辛以润之，开腠理，治津液，通气也。"王自敏老师对于慢性肾脏病，久病血瘀重症者，多用当归、红花、川芎、三棱、莪术等辛味药物通行透散，直达病所。此外，慢性肾脏病后期，对于久瘀入络者，王自敏老师常用全虫、蜈蚣、水蛭、土鳖虫等虫蚁药物搜剔通络，散结祛瘀。值得关注的是，王自敏老师在运用辛味药及虫类药的同时，亦重视咸味药的使用，诸如牡蛎、海藻、昆布、鳖甲等软坚活血散结之品，尤其与辛味药相伍，用于血分瘀结，可见奇效。

（5）宏观辨证，微观协同。

王自敏老师主张以中医整体观念、辨证论治为体，汲取西医重视疾病局部微观的病理变化之长，充分发挥各自优势，结合现代医学对慢性肾脏病的一些新认识进行治疗。现代医学认为慢性肾脏病多有外周血流减慢、血液黏稠度增加、血小板聚集等高凝状态，并且病理多存在肾小球系膜基质增生、血小板聚集、微血栓形成、纤维组织增生、肾小球硬化等改变。上述病理改变与血瘀证密切相关，属于肾络瘀阻，是发生在肾脏的微型癥积。常在辨证基础上加用一些药理研究证实有改善微循环作用的药物，如大黄、积雪草、红景天、红花、丹参、赤芍、川芎、鸡血藤等，屡获良效。

2. 从"瘀"分型论治

（1）气虚致瘀。

王自敏老师认为，慢性肾脏病病程冗长，多为本虚标实，本虚以脾肾气虚为主，"气为血之帅，气行血亦行"，气虚而血行无力，久积而成瘀。血瘀而致疾病迁延难愈，气虚血瘀证是慢性肾脏病辨证要点，气虚血瘀病机贯穿慢性肾脏病过程的始终。临床表现为神倦乏力，面浮肢肿，食少纳呆，腰膝酸软。病久致脾虚中气下陷，肾虚固摄无权，精微物质外泄。临床尿常规检查出现蛋白尿或夹有血尿。治疗宜用归脾汤加活血化瘀药：黄芪、党参、白术、茯神、龙眼肉、酸枣仁、当归、远志、川芎、赤芍、桃仁、红花。

（2）阴虚致瘀。

王自敏老师在多年临证中发现，导致慢性肾脏病的原因很多，尤其多食肥甘、辛辣之物，而致热盛伤阴灼络；加之部分患者长期应用激素，出现面色潮红，头昏口干，五心烦热，舌苔薄黄，舌质暗红、有瘀点或瘀斑，造成肾阴亏损，虚火伤络，阴虚生热与血瘀互结，使病情错杂。临床出现血尿或蛋白尿，治疗宜滋阴清热、活血化瘀，方用二至丸合小蓟饮子加减：生黄芪、女贞子、小蓟、滑石、藕节、竹叶、墨旱莲、当归、牡丹皮、栀子、地骨皮、白茅根、甘草。

（3）阳虚致瘀。

王自敏老师认为，阳气微弱，血行无力而致瘀，阳虚则虚寒，温煦和推动功能减退，体内水液停聚而发水肿，水与血互相关联。《金匮要略·水气病脉证并治》云："血不利，则为水。"《血证论·阴阳水火气血论》亦云："瘀血化水，亦发水肿。"阳虚久之导致血寒证，《素问·调经论》曰："寒独留，凝则脉不通。"所以临床治疗应以温通阳气，以治寒凝成瘀。若偏于脾虚用实脾饮加活血药：白术、茯苓、炮干姜、炮附子、厚朴、木香、草果仁、泽兰、丹参、赤芍。偏于肾阳虚用真武汤加活血化瘀药：茯苓、白术、杭白芍、附子、丹参、赤芍、鸡血藤、泽兰、生姜。

（4）气滞致瘀。

王自敏老师在临证过程中，极为重视情志与疾病发生发展的紧密联系，尤其在慢性肾脏病漫长的发展过程中，患者情志的起伏变化，甚至成为诱使该病发生以及病情加重的重要因素。情志不畅，肝气失于条达，气滞不行，而致三焦血运障碍出现瘀血。故认为血病可以及水，水病可以及血，气滞则血瘀，亦可发水肿，三者互为因果。临床表现面部及双下肢浮肿，头痛头晕，胁痛嗳气，胃脘胀满，口唇发绀，小便不利，脉弦细或涩，舌苔薄润，舌质偏暗或有瘀点，舌下络脉瘀紫。此为肝气不舒，气滞血瘀，治宜疏肝理气，活血化瘀。方用柴胡疏肝散合血府逐瘀汤加减：柴胡、枳壳、陈皮、香附、川芎、赤芍、当归、桃仁、红花、生地黄、牛膝、玉米须、白茅根、甘草。

（5）痰饮致瘀。

痰饮多由湿聚而成，而湿的生成主要源之于脾，故有"肺为贮痰之器，脾为生痰之源"之说。王自敏老师认为，在慢性肾脏病的发生、发展过程中，肺、脾、肾三脏功能代谢障碍，形成水液停聚而化痰，痰饮形成，流窜经络、肌腠，阻滞气机，血为气阻，经脉不利乃内结为血瘀，痰瘀互结为病。临床表现为肢体倦怠，恶心呕吐，胸部痞闷，咳吐黏痰，脉滑数，舌苔白腻，舌质暗红，舌下络脉瘀紫。常用温胆汤加活血化瘀药：陈皮、半夏、竹茹、枳实、白茯苓、泽泻、白术、当归、丹参、赤芍、鸡血藤、茜草。

（6）湿热致瘀。

湿热是慢性肾脏病的标实证之一，贯穿于慢性肾脏病始终。湿之形成有内湿

和外湿，内湿由于肺、脾、肾三脏气化、运化、温化功能失常，致湿邪自内生。外
湿多由感受风湿之邪及饮食药物所伤，或久居潮湿之地。内外合邪，湿郁化热，湿
热胶着，黏滞难化，血行受阻而致瘀，湿热相阻相夹为患，加重肾脏损害。临床
出现水肿、蛋白尿、血尿。偏于湿邪夹瘀，王自敏老师常常选用三仁汤加活血祛瘀
药：生薏米、杏仁、白蔻仁、滑石、竹叶、厚朴、半夏、白通草、当归、川芎、鸡
血藤、泽兰、白茅根、甘草。偏于热邪夹瘀者常用八正散加活血化瘀药：瞿麦、萹
蓄、滑石、栀子、车前子、大黄、丹参、赤芍、地龙、鸡血藤、甘草。

（7）久病致瘀 。

慢性肾脏病病程较长，缠绵难愈，"百日久恙，血络必伤"，日渐正气虚
损，久病气虚不运，血行不畅而致瘀。《灵枢·终始》亦有云："久病者……必
先调其左右，去其血脉。"正如叶天士所倡导的"病久入络""久病血瘀"之
说。临床常见面色黧黑，口唇发绀，舌质偏暗，有瘀点或瘀斑，舌下络脉粗大瘀
紫，脉沉细或涩。常用益气活血化瘀法，方用补阳还五汤加减：黄芪、当归、川
芎、赤芍、桃仁、红花、地龙、茯苓、淫羊藿、甘草。

3.从"瘀"诊疗验案

赵某，男，49岁，2004年4月8日初诊。

4年前因感冒咽痛，出现尿泡沫增多，经尿常规检查：蛋白（++），红细胞
（+），在当地间断服药，未系统检查治疗。近1个月来病情加重，在某省级医院
行肾穿刺示：IgA肾病（局灶和节段性肾小球肾炎）。经人介绍前来就诊。症见面
部浮肿，晨起加重，口唇发绀，恶风流涕，咳嗽，纳可，全身酸困，大便正常，
小便色黄，泡沫较多。舌质暗红有瘀点，舌苔薄白，脉沉细。尿常规检查：蛋白
（++），红细胞（++），潜血（++）。根据脉、舌、症及化验检查，认为患者反
复外感风邪，肺气郁闭，肺失宣降，久羁不散，内扰肾关，固摄失司，而出现蛋
白尿、血尿，又病久失治，耗伤气血，气血两虚，运化受阻，血黏而聚，形成血
瘀，故现舌质暗红、有瘀点，舌唇发绀。治宜疏风宣肺，活血化瘀。

荆芥10 g，防风10 g，白芷10 g，金银花30 g，桔梗10 g，炙白皮12 g，炙冬花
15 g，丹参30 g，赤芍15 g，红花10 g，鸡血藤30 g，益母草20 g，白花蛇舌草30 g，
白茅根30 g，甘草6 g。

复诊（2004年4月22日）：恶风轻，流涕、咳嗽已愈，尿泡沫减少，仍全身酸
困，腰痛，尿色较黄。尿常规检查：蛋白（+），潜血（+++），红细胞（+）。尿放

免检查：白蛋白426μg/mL，免疫球蛋白G12.6μg/mL，$β_2$-微球蛋白87μg/mL。上方去桔梗、炙白皮、炙冬花，加补骨脂15g，山茱萸20g，枸杞子15g，墨旱莲30g。

三诊（2004年5月10日）：全身酸困、腰痛症状均减。瘀点消退，口唇发绀。舌质暗红，舌苔薄白，脉沉细。尿放免检查：白蛋白103.1μg/mL，免疫球蛋白G 6.8μg/mL，$β_2$-微球蛋白90μg/mL。服药有效，守方治疗。

四诊（2004年5月29日）：上方服10剂。前几日感冒，右侧腰部出现带状疱疹，疼痒难忍，尿常规检查：蛋白（+），红细胞（+），潜血（++）。此为病毒感染，湿热毒盛，气血凝滞。治宜清热解毒，凉血活血。

金银花30g，蒲公英20g，连翘15g，白花蛇舌草30g，地丁15g，红藤30g，大青叶20g，板蓝根30g，生地黄20g，牡丹皮15g，半枝莲30g，丹参30g，赤芍15g，红花10g，茜草20g，石韦30g，甘草6g。

五诊（2004年6月24日）：上方服20剂。腰部带状疱疹消退，痛痒已止。原有结肠炎3年，近因过食生冷，结肠炎复发，每日大便2～3次、质溏薄，腹部不适。尿常规检查：蛋白（±），潜血（++）。舌苔薄白，舌质偏红，脉沉细。此为脾肾两虚，治宜健脾补肾。

黄芪30g，党参15g，白术12g，生山药20g，莲子肉20g，炒薏苡仁30g，山茱萸20g，枸杞子20g，菟丝子30g，覆盆子20g，女贞子20g，旱莲草30g，茜草20g，丹参30g，赤芍15g，白茅根30g。

六诊（2004年7月19日）：上方服15剂，腹部舒畅，大便溏薄，每日2次，尿常规检查：蛋白（-），潜血（+）。尿放免检查：白蛋白41.6μg/mL，IgG 8.9μg/mL，$β_2$-微球蛋白87μg/mL。口唇已不发绀，舌质偏红，舌苔薄白，脉沉细。今再拟上方加诃子肉20g。

七诊（2004年8月21日）：尿常规检查：蛋白（-），潜血（±），诸症悉平，大便成形，每日1次。嘱继服10剂，以巩固疗效。

（注：原文发表于《上海中医药杂志》2010年第6期）

四、仁心仁术，慈心济世——记跟师心得

武士锋

记得初见王自敏老师，是在2005年的春天。我从千里之外到河南求学，身处异乡的我第一次见到王自敏老师，便被她慈心济世的大医风范所深深感染，她为人谦和，淡泊名利，医德高尚，对待病家无论高低贫富，远近亲疏，一律视若己病，极端负责。她一生兢兢业业，把毕生精力都奉献给了自己热爱的中医药事业，直到如今已近耄耋之年，仍然在临床第一线为患者诊治疾病。王自敏老师的高贵品质，实为我辈之楷模！十余年来，王自敏老师对我的耳提面命，谆谆教诲，我时刻铭记，激励我不断前进，更加立志要勤奋不辍，博极医源，为挚爱的中医事业做出自己的贡献。跟随王自敏老师学习，我获益无数，现将其精要初步总结如下，待今后逐步续录。

1.理论创新

（1）临证以"脾肾为本"立论。

《素问·刺法论》曰："正气存内，邪不可干。"《素问·评热病论》曰："邪之所凑，其气必虚。"《灵枢·百病始生》曰："风雨寒热，不得虚，邪不能独伤人。……此必因虚邪之风，与其身形，两虚相得，乃客其形。"正气旺盛，卫外固密；正气不足，卫外不固；抗邪无力，邪气方入，阴阳失调，疾病丛生。正气不足是疾病发生的内在因素。正气的强弱决定着疾病的发生、转归。王自敏老师深谙此理，在肾病的治疗中，重视扶正固本，尤其重视调理五脏，先、后天之本，脾肾功能恢复平衡，正气充足，使正胜邪自去。

（2）创制"虚、浊、瘀、毒"四大病机。

对于慢性肾衰竭的形成，王师认为存在着"虚、浊、瘀、毒"四大病理机制，虚中夹实，错综复杂。正虚贯穿于整个疾病过程，其虚分为脾肾气（阳）虚、脾肾气阴两虚、肝肾阴虚，其中脾肾两虚占主导地位。肾为先天之本，脾为后天之本，二者相互滋生，相互促进。由于脾气虚弱，脾失健运，不能正常运化水湿，化生水谷精微；肾气虚弱，肾失气化行水功能，则水湿停聚，阻遏三焦，气机升降失司，浊毒壅滞，不能外泄，波及他脏，故可变生诸疾。临床可见水邪射肺，则咳嗽吐痰、遍身浮肿；水气凌心，则心悸喘闷、不能平卧；肝风内动，

则四肢抽搐、昏迷。邪实有"浊、瘀、毒"之分，正虚不复，邪实不去，虚实交错，相互影响，矛盾丛生，所以治疗本病非常棘手，一定要抓住主要病机，掌握病情演变规律，扶正不能无视祛邪，祛邪不能无视扶正，权衡轻重与主次，方能做出正确的治疗。

（3）注重活血化瘀，贯穿肾病治疗始终。

王自敏老师认为，肾病发病始终存在血瘀现象。"瘀"即是血液停滞，流通不畅。唐容川在《血证论·瘀血》云："既是离经之血，虽清血鲜血，亦是瘀血。"瘀血证可以引起多种病症，如心脑血管病、肝病、脾病、肺病、胃病及肿瘤、肢体关节病，都因血行不畅、血脉阻滞或原发病久治不愈、失治误治，而致瘀血形成，导致病情加重。慢性肾脏病也不例外，肾病与血瘀证更为密切。气虚、阴虚、阳虚、气滞、痰饮、湿热、久病均可致瘀，均可导致水肿、血尿、蛋白尿、腰痛及舌质瘀紫、瘀点、瘀斑、舌下络脉粗暗。血瘀证是诱发及加重肾脏病的病理因素，也是发病及病机演变的关键环节。所以王自敏老师认为在治疗肾脏病中勿忘活血化瘀，活血化瘀法应贯穿于慢性肾脏病治疗的始终。

2.临证实践

（1）辨病辨证结合，中西协同增效。

慢性肾脏病病机复杂、症状纷纭、病程绵长、反复发作，故对病情必须要有全面的认识。临床常有无明显症状而化验检查异常者，亦有化验检查趋于正常而临床症状迟迟不见改善者，此时一定要注意病证结合，全面治疗，才能真正控制病情。西医长于辨病，重视疾病局部的病理变化，但忽略机体整体的状况；而中医长于辨证，通过对整体状况的了解来认识和治疗疾病，但对局部的变化，特别是细微的无临床表现的病理状态认识不足。二者应充分发挥各自优势，取长补短，有机结合。王自敏老师主张以中医为主体，取西医之长为用，结合现代医学对慢性肾脏病的一些新认识进行治疗，比如：现代医学认为慢性肾病多有肾小球内微血栓形成，纤维组织增生，王自敏老师认为此病存在"初病存瘀""久病致瘀"，应在辨证基础上加用一些药理研究证实有改善微循环作用的药物，方可收效显著。

（2）灵活应用八大治法，精于慢性肾衰竭诊治。

王自敏老师临证精于慢性肾衰竭诊治，尤其擅长灵活应用八大治法：①抓住"虚、浊、瘀、毒"病机，对因治疗；②健脾补肾，兼护卫气；③正虚邪实，祛邪在先；④和胃降浊，清化湿热；⑤活血化瘀，通脉解凝；⑥通腑降浊，促进代谢；⑦选药性平，调和阴阳，勿腻勿燥；⑧内外结合，口服及灌肠。综合疗法，多年来获效无数。

（3）谨慎选方用药，时时顾护胃气。

《脾胃论·脾胃虚实传变论》曰："元气之充足，皆脾胃之气所无伤，而后能滋养元气；若胃气之本弱，饮食自倍，则脾胃之气既伤，而元气亦不能充，此诸病之所由生也。"王自敏老师对此体会颇深，认为凡治病者必须常顾护胃气，方可药到病除。慢性肾脏病的发病与正虚密切相关，且病情缠绵反复，正气损伤尤为严重，所以在整个治疗阶段都应首先考虑到脾胃虚实的问题，脾胃健运，脏腑气血才能充足。慢性肾脏病的病机特性多见热、瘀、毒、虚，故治疗时常需使用一些苦寒、滋补之品，此时应注意苦寒不能败胃，滋补不能碍胃，这样才能真正起到应有的作用。对久病体虚之人，尤应用药轻灵，最忌攻伐无度。常用黄芪、党参、生山药、白术等恢复脾胃之气，兼防苦寒药物伤胃之弊。又用砂仁、白豆蔻、陈皮、半夏等和胃降气，以防补益之品久服滋腻碍胃，使中焦气机畅达，脾胃和则病自去。

（4）总结"防、养、俏、笑"四字箴言，注重慢性肾病患者的饮食与调护。

慢性肾脏病，以其发病率高，起病多隐匿，病程多绵长，预后多不良为特点，可谓人类健康的无形杀手！然而正是由于其起病隐匿、病程较长的特点，人们对该病的认识不足，不能引起足够重视，抑或因无人指导患者合理调养，盲目安排日常饮食起居，适得其反，导致病情加重恶化。因此，王自敏老师认为，作为医者，我们不仅应积极治疗已病，更应充分运用自身掌握的专业知识，制定相应的防护调养策略，指导患者合理安排生活起居，配合肾脏病的临床治疗，此举对缓解慢性肾脏病患者的病情，改善其转归及预后极有意义！

"防、养、俏、笑"，此四字看似简单，然于慢性肾脏病的调护，涵盖心理调护、日常生活调护及饮食调养三大方面，实乃王自敏老师50余年诊治慢性肾脏病之心得体会。

1）"防"。

"防"，《说文解字》释曰"堤也"，即防微杜渐，防芽遏萌。名医张景岳有云："善养性者，则治未病之病，是其义也。"慢性肾脏病患者多素体禀赋不足，然亦有形体外观壮实者，如若平日饮食不节、贪凉饮冷、起居不调，日久必生祸患，容易诱发肾脏病的发生。因此，在日常生活当中，做好自身生活各方面的调养，对于防止肾脏病的发生尤为重要。①防止感冒，切勿贪凉饮冷。肾病患者最怕感冒。《内经》云"形寒饮冷则伤肺"，初则伤肺，终则损肾。因外感之邪侵袭，肺失宣降功能，不能通调水道，下输肾与膀胱，致使水液流溢肌肤，加重水肿，引起病情发作或反复。②有病切要早治。一旦得知自身罹患慢性肾脏病，一定要及时至正规医院就诊，慢性肾脏病起病极为隐匿，患者往往不知自身发病的确切时间，出现身体明显不适一段时间甚则难以忍受时方才就诊。肾病又是一种治疗棘手、容易复发、对人体损害极大的疾病，故早预防、早发现、早治疗对肾病的治疗和预后有着重要意义。所以，不管哪类肾病，治疗贵在早，贵在用药规范，而急求速效、频繁换医换药的做法往往得不偿失。③合理使用西药，避免应用可引起肾损害的药物。④关于激素的使用。患者应在经验丰富又有高度责任感的专科医师指导下，遵循疾病发生、发展规律，正确使用激素，应采用配合中医药治疗，疗效比较稳定。

2）"养"。

"养"，就是注意饮食营养，饮食有节制，还要注意生活起居等。饮食方面需注意以下几点：适当饮水，莫饮酒，低盐饮食，适当摄食蔬菜、水果，优质低蛋白饮食等。肾病患者的饮食要认真注意上述几点，如果不节食、不忌口，将会影响肾病的治疗和康复。生活起居更须注意：①保持足够睡眠时间，这就要求家庭调护要有计划、有秩序，减少不必要的干扰。人劳累后，体内代谢产物增多，增加肾脏工作量，对肾病患者是不利的，可使病情加重。故劳逸结合，避免过劳，适当休息有利于肾脏功能恢复。有水肿的患者应以卧床为主，若患者水肿减退，血压下降，贫血改善，可适当活动。②卧室要光线柔和，通风透气。③对于肾病患者来讲，在整个治疗的过程中，保持安静是相当重要的，应尽量减少外来的物理刺激，如灯光、噪声、人声、风声、闷热、严寒等。④注意保暖，尤其是腰部保暖。

3）"俏"。

"俏"，就是俊俏好看，即便是有病，也要"既来之，则安之"。正确对待疾病，要有一个好的心态，精神振作，注意仪表，不要垂头丧气，失去治疗信心。讲究个人卫生，勤洗澡，保持皮肤清洁，避免痈疖、感染及皮肤瘙痒，以减少脓皮病的发生。预防感染，慢性肾病患者应去除慢性感染性病灶，如扁桃体炎、中耳炎、鼻窦炎、龋齿、牙龈脓肿等。如有急性感染，或慢性肾炎反复发作与感染有关者，应及时用抗生素控制，以达到预防或治疗感染的目的。

4）"笑"。

"笑"，就是患了肾病千万不要情绪低落，愁眉苦脸，茶饭不思。情绪稳定是该病治疗的重点之一。《素问·汤液醪醴论》云："精神进，意志治，病可愈。"《素问·遗篇刺法论》云："正气存内，邪不可干。"乐观的情绪会增强战胜疾病的信心，可增强机体免疫功能，促进人体气血循环和消化功能。而反常或不良的情绪则往往是病情反复、波动的重要原因，因其可导致人体免疫功能下降，影响心、肝、脾、肾的代谢而加重病情。平素可以巧妙地调节情志，如花鸟自娱、练书法、阅读、弈棋等，小儿可做些简单的游戏。

（5）重视脉诊，精熟方剂。

王自敏老师对脉诊的重视，源于对《伤寒论》和《金匮要略》的学习。张仲景非常重视脉诊，倡导脉证合参。临床上王自敏老师非常重视脉学，尤其是对于临床一时无症可辨的患者（如隐匿性肾炎），脉诊起到很大的甚至是关键的作用。王自敏老师应用娴熟的方剂不下百首。王自敏老师处方灵动，方子不大，有时候十二三味，量也不大，但是取得的临床疗效非常好。关键在于其对病证的把握，对方剂学的精准认识。在被问到如何掌握如此众多的方子并正确应用时，王自敏老师说自己并非死记硬背，而是在临床中"结构性理解"，建议大家通过理解处方的方义，通过处方中的各个相对独立又互相联系的结构单元（包括对药）来理解和记忆处方组成和应用关键与要点。王自敏老师还自拟黄槐温胆汤、救肾胶囊等有效验方，且擅用对药，临床上屡获效验的对药达数十对。

王自敏老师治学严谨，精勤不懈，对内科杂病有丰富的诊疗经验，尤其对肾脏疾病、脾胃病、老年病、妇科病、儿科疾患的诊治有独到的见解。王自敏老师本着"弘扬中医、造福社会、启迪后学"的宗旨，对患者认真负责，不断实践，总结经验，数十年如一日，积累了大量病案、笔记等病史资料。老师治学严谨、为人谦和、虚怀若谷、淡泊名利，这些都是我毕生学习的楷模！

五、跟师感悟——工作篇

邢海燕

我是河南中医药大学第一附属医院的医生邢海燕，1997年硕士研究生毕业后被分配到肾内科工作至今。2008年有幸在国家中医药管理局"第四批名老中医学术经验继承工作"中被遴选为学生，跟随河南中医肾病专家王自敏教授学习。通过3年的学习和工作，深入而真切地被王老师德艺双馨的高贵品质所折服，钦佩不已，感悟颇深。

其一，感觉王自敏老师是一位能在逆境中艰苦奋斗、意志顽强的人。王老师19岁即拜河南一代名医吕承全教授为师，在河南中医学院就读。当时是1957年，是物质极其匮乏的年代，王老师也不例外地因营养不良而面黄肌瘦、肢体浮肿。王老师在饥寒交迫的逆境中依然顽强地成长，一边上课学习，一边跟随吕承全老师工作，1962年以优异的成绩毕业，被分配至河南中医学院第一附属医院内科工作。王自敏老师成家之后，3个孩子相继出世，王老师的丈夫在中国人民解放军第153中心医院工作，因工作繁忙，要处理开会、学习、值班等繁杂事务，每周不能按时回家，根本没有时间和精力照顾家庭。王老师以羸弱的身躯既要圆满完成繁重的工作，又要照料3个年幼的孩子，又逢新中国成立后的发展时期，经常要下乡搞防疫、带学生实习等，外出短则两三个月，长则半年一年，孩子就交由奶奶或姥姥或保姆照看，其中艰辛可想而知。虽然面临着那么多的困难和阻力，但王老师一如既往、坚韧不拔地生活着，从无二心、从无怨言，从来都是服从医院工作上的安排。如果王老师没有顽强的意志、吃苦耐劳的精神以及由衷的敬业情怀，是不可能一路奋斗出来的！

其二，王老师是一位勤奋努力、积极上进的好医生。王老师自工作以来，克服重重困难，刻苦钻研业务，孜孜不倦地学习。1973—1975年她在河南医学院（现郑州大学第一附属医院）进修，进一步系统学习了西医知识和技能。1981—1982年参加河南中医学院主治医师进修班，进一步提高了中医理论和临床诊疗能力。1983年参加了国家卫生部在中山医科大学举办的"全国高级肾科医师进修班"，师从我国著名肾脏病学界专家叶任高教授，系统学习了肾脏病的专业知识，从而确立了肾脏病的专科工作方向。1985年医院领导即委以重任，请王自敏老师出任肾病科主任兼学科带头人，之后王老师更是倾尽心血地浇灌着肾脏病专业的这棵幼苗，相继创建了肾脏病研究所和肾病实验室、河南省中医肾病专业学术委员会，率先在河南省中医界开展腹膜透析和血液透析工作，当时在国内同行业中处于领先地位。日常工作中，王自敏老师兢兢业业，勤勤恳恳，一心为公，任劳任怨，几十年如一日。无私的付出和刻苦的努力使王老师多次荣获先进个人、先进工作者、优秀党员等荣誉称号，1985—1987年，王老师领导的肾病科被医院评为"三连冠"优秀科室。1993年王老师被国务院表彰为高等教育事业做出突出贡献专家，享受政府特殊津贴。

其三，王老师是一位具有远见卓识、有胸怀的人，她重视人才培养，甘为人梯。鼓励年轻医生读硕士、读博士，进修学习，久而久之，为医院肾病科组建出来一支集教学、科研、临床"三才具备"的优秀团队，奠定了科室长期发展的深厚基石。时事变迁，人员调动，现为全国中医肾病专业委员会主任委员、北京某医院院长及博士生导师的王耀献院长及该院肾病科的刘宇宁主任，就是从我们科室走出去的。我科现任主任、副主任如今的成就都与年轻时得到王老师的悉心培养密不可分。我们科室如今是医院整体学历最高的科室，几乎全员博士，也与王老师树立的积极上进的科室学风息息相关。王老师作为我们科建科首位老主任，对科室人才培养和发展创立了卓越功绩，不愧为河南中医肾病学科的创始人、奠基人。

其四，王老师医理纯熟，医术精湛，治学严谨。自师从河南一代名医吕承全教授为师后，在学术渊源上，王老师首先秉承了《黄帝内经》《伤寒论》《金匮要略》等经典著作的学术精华，勤求古训，博采众方，勤奋好学，刻苦努力，广采历代中医诸家之长，不囿于各流派门户之见，在吕承全教授学术思想的基础上，进一步发扬光大，逐渐形成了独特的中医肾病的辨证思维和治疗体系。注重"整体观念、辨证论治""脾肾为本、正胜邪去""选药平和、调理阴阳""内外结合、综合疗法""中西结合、衷中参西"，倡导以"脾胃为本"立论，对各种急慢性肾脏疾病积累了极其丰富的诊治经验。主编、参编专著5部，发表学术论文40余篇，获科研奖励5项。王老师对我们所撰写的文稿，都要逐字过目，反复推敲，认真修改。王老师年逾八旬，看书、审稿超过半小时即感身体不适，但她不辞辛苦，从不含糊，如此严谨的治学精神真是让我们钦佩。

其五，王老师是一位医德高尚、备受患者爱戴的人。王老师对待患者态度和蔼，无论贫富、远近亲疏，均不避污秽，不嫌烦琐，详询病情，悉心诊治，在河南省乃至全国享有盛名。如今虽年事已高，仍不顾高龄和自身的病患，惦念患者，坚持工作在临床一线。记得有一次在坐门诊时，王老师突然感觉头晕、心悸，当时测量血压收缩压高达200 mmHg，护士长立刻让停号停诊，嘱咐王老师休息。但王老师觉得病人们也特别不容易，特地从外地赶来挂号看病，在含化硝苯地平片，症状稍微减轻后，仍然不顾个人安危，强撑病体，继续耐心细致地为远道而来的患者诊治，直至最后一位。她的高尚品德感动了多少患者和学生，她不愧为我们医者的楷模！

其六，王老师是一位毕生热爱中医药事业的人。王老师由衷地热爱中医事业，从妙龄少女到八旬老人，穿越60年的时光，不忘初心，不改初衷。河南中医药大学第一附属医院的肾内科更是她倾其心血孕育、哺养成长了34年的挚爱的孩子，虽然她目前已退休20年，但始终对科室的状况及发展非常关心，她的心情依然随科室的喜忧而欢欣、忧虑。

王老师善心惠万家，妙术济世人。国医大师李振华教授赞其"岐黄妙术济当世，翔实医籍惠后人"，国医大师张磊教授赞其"精心浇放满园花，天道酬勤总有加。姹紫嫣红皆国色，清香散入万千家"。王师德高望重，德艺双馨，无愧于她所有的成功和荣誉，永远是我们后辈医生们的楷模！

六、跟师感悟——生活篇

邢海燕

王师不仅是事业上成功的女性，更是一位拥有幸福婚姻和家庭的人。

王老师的老伴周希桂老师对她工作上全力倾心支持。我们写书、写文章、做科研课题时，校对、打印、跑腿等事务，他全力包揽，心甘情愿、默默无闻地奉献。生活上，周老师对王老师呵护备至。有一次，我因事至王老师家中请教学习中的事情，偶见周老师为王老师准备的早餐都在小碟里放着，足足七八种，有小块主食、两三种小菜，还有水果、坚果等，让我吃惊并深深感动，没想到周老师对王老师的关心、照顾、宠爱竟到如此地步！更对两位老师的伉俪情深肃然起敬！我记得当时曾傻乎乎、好奇地问过周老师，为什么对王老师如此之好，周老师说："你们王老师年轻时忙工作，忙家庭，忙孩子，吃尽了苦头。我当时因为工作原因有心无力，无法照顾家庭，所以这后半辈子要多偿还你们王老师的情意，让她更开心，更幸福！"听到这番朴实的话语，更让我瞬间明白了"举案齐眉、相敬如宾""执子之手、与子偕老"等咏颂夫妻恩爱的诗句的真切意义！看到了真实的、现实版的"白头偕老"的楷模。

王老师更是一位善良、慈祥、亲切的好老师，对待我像对待自己的女儿一样。

我工作之前父母就已亡故，研究生毕业到肾病科工作以后，王老师对我尤其关怀。有时聊及我父母之事，我动情，她也潸然泪下，让我感到久违的、亲切的、母亲般的疼爱和温暖！我生孩子休产假时，王老师亲自到家中看望我，送给我儿子一床很漂亮的、绿色双面绒的毛毯，这条毛毯至今依然被16岁的儿子所喜爱。后来王老师又听说我奶水不足，就和周老师一起给我送来好多条活蹦乱跳的鲫鱼，让我炖汤补身子、补奶水。这些事情虽然已经过去了十几年，但王老师对我充满关怀和温情的那一幕幕，我一辈子都不会忘记！后来，我儿子慢慢长大，我都让儿子称呼王老师为"姥姥"，因为在我心中，我早已经把王老师当作我的母亲一样来尊敬和爱戴。虽然我平时工作繁忙，闲暇时我也经常到王老师家中，请教学习和工作中的问题，王老师总是不怕麻烦、不辞辛苦、耐心细致、点点滴滴地指导我；而且常常对我的工作、身体、生活等关心询问，对我儿子的成长和学业也常关注有加。王老师知道，我父母双亡后，我姨待我如女儿，我结婚、生孩子、坐月子都是我姨来照料。前段时间听说我姨因心脏病来郑州看病，还打电话要来家中看望我姨，但当时我姨已经离开郑州了。王老师年逾八旬，身体状况也欠佳，但依然念念不忘关心我及我的家人。搁下电话的那一刻，感动盈满我心怀，除了感动，依然是感动，为我有这么一位慈祥、关爱的好老师、好母亲而倍感庆幸，为我们师生、母女今生有此番缘分而倍感温暖！

"常恨言语浅，不尽人意深"。

搁笔之际，意犹未尽，仍觉未写出王老师美好风采之万一。王老师是一位事业、爱情、婚姻、家庭均大丰收的不同寻常的女性。是勤奋、努力、上进、严谨成就了她的事业；是善良和爱心，成就了她美满的婚姻、幸福的家庭。她德才兼备，永远是我工作、学习、生活的楷模！王老师永远是我的好老师、好母亲、好榜样，让我在人生路上有方向、有目标地前行！

恭祝我敬爱的、亲爱的博士生导师——河南省乃至全国著名的中医肾病专家王师"福如东海长流水，寿比南山不老松"，永远吉祥如意，福寿绵长！

七、浅述王师治疗慢性肾衰竭八法

宋纯东

王自敏老师是第四批全国名老中医，河南中医肾病专业委员会主任委员，享受国务院政府特殊津贴。她从事中西医肾病的临床和科研工作50余年，对慢性肾衰竭的中医辨治具有较好的临床效果和成熟的治疗经验。笔者有幸随王老师学习，现将临证心得记录整理如下。

1.治疗八法

（1）抓住病机、治病求本：慢性肾衰竭（CRF）中医病机，王师概括为"虚、浊、瘀、毒"。其中虚是主要病机，且以肾为中心，而兼及肝、脾、肺；随着病情进展，由于阴损及阳或阳损及阴，出现肾、脾、肺、肝气阴两虚及脾肾阳虚，皆可导致肾脏阴阳失衡，并波及他脏，三焦气化失司，饮食不能化生津液精微，反而转为湿浊；且因升降开阖失常，当升不升，当降不降，当藏不藏，当泄不泄，精微不摄而溺出，水浊不泄而滞留，病理产物遂成致病因素；亦可由于病程冗长，久病气机失于流畅，血脉发生瘀滞，即所谓"久病入络"而络阻血瘀；也由于脾之运化功能障碍，肾之蒸腾泄浊功能下降，导致水湿停积，日久化热成毒，最终形成"虚、浊、瘀、毒"四大病理机制。不同的疾病阶段、不同的体质、不同的用药过程，使这些病机呈现不同的表现及主次，故治疗时要抓住病机，治病求本。

（2）扶正固本、兼护卫气：在扶正的同时要重视固表，因CRF是各种肾脏病长期发展的结果，肾气虚衰是其固有病机，虚不胜邪，易致外邪侵袭；而反复外邪侵袭，又是加重肾虚的重要因素，久则邪羁酿毒。因此治疗时应注意固护卫表，平时可嘱患者多服玉屏风散之类，或者扶正的同时酌加固护卫气之品。

（3）标本兼顾、祛邪在先：CRF的病机特点是本虚标实，在疾病过程中，都有不同程度的阴阳偏衰、阴阳失衡的表现，所以在治法中一定要注意调和阴阳、标本兼顾。但是此病到了终末期，邪实较重，破坏了脏腑的正常机能，便出现各种复杂的病机转归，不解除这种失衡，便不能恢复脏腑经络的正常功能。如张从正说："邪未去，而不可言补，补之则适足以资寇。"故应先祛邪为先，以达到"邪去则正自安"。

（4）和胃降浊、清化湿热：王自敏老师认为，CRF无论是早、中、晚期，其脾胃症状与病情的轻重基本成平行关系。湿热缠恋几乎贯穿病程的始终，由于湿热滞留三焦，致使脾胃困遏，中运枢机失调，脾气不升、胃气不降，浊邪上逆而致纳呆、恶心、呕吐。因此畅通枢机，使清气得升，胃气得降，尤为重要。此时采用和胃降浊、清化湿热之法势在必行，常用黄槐温胆汤，效果颇佳。

（5）活血化瘀、通脉解凝：CRF存在高凝状态，已是不争的事实。现代医学所谓的高凝状态也就是中医所说的瘀血阻滞，运用中医的活血化瘀法能很好地改善高凝状态。在临床上不少患者有瘀血征象，如舌质紫暗、面色晦暗、脉沉涩等，因此应根据情况有针对性地采用活血化瘀药如丹参、红花、赤芍等。临床中可采用大剂量的丹参注射液或川芎嗪注射液静脉滴注，此法可通过增加肾血流量，解除高凝状态，改善肾组织的血氧供应，增加全身和肾脏的抗病能力，保护残存肾单位。

（6）通腑降浊、促进代谢：CRF的中医病机是正虚邪实，虚实夹杂。早期以正虚为主，治疗应先扶正祛邪；中期应扶正与祛邪兼顾；晚期则邪实较重，治疗应以祛邪为主。通腑降浊是祛邪的重要治法，"邪去则正自安"。扶正祛邪这一思维方法贯穿于CRF治疗的全过程。CRF由于脾肾衰败，浊毒壅盛，阻碍气机，二便失司，临床上不但出现尿少、尿闭，而且大便秘结、下窍不利。浊毒无出路，滞留体内，病情危笃，致使患者出现贫血，尿素氮、血肌酐持续上升，必须采用通腑降浊的方法，使邪毒排出体外。因大黄有泄下解毒、活血祛瘀的作用，内服大黄或外用大黄制剂灌肠，让患者每天排便2～3次，从而起到减毒效果。六腑以通为顺，气机通畅，清气得升，浊气得降，纳饮正常，化生有源，气血充足，临床症状得以改善。从而提高消化吸收功能、促进代谢，使有毒物质从二便排出，最终尿素氮、血肌酐下降，肾功能得到改善。

（7）选药性平、调和阴阳：在治疗CRF的过程中，如何选择药物亦是很重要的环节。王师在长期的临床实践中认识到，由于本病病机多属本虚标实、寒热错杂，所以选药不宜大苦、大寒、大燥、大温，而以性平为佳，调和阴阳。如温补不宜用干姜、附子、肉桂等，此可骤增浊邪；燥湿不用黄连、黄芩、木通等，此可剧伤正气。临床中善用平补平泻，如肝肾阴虚，善用生地黄、女贞子、墨旱莲、怀牛膝；脾肾阳虚，善用仙茅、淫羊藿；湿热炽盛，善用大黄炭、生槐花等。

（8）内外结合、综合疗法：CRF病情缠绵，病势复杂，不是单一途径给药所能奏效，而是要采用内服、外用等多途径给药，综合优化疗法才能取效。在临床中研制出治肾口服液Ⅰ、Ⅱ、Ⅲ号，以大黄、金银花、蒲公英为主的肾衰灌肠液Ⅰ、Ⅱ号方及具温阳降浊、化瘀解毒的救肾胶囊（西洋参、大黄、制附子、丹参等药）。其联合途径给药，既可扶正固本，又可化瘀解毒、通腑泄浊，使局部与整体有机结合，起到独特之良效。

2. 典型病例

于某，男，62岁，干部。2008年4月4日初诊。全身皮肤瘙痒1个月。原患慢性肾炎8年，近两年来发现肾功能异常，血肌酐（Scr）、尿素氮（BUN）日渐升高，住某省级医院治疗。1个月来皮肤瘙痒严重，夜不能寐，用西药内服外用均效不佳，欲配服中药治疗，遂来就诊。症见面色晦暗，精神不振，恶心欲吐，心烦急躁，口干苦，手心发热，下肢乏力，皮肤瘙痒，身有抓痕，小便短少，大便干结。舌质暗红，舌苔黄垢厚，脉弦滑数。肾功能：Scr 489 μmol/L，BUN 15.2 mmol/L，二氧化碳结合力17.1 mmol/L，尿酸496 μmol/L。尿常规检查：红细胞0~5个/HPF，蛋白（+）。

西医诊断CRF，中医诊断肾衰病，此属湿热壅盛，蕴结成毒，深入血分。治宜清热凉血、化瘀解毒。方药：金银花30 g，蒲公英20 g，生地黄20 g，牡丹皮15 g，地骨皮15 g，防风10 g，荆芥15 g，地肤子30 g（包），白鲜皮15 g，潼蒺藜15 g，丹参30 g，赤芍15 g，厚朴15 g，大黄9 g。2008年4月12日，上方服5剂，大便通畅，每日2~3次，内热大减，手心发热、心烦急躁、皮肤瘙痒均减轻，仍口干苦，舌质红，舌苔黄腻，脉弦滑数。治则不变，方略有加减：金银花30 g，蒲公英20 g，生地黄20 g，牡丹皮15 g，黄芩10 g，防风10 g，荆芥15 g，地肤子30 g（包），白鲜皮15 g，蛇床子30 g，玄参15 g，丹参30 g，赤芍15 g，白豆蔻10 g，制大黄6 g。2008年4月21日，上方服7剂，皮肤瘙痒已愈，夜能入寐，口不干苦，恶心欲吐已止，精神转佳。近日纳差，食量减少，疑其前药苦寒，伤及脾胃所致，今改用健脾和胃、化瘀解毒之方：北沙参15 g，生山药20 g，白术10 g，生薏苡仁15 g，焦三仙各10 g，生地黄20 g，牡丹皮15 g，金银花30 g，生槐花30 g，白花蛇舌草30 g，丹参30 g，赤芍15 g，鸡血藤30 g，积雪草30 g，甘草6 g。2008年4月30日，上方服7剂，胃脘部舒畅，食量增多，两腿有力，外出散步1～2小时不觉疲劳。复查肾功能：Scr 301 μ mol/L，BUN 9.2 mmol /L，尿酸389 μ mol/L，二氧化碳结合力19 mmol/L。尿常规检查：蛋白微量。舌质偏红，舌苔薄黄，脉弦细。血肌酐、尿素氮虽有下降，但血内浊毒仍偏盛，今用滋阴凉血、化瘀解毒之方：生地黄20 g，牡丹皮15 g，金银花30 g，白花蛇舌草30 g，丹参30 g，赤芍15g，茜草20 g，生地榆15 g，生槐花30 g，六月雪30 g，积雪草30 g，制大黄6 g，砂仁10 g，白茅根30 g，甘草6 g。此方随证加减，患者服药坚持半年，诸症悉平。复查肾功能：Scr170 μ mol/L，BUN 7.3mmol/L，尿酸364 μ mol/L，二氧化碳结合力20 mmol/L。

按语：皮肤瘙痒是CRF晚期患者常见的症状之一，由于血液中代谢毒素无法排出体外，而在体内大量潴留，并随汗液排出体表；尿毒症毒素能使患者皮肤汗腺、皮脂腺萎缩，从而使毒素在皮肤沉积，刺激皮肤产生瘙痒。常因其全身发作、奇痒难忍，甚则反复搔抓导致溃破感染，难以愈合而使患者痛苦万分，极易导致病情恶化。因此，在尿毒症期的辨治过程中十分重视对皮肤瘙痒的治疗，同时认为其辨治关键在于清解血分热毒，常常以宣风散热、清解血毒之金银花、蒲公英为君为首；再以生地黄甘凉滋阴凉血解毒，牡丹皮入血分、清血分邪热为臣；辅以荆防、地肤子、白鲜皮、潼蒺藜等一派祛风止痒药品；又因血分毒邪久恋难去，易伤阴生热酿瘀，故常加地骨皮、白薇等清解虚热，丹参、赤芍活瘀清心。值得注意的是在清解血中毒邪的同时，不忘应用大黄、厚朴使邪有去路，一解一排，首尾相应，血分热毒得以化解排出，则瘙痒自止。

八、王老师对慢性肾脏病（CKD）中医病机认识

宋纯东

王自敏老师从事中西医肾病的临床和科研工作50余年，对慢性肾脏病（CKD）中医病机的认识具有独特的思路及理论概括，认为CKD可归属于中医"水肿""尿浊""关格""淋证"范畴。王自敏老师善于将古老的中医理论与现代医学生化检查紧密联系，即辨证与辨病相结合，把错综复杂的CKD疾病群，以虚

实为纲，标本兼顾，使之条理清晰、简明扼要，便于学习和掌握，指导临床辨治。

1.辨病与辨证相结合论治CKD

（1）CKD肾功能正常者伴水肿证。

王自敏老师认为此类患者多表现为大量蛋白尿或兼有不同程度的血尿，见于慢性肾炎和肾病综合征。中医认为水肿有标、本之分。疾病初期，尤其兼有外感症状者，多以肺气不宣为因，从"风水"论治；病久波及脾肾，据其兼证不同，进一步辨明脾虚、肾虚之偏重。但水肿也有见于肝郁者，如特发性水肿，尤以女性患者伴有内分泌功能紊乱者常见，此种水肿大多不属于CKD的范畴。水肿患者的标证以湿、瘀多见。水肿的形成多因于肺、脾、肾受损，水液代谢失常，水湿不循常道，泛溢于肌肤而成。水湿在体内形成后有寒化、热化之别，而多以热化常见。因这类患者大多接受激素治疗，激素相当于中药热毒之品，水湿之邪受其蒸腾，多形成湿热；寒化者多因素体阳虚，或过用寒凉药物伤及阳气，临床较少见。由于湿性黏滞，缠绵难解，湿热相合，如油入面，故肾病病程较长，不易速愈。

另一个常见的标证是瘀血，形成大致与下列因素有关：①阳气虚衰，无力推动血液运行，血行瘀阻，或气不摄血，血从下溢，离经之血留而不去，或脾肾阳虚，失于温煦，日久寒凝血滞，均可导致血瘀；②水停则气阻，气滞则血瘀；③外邪入侵，客于经络，使脉络不和，血涩不通，易于成瘀；④长期应用激素而助火生热，阴虚阳亢，热盛血耗，血液黏稠，流动不畅而致瘀，或阴虚生火，灼伤血络，血溢脉外，停于脏腑之间而成瘀；⑤久病入络致瘀。湿、瘀一旦形成，将贯穿疾病始终，对蛋白尿的影响将是持久的，故有"湿热不除，蛋白尿不消""瘀血存在，尿蛋白永驻"的论述。

（2）CKD肾功能正常者未伴水肿证。

王自敏老师认为此多属于中医"尿浊""尿血"范畴。"尿浊"临床多以蛋白尿为主，或兼有不同程度的镜下血尿。对此辨证，其本证多是肾气不固所致。盖蛋白为人体精微物质，蛋白漏出属精微物质下泄，肾主封藏，故多以肾虚为主，兼有脾虚因素。尿血者，或见肉眼血尿，或镜下血尿，兼有不同程度的蛋白尿。此有虚实之分，虚者因于脾虚不能统摄血液，或以阴虚火旺虚火灼络；实者可见火热迫血妄行，或为瘀血阻络，血不循经。治疗以健脾宣肺或解毒为主。

（3）CKD肾功能异常者。

王自敏老师认为此类患者主要包括GFR <60 mL/（min·1.73m²），可归于慢性肾功能衰竭（CRF），现代医学多认为有肾小球硬化或间质纤维化。并认为CFR的原因有内外两大因素，正如《内经》云"正气存内，邪不可干""邪之所凑，其气必虚"，说明任何疾病的发生均与素体正气不足密切相关。

2.CKD的形成机制

王自敏老师认为CKD的基本病机是"虚、浊、瘀、毒"，而无论气阴两虚或脾肾阳虚，皆可以导致肾脏阴阳失衡，并波及他脏，三焦气化失司，饮食不能化生津液精微，反而转为湿浊；且因升降开合失常，当升不升，当降不降，当藏不藏，当泄不泄，精微不摄而漏出，水浊不泄而滞留，病理产物遂成致病因素；亦可由于病程冗长，久病气机失于流畅，血脉即发生瘀滞，即所谓"久病入络"而络阻血瘀也。由于肾之泄浊、脾之运化功能障碍，导致水湿停积，湿浊蕴滞，阻遏三焦，水道不利而及血。因虚不胜邪，邪留又可生毒，肾气虚易致外邪侵袭，加重正虚而致邪毒留滞。本病总属"虚实夹杂、本虚标实"，正虚为本，邪实为标。无论早、中、晚期，均具有正虚，所以应辨阳虚、阴虚、气虚、气阴两虚之各异，又标实四大因素互为因果，形成恶性循环。故其辨证首当明辨虚实，在正虚同时，多挟实邪，当辨外感、痰热、水湿、湿浊、湿热、瘀血、风动之偏盛。

3.典型病例

王某，女，15岁，学生，1996年3月16日入院。

主诉：反复水肿2年。

现病史：患者于2年前因水肿，西医诊断为"肾病综合征"，曾在门诊服强的松，病情时轻时重，于1996年3月初又因感冒、腹泻、再次浮肿入院治疗。症见面色㿠白，头发稀少，全身高度水肿，两眼如线状，目窠上微拥如蚕，双下肢按之如泥，腹大伴有簇状紫条，畏寒怕冷，腹痛便溏，每日5次，小便短少，脉细弱，舌质红、少苔。

体检及生化检查：血压130/85mmHg。胆固醇：7.5mmol/L，三酰甘油2.5 mmol，血浆白蛋白：20 g/L。尿检：蛋白（++++），红细胞（++）。

中医辨证为水肿，病机为脾肾阳虚，气化不行，水湿内停，阻滞三焦。舍舌从证，温肾利水，方用真武汤加减：茯苓30 g，杭白芍20 g，白术10 g，制附子10 g，泽泻20 g，大腹皮30 g，淫羊藿15 g，仙茅15 g，薏苡仁30 g，生姜3片，配服利尿药一周。

4月1日查房：治疗14天，尿量增多，每日约2000 mL，全身浮肿大减，腹痛便溏已止，纳差，腹胀，精神欠佳。尿检：蛋白（+++），红细胞（++）。上方加砂仁10 g，鸡内金12 g，生山药20 g，健脾和胃，继服14天，嘱低盐、优质蛋白饮食。

4月16日查房：脉沉细，舌苔薄、质稍红，面色红润，腹部舒适，食量略增，肢体转温，浮肿消退，大便每日1～2次。复查血生化：血浆白蛋白36g/L，胆固醇7.5 mmol/L，三酰甘油2.5 mmol/L。尿检：蛋白（++），红细胞（+）。水邪已祛，胃气渐复，仍脾肾两虚，改用益气养血、健脾补肾法。方药：黄芪30 g，当归15 g，党参15 g，白术10 g，生山药15 g，莲子肉20 g，山茱萸30 g，枸杞子20 g，芡实15 g，覆盆子20 g，菟丝子30 g，丹参20 g，白茅根20 g。

4月23日查房：上方服7剂，患者近2日感冒，畏寒，咳喘，喉中有水鸡声，晨起眼睑浮肿，肢体酸困，脉浮，舌苔薄白、质淡红。此属风寒感冒，痰饮郁结，肺气上逆，拟用射干麻黄汤加减：麻黄9 g，射干10 g，细辛3 g，炒杏仁9 g，紫菀10 g，款冬花10 g，陈皮10 g，清半夏9 g，桔梗10 g，五味子6 g，茯苓15 g，生姜6 g，大枣3枚，甘草6 g。

5月1日查房：服上方感冒咳喘已愈，患者精神转佳，纳寐均可，活动自如，守法治疗，仍用4月16日方继服。随证加减服1个月，水肿全消，精神佳，头发增多。复查尿常规：蛋白（±），红细胞0～2个/HPF。血生化检查：血浆白蛋白41 g/L，胆固醇5.4 mmol/L，三酰甘油1.9 mmol /L。

1996年6月2日出院带汤药30剂，另服用金匮肾气丸、壮腰健肾丸巩固疗效。随访至今健在，结婚后生一女孩已14岁。

按语：本案患者属肾病综合征，临床以小便量少、高度水肿为特征，由于大量蛋白尿、低白蛋白血症，病情急重。王自敏老师认真辨证发现舌症不符，果断舍舌从证，辨证为脾肾阳虚，水湿泛滥，因"水之所制在脾，水之所主在肾。肾为胃关，聚水而从其类。倘肾中无阳，则脾之枢机虽运，而肾之关门不开，水虽欲行，孰为之主？"确立了温补脾肾、化气行水的基本治法，选用真武汤加味，益肾之阳，以消阴翳。水肿大减后，舌质渐转淡红。王自敏老师尤其重视患者蛋白流失，除叮嘱其低盐、优质蛋白饮食外，对中药辨治方案进行调整，改由益气养血、健脾补肾为主，调节机体气血；并且把患者主要问题大量尿蛋白解决后，血浆白蛋白升高、水肿减轻和消失，病情随后缓解。

附二 墨 宝

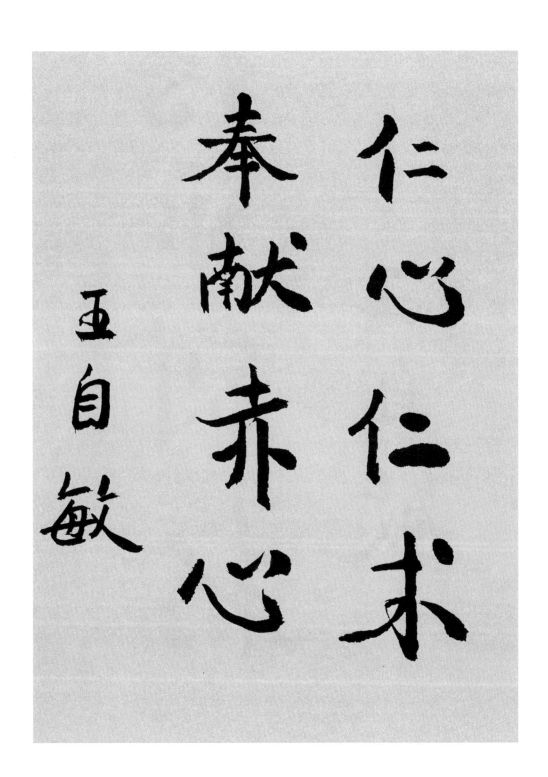

仁心仁求 奉献赤心

王自敏

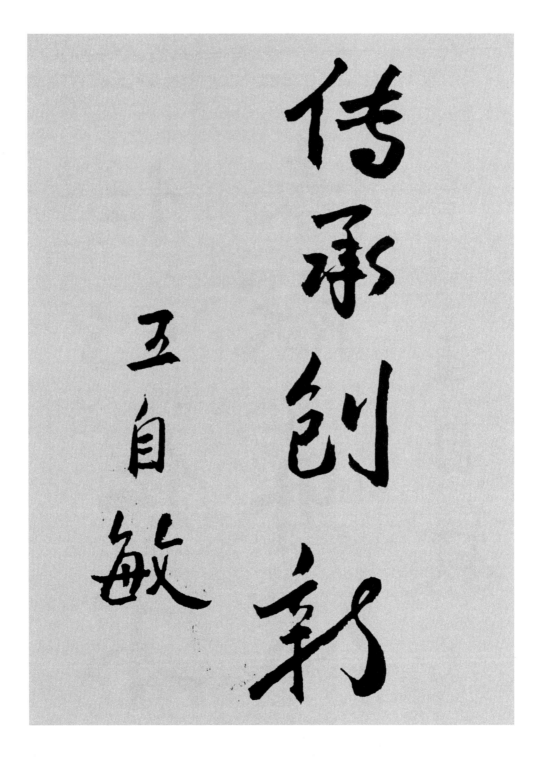

附三　年　谱

1938年4月21日　出生于河南省开封市。

1951年9月至1957年7月　开封市女子中学高中毕业。

1957年9月至1962年7月　河南中医学院学徒班毕业，留河南中医学院附属医院工作。

1959年4月19日　加入中国共产党。

1962年7月　河南中医学院附属医院内科任住院医师。

1973年9月至1975年3月　河南医学院（现在郑州大学第一附属医院）进修内科。

1980年3月　晋升为主治医师。

1981年2月至1982年1月　参加河南中医学院主治医师进修班，学习中医经典著作及整理名老中医临床经验，并参与编写《河南省名老中医经验集锦》一书（1983年9月由河南科学技术出版社出版）。

1983年2月至1983年7月　广州中山医学院肾脏病理论进修班学习。

1983年10月　"温阳化湿法治疗霉菌病"发表在《上海中医药杂志》。

1984年5月　任河南中医学院附属医院内二病区（后改为内五病区）科主任。

1986年11月　河南省中医管理局科研项目获批以"救肾胶囊"降低"氮质血症"临床观察的科研项目。

1987年2月　晋升为副主任医师，年底被评为先进个人。

1989年10月　参加中华全国第五届肾脏病专业委员会学术会议，并在大会上宣读"以中药救肾胶囊为主治疗85例慢性肾功衰竭临床观察"一文。

1990年10月　开展血液透析，创建肾脏病研究所。

1990年11月　召开全国第六届肾脏病专业委员会学术会议，并在大会上宣读"应用清热利湿通淋法为主治疗慢性肾盂肾炎"一文。

1992年3月　晋升为主任医师，教授。

1993年7月　事迹被《工人月报》刊登："壮志未酬誓不休——记中医肾脏病专家王自敏大夫"。

1993年10月　获国务院政府特殊津贴。

1994年10月至2014年3月　任河南省中医内科肾病专业委员会主任委员。

1994年11月　"救肾胶囊治疗慢性肾功能不全临床及实验研究"获河南省中医管理局二等奖，第二名。

1995年9月　任《中西医结合肾脏病诊疗学》主编，河南医科大学出版社出版。

1995年12月　"救肾胶囊治疗慢性肾功能不全临床及实验研究"获河南省科技进步奖三等奖，第一名。

1995年至2000年　任全国中医内科肾病专业委员会委员。

1997年9月　任《中西医临床肾病学》第一主编，中国中医药出版社出版。

1997年10月　"吕氏益泉胶囊治疗肾小管功能不全临床疗效观察与实验研究"获河南省科技进步奖二等奖，第一名。

1999年7月　退休。

2000年11月　"尿感冲剂治疗尿路感染的治疗与实验研究"获河南省中医管理局二等奖，第一名。

2000年至2005年　任中国中医药学会内科肾病专业委员会指导委员会委员。

2001年9月10日　在《中国中医药报》发表论文"中医药治疗慢性肾功能衰竭"。

2001年11月14　新方剂"黄槐温胆汤"发表在《中国中医药报》。

2002年4月　中医药治疗肾病在中央四套"中华医药"节目播出。并收录在《中华医药第四辑》一书中（中国广播电视出版社出版）。

2005年9月　"王师运用黄槐温胆汤治疗慢性肾功能衰竭的经验"发表在《中医研究》2005年第9期。

2005年11月　被聘任为河南中医学院第一附属医院名老中医学术经验指导老师。

2007年10月　"王师辨治过敏性紫癜性肾炎经验"发表在《中国中西医结合肾病杂志》第8卷第10期。

2008年8月　被确定为第四批全国老中医药专家学术经验继承工作指导老师。

2010年5月　作为《河南名老中医临证经验丛书》主审。《王自敏肾病临证医集》由人民军医出版社出版。

2010年6月　"王自敏从'瘀'论治慢性肾脏病经验"发表在《上海中医药杂

志》。

2011年8月15日　"王自敏辨治急性尿路感染伴尿潴留验案1则"发表在《江西中医药》第8期。

2011年10月　"王师中医药治疗泌尿系感染经验探析"发表在《中国中医药现代远程教育》第19期。

2011年12月　"王自敏治疗左肾静脉压迫综合征临床经验"发表在《中医学报》2011年第12期。

2015年2月　"王师中西医结合治疗泌尿系结石经验探析"发表在《河南医药高等专科学校学报》2015年第2期。

2015年4月　"王师运用三草汤治疗泌尿系感染经验"发表在《中医研究》2015年第4期。

2016年1月　"传承之路　光彩绽放"一文刊登在《名老中医之路》续编第五辑。

2016年4月　"王自敏医案　浊毒聚表湿难耐，气血两清重祛风"被选入《大国医经典医案注解》病症篇"肾病"部分。

2017年1月　入编《河南省名中医学术经验荟萃》一书，由世界图书出版西安有限公司出版。